皮膚外科
基本テキスト

編集

出光俊郎
自治医科大学附属
さいたま医療センター
皮膚科 教授

山本直人
新東京病院
形成外科・美容外科
主任部長

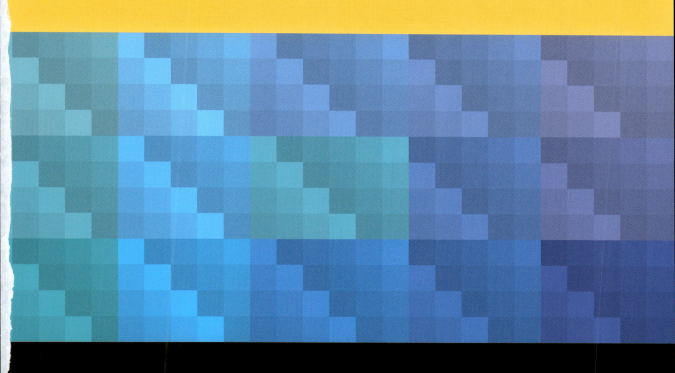

文光堂

■編　集

出光　俊郎　　自治医科大学附属さいたま医療センター皮膚科　教授

山本　直人　　新東京病院形成外科・美容外科　主任部長

■執筆者一覧（執筆順）

山本　直人　　新東京病院形成外科・美容外科　主任部長

高橋　和宏　　上組町ほほえみスキンクリニック

出光　俊郎　　自治医科大学附属さいたま医療センター皮膚科　教授

大久保文雄　　昭和大学藤が丘病院形成外科　教授

片平　次郎　　東京女子医科大学東医療センター形成外科　講師

井砂　　司　　東京女子医科大学東医療センター形成外科　教授

岩田　洋平　　藤田保健衛生大学病院皮膚科　准教授

加倉井真樹　　加倉井皮膚科クリニック　院長

飯田　直成　　湘南藤沢徳洲会病院形成外科　部長

堂本　隆志　　防衛医科大学校病院形成外科

田村　敦志　　伊勢崎市民病院皮膚科　主任診療部長

梅本　尚可　　自治医科大学附属さいたま医療センター皮膚科　講師

柳林　　聡　　新東京病院形成外科・美容外科　部長（手外科外傷センター長）

神部　芳則　　自治医科大学附属病院歯科口腔外科　教授

杉浦　康史　　自治医科大学附属病院歯科口腔外科

中川　浩一　　大阪府済生会富田林病院皮膚科　部長

伊東　慶悟　　日本医科大学武蔵小杉病院皮膚科講師，皮膚病理診断室副室長

安齋　眞一　　日本医科大学武蔵小杉病院皮膚科教授，皮膚病理診断室室長

米田　　敬　　藤田保健衛生大学坂文種報德會病院形成外科　講師

久保　　諭　　防衛医科大学校病院形成外科

臼田　俊和　　前・名古屋大学皮膚科臨床教授，前・中京病院皮膚科部長

池田　政身　　高松赤十字病院皮膚科　副院長・部長

木村　　中　　函館中央病院形成外科　診療部長

加茂　理英　　大阪市立大学医学部附属病院皮膚科　准教授

笹井　　収　　あすと長町 皮ふ科クリニック　院長

南本　俊之　　市立函館病院形成外科　科長

村下　　理　　巣鴨ほくろ・できものクリニック　院長

川瀬　正昭　　自治医科大学附属さいたま医療センター皮膚科　講師

佐藤　文子　　山形市立病院済生館皮膚科

角田　孝彦　　山形市立病院済生館皮膚科　科長

原田　和俊　　東京医科大学皮膚科学分野　准教授

石川　雅士　　埼玉県立がんセンター皮膚科　部長

芳賀　貴裕　　気仙沼市立病院皮膚科　科長

緒方　　大　　埼玉医科大学病院皮膚科　講師

中村　泰大　　埼玉医科大学国際医療センター皮膚腫瘍科・皮膚科　准教授

松下　茂人	国立病院機構 鹿児島医療センター皮膚腫瘍科・皮膚科　科長
竹之内辰也	新潟県立がんセンター新潟病院皮膚科　副院長
井上　多恵	さいたま赤十字病院皮膚科　部長
堤田　　新	国立がん研究センター中央病院皮膚腫瘍科　医長
青柳　　哲	青柳皮膚科医院　院長
藤澤　康弘	筑波大学医学医療系皮膚科　講師
千々和　剛	自治医科大学附属さいたま医療センター救急科　講師
須山　孝雪	獨協医科大学埼玉医療センター皮膚科　准教授
前田　文彦	前田皮膚科クリニック　院長
是枝　　哲	これえだ皮フ科医院　院長
寺本由紀子	埼玉医科大学国際医療センター皮膚腫瘍科・皮膚科　講師
佐々木　薫	筑波大学医学医療系形成外科　講師
江藤　綾乃	筑波大学医学医療系形成外科
川井　啓太	新東京病院形成外科・美容外科
高見　佳宏	日本医科大学付属病院形成外科, 北多摩病院形成外科
小野　真平	日本医科大学付属病院形成外科　准教授
吉田　龍一	新東京病院形成外科・美容外科　副部長
清澤　智晴	防衛医科大学校病院形成外科　教授
八代　　浩	福井県済生会病院皮膚科　医長
神谷　秀喜	木沢記念病院皮膚科/皮膚がんセンター　部長
瀧川　恵美	新東京病院形成外科・美容外科　部長(美容医療)
今川孝太郎	東海大学医学部付属病院形成外科　講師
秋田　浩孝	藤田保健衛生大学坂文種報徳會病院皮膚科　准教授
加王　文祥	天神下皮フ科形成外科　院長
倉田荘太郎	別府ガーデンヒルクリニックくらた医院　院長

序　文
～皮膚科と形成外科の英知を結集した皮膚外科学～

　昨今，いろいろな専門分野で医療行為は医師のみならず，チーム医療の観点から多職種協同の時代になってきた．たとえば，糖尿病の足病変や褥瘡などの境界領域疾患では，患者を中心に各専門家がそのスペシャリティを生かしてみていく体制が確立してきている．一方，皮膚外科を扱うのは皮膚科と形成外科である．とかく境界領域というものは，押しつけ合うか，陣地の奪い合い，「俺が俺が…」の世界になってしまいがちである．餅は餅屋，商売は道によって賢しとはよく言ったもので，皮膚科の得意分野と形成外科の英知を集約すれば，皮膚外科を，より大きく発展することができる．それにより一般社会への皮膚外科の認知も広まると思われる．

　日本はともかく，国外に目をやると皮膚科と形成外科がうまく連携した皮膚外科の学会はない．米国では皮膚科医が腫瘍を切除し，患者はその足で，別のクリニックへ行き形成外科医が再建を行うと聞いた．さらに摘出した病理組織は皮膚病理医が検鏡して診断する．見方によっては，皮膚腫瘍に関して，米国では，細分化した完全な分業体制ができているともいえる．しかし，皮膚外科においては診断から手術，術後経過にいたるまで一連の診療で完結させることが医学，医療，患者の利便性からみても望ましい．今や，皮膚外科学は皮膚の腫瘍や感染症，外傷，異物による皮膚病変(implantation dermatosis)などを扱う一つの独立した分野としての地位を確立している．

　これまでに皮膚科医の思い入れの強い皮膚外科の教科書，形成外科的な立場からの皮膚外科に関する教科書はいくつか出版されている．悪性腫瘍を取り扱う皮膚科医には臨床所見，鑑別疾患の緻密さ，ダーモスコピー，病理診断などそれなりの思い入れがあり，形成外科医にはデザインや機能を重視し，深部の組織まで視野に入れた形成外科医なりの考えがある．本書は皮膚のエキスパートである皮膚科医と形成外科医の両者がそのノウハウを持ち寄って仕上げた画期的な皮膚外科テキストである．フレッシュな若手皮膚科医にはもっと手術分野に積極的に参加して欲しいし，形成外科医には，皮膚の腫瘍や母斑の特性や病理などにもっと興味を持って欲しいとの願いをこめて企画した．皮膚科医，形成外科医のそれぞれの考え方やスタンスの違いを理解して，その面白さを知っていただければ幸いである．1冊で皮膚科と形成外科，合計2冊分の皮膚外科を本書で楽しく学んでいただきたい．

平成30年4月

出光俊郎

自治医科大学附属さいたま医療センター皮膚科

目　次

I 章　基本手技　　1

● きれいな創治癒のための皮膚切開と縫合のコツは？　　山本直人　2

皮膚切開について／皮膚の縫合法／皮膚縫合糸の選択

● 適切な術前・術後処置について教えて下さい　　山本直人　8

術前の体毛処置について／術野の洗浄，消毒について／抜糸について／
術後のドレッシング，安静，入浴など

● 立ってオペをするか，座ってオペをするか？左利きの人のオペは？　　高橋和宏　11

指輪，ネックレス，時計などアクセサリーは可能な限り外してもらう／
手術部位の化粧は落としてもらう／立ってオペをするか，座ってオペをするか？／
照明の位置，器械台の位置／手術時の患者の体位と術者の位置／左利きの人のオペは？／
手術覆布のかけ方

コラム　美容施術の有無の問診（出光俊郎）　　14

● 皮膚外科を始めるにあたって必要な手術器具は？　　大久保文雄　15

皮膚ペン／メス／剪刀／鑷子／持針器／その他

● 皮膚外科に役立つ最新のデバイスについて教えて下さい　　片平次郎・井砂　司　18

水圧ナイフ／陰圧閉鎖療法 negative pressure wound therapy（NPWT）

● 消毒と局所麻酔の仕方を教えて下さい　　岩田洋平　21

消毒／局所麻酔

● 膿瘍切開の仕方を教えて下さい　　加倉井真樹　26

膿瘍切開について（適応疾患）／切開に必要な器具／膿瘍切開の方法／膿瘍切開術の実際／
術後の投薬／膿瘍切開にあたっての注意点／基礎疾患・鑑別疾患

● 初心者がまず身につけるべき基本皮弁デザインの理論とコツを教えて下さい　飯田直成　30

皮弁とは／局所皮弁の適応／局所皮弁の実際

● Z 形成術・W 形成術・U 形成術の適応と実際は？　　堂本隆志　35

瘢痕の治療／Z 形成術／W 形成術／U 形成術

● 植皮①　植皮の種類と適応について教えて下さい　　田村敦志　43

植皮の種類と特徴／適応／注意点

● 植皮②　ダーマトームの使い方を教えて下さい　　田村敦志　46

ダーマトームの種類と特徴／使い方

● 植皮③　タイオーバーの仕方や生着率を上げる工夫を教えて下さい　　田村敦志　49

タイオーバーの仕方／生着率を上げる工夫

●植皮④　植皮におけるトラブル回避の方法，トラブル対処法は？　　　　　　　田村敦志　52

　血腫／植皮片の接着不良／植皮片の壊死／植皮片の脱落

●植皮⑤　タイオーバーをしない植皮とは？　　　　　　　　　　　　　　　　梅本尚可　55

　タイオーバー固定法について／タイオーバーをしない植皮／
　ハイドロサイト®プラスを使った簡単植皮

●手の皮膚外科について教えて下さい　　　　　　　　　　　　　　　　　　　柳林　聡　58

　手の皮膚外科の特徴／皮膚切開線の注意点／麻酔／駆血帯／手の皮膚外科の pitfall

●口唇・口腔における，麻酔，切除，縫合の方法を教えて下さい　　神部芳則・杉浦康史　63

　口唇・口腔粘膜の麻酔／開口器の使い方／切開線の設定／縫合／小唾液腺（口唇腺）生検／
　粘液嚢胞の切除／良性腫瘍切除

Ⅱ章　診　断　　　　　　　　　　　　　　　　　　　　　　　　　　　　　69

●メラノーマを見逃さないためのダーモスコピーの基本所見を教えて下さい　伊東慶悟　70

　メラノサイト系病変は部位によりダーモスコピーの基本所見が異なる／良性メラノサイト系病変
　（色素細胞母斑など）のダーモスコピーの基本所見／メラノーマのダーモスコピーの基本所見／メラ
　ノーマを見逃さないためのダーモスコピーのポイントは，全体像の不規則性を見抜くことである／
　非メラノサイト系病変のダーモスコピーの基本所見

●病理医をあきれさせない病理検査依頼書の書き方と
　検体の採取を教えて下さい　　　　　　　　　　　　　　　　　　　　　　　安齋眞一　81

　病理報告書は「診断書」ではなく「報告書」である／正しい病理診断をするための検体の採取方法と
　提出の仕方／病理検査依頼書の書き方に関する皮膚病理診断医の要望／病理報告書の読み方

Ⅲ章　合併症・トラブル　　　　　　　　　　　　　　　　　　　　　　　89

●皮膚外科手術で合併症を避けるために注意すべき神経・血管は？
　～頭頸部を中心として　　　　　　　　　　　　　　　　　　　　　　　　　米田　敬　90

　はじめに／皮下剝離の層と血管系／注意すべき神経

●手術時の針刺し事故の予防と起きたときの対策は？　　　　　　　　　　　　久保　諭　96

　手術時の針刺し事故の予防／針刺し発生時の対応

●皮膚外科で必要なアレルギーの知識と対処法について教えて下さい　　　　　梅本尚可　98

　皮膚外科医が遭遇する即時型アレルギー／皮膚外科医が知っておくべき接触皮膚炎／
　ヒトアジュバント病

●皮膚外科・美容外科トラブル例（訴訟事例）からの教訓を教えて下さい　　　臼田俊和　104

　医療訴訟における社会的背景／トラブルを防ぐ "基本のキ" は説明と診療録記載／
　トラブル・医療訴訟に至った代表的事例

●皮膚外科・美容皮膚科・美容外科に役立つ心身医学の
　知識と面談技術を教えて下さい　　　　　　　　　　　　　　池田政身　110

医療面談について／心身医学的な基本的医療面談技法について／
皮膚外科における医療面談について／美容皮膚科および美容外科における医療面談について／
サイコオンコロジー（精神腫瘍学）

Ⅳ章　皮膚良性腫瘍　　　　　　　　　　　　　　　　　　　　　　115

●顔面の黒子の取り方は？　　　　　　　　　　　　　　　　　　木村　中　116

顔面の黒子切除手術／眼瞼縁での切除／口唇縁での切除／鼻孔縁での切除／外鼻部での切除

●オープントリートメントとは？　　　　　　　　　　　　　　　臼田俊和　120

オープントリートメントの利点／オープントリートメントの適応／
トラブルを防ぐための患者への説明と注意点／オープントリートメントの実際

●先天性巨大色素性母斑の外科的治療について教えて下さい　　　加茂理英　123

定義／メラノーマの発生頻度／メラノーマを疑う所見／
手術時期と手術法（植皮・皮弁・tissue expander か連続縫縮）／手術法

●粉瘤（炎症性粉瘤）の手術の仕方は？　　　　　　　　　　　　笹井　収　128

粉瘤の定義／臨床像／エコー像／鑑別診断／解剖学的問題／治療／術後

●足底粉瘤のくり抜き手術について教えて下さい　　　　　　　　出光俊郎　133

足底粉瘤くり抜き手術の利点／足底粉瘤について／くり抜き手術について／
足底粉瘤くり抜き手術の実際／くり抜き手術にあたっての注意点

●皮下脂肪腫（前額部脂肪腫を含む）の手術の仕方は？　　　　　南本俊之　137

脂肪腫の初診時に注意すべきこと／脂肪腫の画像診断／脂肪腫の摘出手術／
術後のドレーンに関して／脂肪腫の再発とその防止対策

●眼瞼腫瘍の取り方を教えて下さい　　　　　　　　　　　　　　村下　理　143

眼瞼皮膚手術の心得／黄色腫／稗粒腫／汗管腫／その他のコツ・注意点

●難治性疣贅のいぼ剝ぎ法について教えて下さい　　　　　　　　川瀬正昭　147

いぼ治療について／いぼ剝ぎ法とは／いぼ剝ぎ法の実際

●脂漏性角化症のキュレットを用いた切除法について教えて下さい　田村敦志　151

脂漏性角化症の切除にキュレットを使用することの利点／準備と実際の手技／注意点

●血管拡張性肉芽腫の結紮療法について教えて下さい　　　佐藤文子・角田孝彦　153

結紮療法の利点／毛細血管拡張性肉芽腫について／血管拡張性肉芽腫の結紮療法について／
結紮療法にあたっての注意点

　コラム　血管拡張性肉芽腫の結紮療法（出光俊郎）　153

●爪下・爪周囲の良性腫瘍，グロムス腫瘍，指趾粘液囊腫の手術の仕方は？　柳林　聡　155

爪下・爪周囲の腫瘍について／後天性爪囲被角線維腫の手術／爪下外骨腫の手術／
グロムス腫瘍の手術／粘液囊腫について／瘭疽

●陥入爪の処置について教えて下さい～病態に基づく治療の選択～　　　　原田和俊　160

陥入爪とは／陥入爪治療の考え方／陥入爪治療各論／治療法の選択のアルゴリズム／
問題点および保険診療上の注意点

Ⅴ章　皮膚悪性腫瘍　　　　167

●日光角化症の外用および手術的治療について教えて下さい　　　　石川雅士　168

日光角化症について／日光角化症の治療について／外用療法／凍結療法／
光線力学療法 photodynamic therapy（PDT）／手術的治療／実際の治療では

● Bowen 病の外科的治療について教えて下さい　　　　芳賀貴裕　174

Bowen 病の治療／手術／切除のコツ／再建のコツ／その他

●有棘細胞癌の外科治療について教えて下さい　　　　緒方　大　181

手術適応について／切除範囲／センチネルリンパ節生検／リンパ節郭清／化学療法／放射線治療

●陰部 Paget 病の治療の考え方と基本的な手術について教えて下さい　　　　中村泰大　190

臨床所見は？／診断・検査方法は？／治療方針の決定／治療方法は？

●悪性黒色腫の一般的治療について教えて下さい　　　　松下茂人　196

悪性黒色腫（メラノーマ）とは／術前検査／切除範囲／部位別の外科療法／
センチネルリンパ節（SLN）生検とその意義／リンパ節郭清

●悪性黒色腫の薬物療法について教えて下さい　　　　松下茂人　202

薬物療法の変遷／切除不能メラノーマに対する免疫チェックポイント阻害薬／
切除不能メラノーマに対する分子標的治療薬／術後補助療法

●基底細胞癌の切除と再建～皮弁を使うか，植皮を使うか？　　　　竹之内辰也　206

基底細胞癌における切除治療の意義／切除の実際／切除後の再建の方法／
再建のタイミングと切除断端の確認について

コラム　基底細胞癌の分子標的治療（井上多恵）　210

●隆起性皮膚線維肉腫の手術の仕方は？　　　　堤田　新　211

隆起性皮膚線維肉腫（DFSP）とは／隆起性皮膚線維肉腫の手術／再発例の対処

● Mohs 手術というのはどういうものか教えて下さい　　　　青柳　哲　214

Mohs 手術とは／ MMS の特徴／ MMS の歴史／ MMS の適応について／ MMS の流れ／
MMS の欠点／海外での MMS の現状／日本での MMS の現状／
日本で MMS が普及していない理由／悪性黒色腫に対する MMS の応用

●緩和医療としての外用療法について教えて下さい　　　　井上多恵　219

緩和医療における外用療法とは？／ Mohs 変法の適応／ Mohs ペーストの調整／
Mohs 変法の施術の実際／メトロニダゾールゲル（ロゼックス®ゲル 0.75％）の適応／
メトロニダゾールゲル（ロゼックス®ゲル 0.75％）の使用方法

●高齢者の皮膚悪性腫瘍手術について教えて下さい　　　　　　　　　　　　藤澤康弘　222

　高齢者における皮膚悪性腫瘍について／患者が来たときに考えること／手術以外の治療／

　手術方法の検討／入院の適否／抗血栓薬の抗凝固薬と抗血小板薬／術前術中の高血圧／

　術中の鎮静／麻酔薬／術後管理

VI章　感染症　229

●ガス壊疽・壊死性筋膜炎・*Vibrio vulnificus* 敗血症の
　外科的治療について教えて下さい　　　　　　　　　　　　　　　　　　　千々和　剛　230

　壊死性軟部組織感染症とは／診断・治療方針の決定／検査／治療／

　切開排膿，洗浄，デブリードマン／四肢切断／再建

●慢性膿皮症（臀部，頭部，腋窩など），の毛巣洞の
　外科的治療について教えて下さい　　　　　　　　　　　　　　　　　　　須山孝雪　235

　慢性膿皮症・毛巣洞とは／実際の治療／治療の工夫／術後の後療法・生活指導など

●創感染と創離開への対処法は？　　　　　　　　　　　　　　　　　　　　前田文彦　242

　創感染，創離開を起こす原因／初期の創感染対策／創離開した場合の対策／

　wound bed preparation とは

●術前の予防的抗菌薬，術後抗菌薬の選択と投与の仕方は？　　　　　　　　是枝　哲　245

　抗菌薬予防投与は必要か？／抗菌薬の選択は？／侵襲が大きい手術，入院患者手術など／

　小手術，外来日帰り手術など

VII章　物理・化学的障害　249

●外傷処置の基本について教えて下さい　　　　　　　　　　　佐々木　薫・江藤綾乃　250

　外傷処置は外科手術の基本／創の状態を評価する／創の処置を行う／抗菌療法／各論

●リストカットの治療について教えて下さい　　　　　　　　　川井啓太・山本直人　259

　リストカットとは／初期対応／合併損傷の確認と治療／瘢痕の治療

●熱傷治療の基本について教えて下さい　　　　　　　　　　　高見佳宏・小野真平　262

　熱傷の深度，面積，重症度の判定について／熱傷の初期治療は／熱傷創治療の実際について／

　熱傷の後遺症，熱傷慢性期の治療について

●動物咬創の外科的治療のポイントは？　　　　　　　　　　　　　　　　　南本俊之　271

　動物咬創について／イヌやネコによる咬創／ヘビ咬創／クマによる外傷

●美容異物，ピアストラブル，指輪埋没，釣り針刺し症，
　異物迷入の治療のコツは？　　　　　　　　　　　　　　　　　　　　　　吉田龍一　278

　美容異物／ピアストラブル／指輪埋没／釣り針刺し症／異物迷入

VIII章　皮膚潰瘍・血流障害　283

●下肢潰瘍・壊疽の救済治療について教えて下さい　　　　　　吉田龍一・山本直人　284

　原因・分類・治療方針の決定／臨床所見は？／診断・検査方法は？／治療方法は？

● うっ滞性潰瘍・静脈瘤の手術方法について教えて下さい　　　　　八代　浩　290

うっ滞性皮膚炎・潰瘍について／下肢静脈瘤について／必要な検査／

下肢静脈瘤の治療法について／うっ滞性潰瘍への植皮術と外用薬

　コラム　うっ滞性難治性潰瘍の鑑別診断（八代　浩）　296

● 褥瘡の外科的治療について教えて下さい　　　　　　　　　　神谷秀喜　297

褥瘡の発生原因とアセスメント／創管理を目的とした外科的処置／再建術を含めた手術治療

　コラム　潰瘍治療の夜明けイソジンシュガーゲル誕生　余話（出光俊郎）　302

● 田植え植皮について教えて下さい　　　　　　　　　　　　　角田孝彦　303

田植え植皮の歴史／田植え植皮の適応／田植え植皮の実際／田植え植皮後の経過／

生着をよくするために

IX 章　その他　307

● ケロイド・肥厚性瘢痕の予防，治療について教えて下さい　　今川孝太郎　308

ケロイド・肥厚性瘢痕とは／ケロイド・肥厚性瘢痕の特徴／ケロイド・肥厚性瘢痕の診断／

ケロイド・肥厚性瘢痕の治療

● メスを使わないで皮膚の若返りはどこまで可能なのか？　　　秋田浩孝　314

皮膚の若返りとは／しみにおける若返り治療／各種色素斑「しみ」の治療／

たるみに対する機器治療／保存的治療やサプリメント

● 痤瘡と痤瘡瘢痕の治療について教えて下さい　　　　　　　　加王文祥　321

痤瘡の治療と痤瘡瘢痕の予防／痤瘡瘢痕の治療／フラクショナルレーザーによる瘢痕治療の実際

● 皮膚外科医が知って得する植毛術について教えて下さい　　倉田荘太郎　324

植毛について／ドナーの選定／ドナーの採取／株分け作業／毛包移植／術後の経過／合併症

● 脱毛症の非外科的治療について教えて下さい　　　　　　　　瀧川恵美　331

脱毛症について／円形脱毛症について／男性型脱毛症について／さまざまな脱毛症治療／

脱毛症治療における PRP 療法

あとがき ………………………………………………………………… 337

索　引 …………………………………………………………………… 338

マイ　アパラート

パジェットフードデルマトーム	中川浩一	67
マッカンドー型極小有鉤鑷子	大久保文雄	87
タミヤ　クラフトツールシリーズ No.92 ヘッドルーペ	出光俊郎	95
液体窒素スプレー	川瀬正昭	165
LigaSure™	寺本由紀子	248
8-0 合成吸収糸	清澤智晴	282
極細注射針	瀧川恵美	306

Ⅰ章 基本手技

■ I章　基本手技

きれいな創治癒のための皮膚切開と縫合のコツは？

山本直人
新東京病院形成外科・美容外科

皮膚切開について

　きれいな治癒という観点での皮膚切開の方向は，皮膚割線（Langer線など）や皮膚緊張線 relaxed skin tension line（RSTL）に沿って切開するというのが基本である．この基本は理解したうえで，実際には年齢や体型で皮膚の状態の個人差はかなり大きいので，筆者は「今ある皮膚のしわに沿って切る」，しわがわかりにくいときは「筋肉の収縮方向と垂直に切る」という原則で切開の方向を決めている．また四肢の皮膚切開では，表在神経の走行を横断する向きになるため，その損傷に注意する．

　母斑切除などで腫瘍の長径としわの方向が一致しない場合，特にしわに直行するような場合は適宜 Z 形成術を併用し，縫合線をしわに合わせるようにするが，これに関しては別項「I章．Z 形成術・W 形成術・U 形成術の適応と実際は？」を参照のこと．

皮膚の縫合法

1．単純結節縫合，連続縫合，マットレス縫合

　単純結節縫合は最もよく用いられる縫合法で皮膚縫合の gold standard である．創縁が内反するとその部分は治癒しないので気を付ける．内反が強い部分ではマットレス縫合が有効である．手結び，器械結びがあるが，皮膚外科では器械結びが一般的である．連続縫合は 1 本の糸で長い範囲を縫合でき，また手術時間の短縮が図れるが，強い張力を要する部分には向かない．皮膚外科では眼瞼の縫合，真皮縫合（後述）後の表面縫合に用いられることが多い（図1 ～ 3）．

2．真皮縫合法

a．概念と歴史

　結節縫合などの一般的縫合では縫合糸瘢痕 stitch mark が残りやすく，きれいな縫合という観点では問題がある（図4）．特に緊張の強い部位では太い糸できつく縫うことになり，確実に閉創する代償として瘢痕が目立つことになる．よって，縫合糸を皮膚表面に露出することなく皮下より真皮にかけて創縁の密着を図り，よりきれいな瘢痕で治癒させる目的で行うのが真皮縫合である．これにより緊張のある部位でも縫合糸瘢痕を作ることなく治癒させることができる．わが国で真皮縫合という言葉を用いた初めての記述は，米国の Broadbent らが真皮に縫合糸をかけつつ埋没縫合を行っていたものを福田が“真皮縫合 dermostitch”として紹介したものである[1]．以後，わが国ではこの方法がきれいな治癒を得るための縫合法として普及した．なお英語論文で dermostitch という単語をみることはほとんどなく，subcuticular suture の呼び名が一般的である．

きれいな創治癒のための皮膚切開と縫合のコツは？

I 基本手技

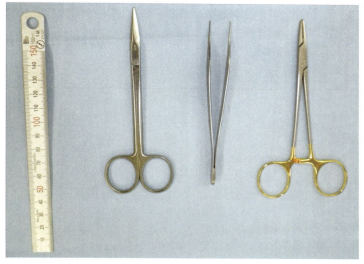

図1　皮膚外科でよく使う縫合器具
左：形成剪刀（曲），中：アドソン型持針器，右：ヘガール式持針器

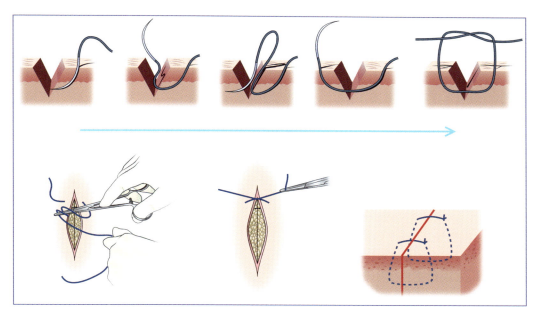

図2　単純結節縫合（器械結び）の手順

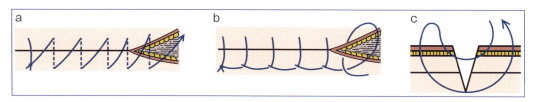

図3　連続縫合，マットレス縫合
a. 単純連続縫合，b. 連続かがり縫合，c. 垂直マットレス縫合

3

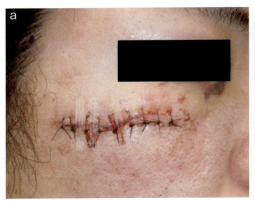 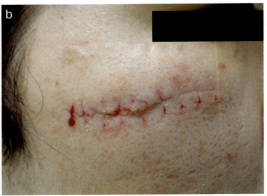

図4　右頬挫創
救急外来にて4-0黒ナイロンで単純結節縫合された.
a. 形成外科初診時, b. 抜糸直後：stitch mark が目立つ.

b. 手　技

　皮膚をやや外側に台形に切開し, 創の緊張に耐える太さの縫合糸を用いて表皮を貫通しないよう皮膚断面より糸を刺入し, 創縁より少し離れたところの真皮をつかんで縫合糸を結紮する方法である. これにより縫合糸の露出なく, また創縁がやや隆起しつつ, 創縁の緊張がとれた状態で密着が得られた状態となる. さらに皮膚表面を細い糸で縫合し, 微小な修正を行うが, 真皮の縫合で段差なくしっかりと合っていれば省略してもよい(図5).
やや盛り上げて縫合することで, 皮膚の緊張が創縁にかかるのを吸収し, 結果として瘢痕幅を狭い状態に保つことができる. 適切な真皮縫合ができれば, stitch markがない状態で, きわめて狭い幅の線状瘢痕で治癒が期待できる(図6). コツとしては, 創縁からすこし離れた部分の真皮を厚くすくうような"ハート形運針"を心がける. これで創縁がやや盛り上がった状態でしっかりとした密着性を得ることができる(図7). また, きれいな仕上がりを得るには運針技術だけでなく, 強く鑷子で組織をつかまない, 創縁を愛護的に扱うなど, 全体として無傷的な操作を心がける.

c. 創トラブル予防効果について

　当初は整容的意味が強かった真皮縫合法も, 最近では創離開や手術部位感染 surgical site infection (SSI) などの創傷トラブルの予防の効果も報告され, 外科, 産婦人科, 整形外科などさまざまな診療科でより良好な創治癒を得るために適応されている[2,3]. Tsujinaka ら[2]は待機的消化管手術において, 真皮縫合とステープラーでの皮膚縫合を行ったものを比較したところ, 真皮縫合群で有意に肥厚性瘢痕の発生率が低く, 下部消化管手術では有意に SSI 発生率が低かったことを報告している.
　皮膚縫合後の張力の回復は, 正常皮膚の破断強度を100％とすると, 1週間で5％, 2週間で10％程度である(図8)[4]. よって, 1層の結節縫合のみであれば抜糸後に創離開を起こしうるのは容易に想像できる. 真皮縫合によって創縁の抗張力を長期間維持することで創離開を予防し, また確実な創の接合と死腔の予防で SSI 減少を図るという考えが全診療科的に一般化しつつある[3].

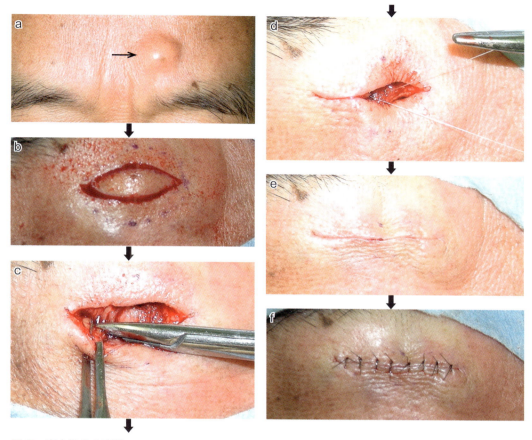

図5 真皮縫合の実際

a. 前額部粉瘤(→), b. 皮膚切開, c. 創縁の皮下より真皮針をかけた, d. 縫合糸を引き, 創縁を寄せた：ここで段差など不十分な縫合であればやり直す, e. 真皮の縫合を終了, f. 7-0 ナイロンで表面縫合を終了

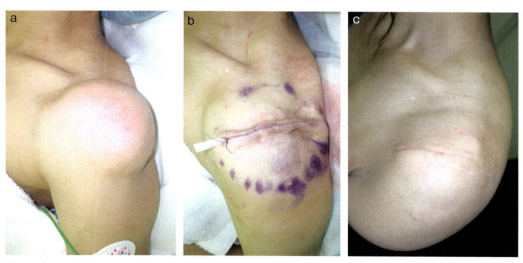

図6 左肩の脂肪腫

a. 術前, b. 摘出術直後：真皮縫合で創縁を盛り上げている, c. 術後3ヵ月：平坦化し細い線状瘢痕で治癒している.

I章　基本手技

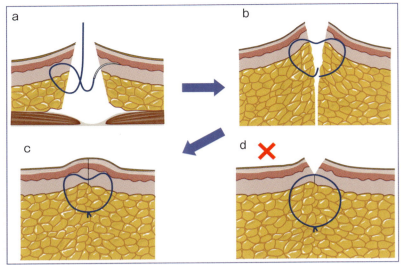

図7　真皮縫合の運針
a. 創縁より少し離れた部位で真皮に深く針をかける．
b. 全体としてハート形の運針となる．
c. 縫合終了時：これによりやや盛り上がった状態で創縁の密着が得られる．
d. 不適切な運針：創縁の密着が得られてない．

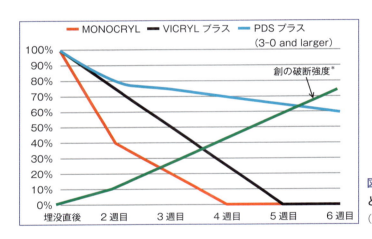

図8　創縫合後の皮膚強度回復と合成吸収糸の拡張力減衰
(*文献 4)より引用)

皮膚縫合糸の選択

　皮膚の縫合では組織反応の少ないナイロン糸の使用が一般的である．真皮縫合では以前は透明ナイロン糸が用いられていたが，皮下異物感の残存や長期的な縫合糸露出などの問題があった．最近では縫合糸材料の進歩もあり，吸収糸を用いることが多くなっている．抗張力の維持のため吸収の遅いタイプのモノフィラメント吸収糸（PDS II など）の使用を勧める[5]（図8）．

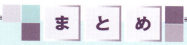

1. 皮膚切開の方向は皮膚割線や皮膚緊張線に沿って切開することが基本である．
2. 四肢の皮膚切開は表在神経の走行を横断する向きになるので損傷に注意する．
3. 真皮縫合はよりきれいに治癒させると同時に創傷トラブルを防ぐ効果がある．

■文　献
1) 福田　修：真皮縫合法(dermostich)について．形成外科 **13**：203-209，1970
2) Tsujinaka T, et al：Subcuticular sutures versus staples for skin closure after open gastrointestinal surgery：a phase 3, multicentre, open-label, randomised controlled trial. Lancet **382**：1105-1112, 2013
3) 山本直人：真皮縫合は surgical site infection の発生率を下げる．創傷治癒コンセンサスドキュメント，p.128-129，日本創傷治癒学会ガイドライン委員会編，全日本病院出版会，2016
4) Levenson SM, et al：The healing of rat skin wounds. Ann Surg **161**：293-308, 1965
5) Chantarask ND, Milner RH：A comparison of scar quality in wounds closed under tension with PGA(Dexon) and Polydioxanone(PDS). British Journal of Plastic Surgery **42**：687-691, 1989

■ I章 基本手技

適切な術前・術後処置について教えて下さい

山本直人
新東京病院形成外科・美容外科

術前の体毛処理について

　体毛は感染源になると以前は考えられており，剃刀による術前剃毛が常識的処置であった．しかし現在では剃毛は皮膚表面の微小な創傷を招き，手術部位感染 surgical site infection(SSI)のリスクになるため行わないという考えが主流である．米国疾病管理予防センター Centers for Disease Control and Prevention(CDC)のガイドライン[1]では，SSI発生率に関して，剃毛群は5.6%，非剃毛群(除毛クリームを含む)は0.6%とされ，手術前日の剃毛はSSIの危険因子であるとしている．また「体毛の除去は切開部あるいは周囲の体毛が手術に支障となる場合を除き行わない」をカテゴリーIA(強い実施勧告)に位置付けている．他のガイドラインでもほぼ同様である[2~4]．皮膚外科手術の多くは清潔手術(CDCの分類でclass I)で，元来SSIがきわめて低い手術であり，体毛除去のSSI予防効果を実感することはほぼないと考える．

　手術用ドレープ使用や術後ドレッシングのため，また術中操作を容易にするため体毛除去が必要な場合は，「手術直前にクリッパーで必要最小限な範囲の体毛を除去する」が現在の標準的な方法である[5]．筆者は体毛除去が必要な場合は，手術室で麻酔導入後，手術ドレープを掛ける前に医療用クリッパーで行っている(図1)．

　頭皮の手術では毛髪はやっかいな存在であるが，毛髪除去は患者にとって術後の整容的な負担にもなるので，切開部に限局した短髪化，または切開部のゴムでの結髪やヘアジェルでの固定など極力毛髪を切らない工夫が報告されている[5]．

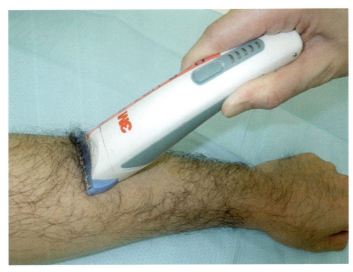

図1　医療用クリッパーによる体毛除去

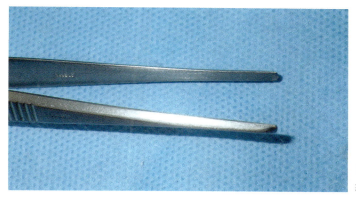

図2　目無し鑷子
細い糸をつかむのに便利である．

術野の洗浄，消毒について

　手術前にシャワーなどで術野の汚れを落としておくことはSSI予防の観点より推奨されている．CDCのガイドライン[1]では「手術前日に生体消毒液を使用してシャワー浴または入浴」を推奨し，カテゴリーⅠB（実施を勧告）としている．英国国立医療技術評価機構National Institute for Health and Care Excellence（NICE）のSSI予防ガイドライン[3]では「シャワー，入浴または清拭を術前日か手術当日に行うことを推奨」している．

　術野の消毒に関しては，各種のガイドラインで，即効性やコストの安さなどを考慮してアルコール含有消毒液の使用を推奨している[1〜4]．ただし，創傷面や粘膜部位ではアルコールは禁忌であり非刺激性のもの（ベンザルコニウム塩化物など）を用いる．

抜糸について

　抜糸の時期に関しては，確実な治癒のためには遅いほうがよいが，縫合糸瘢痕予防という視点では早いほうがよい．通常は縫合後1〜2週間程度で行われているが，前項にあるように縫合創の張力回復は1週間で正常皮膚の5%，2週間で10%程度である．真皮縫合がない一層縫合の場合，特に緊張のかかる部位では創離開に注意を要する．その際は抜糸後のテープ固定なども考慮する．しっかりとした真皮縫合が行われていれば，表面縫合の抜糸は数日でよい．

　抜糸の器具に関しては，皮膚外科では細い糸を用いることが多く，通常の処置用器具とは別に，抜糸専用の鑷子や剪刀（アドソン型無鉤鑷子，形成直剪刀など）を用意しておくとよい．6-0以下のさらに細い糸の抜糸では，鑷子先端の把持面の溝がない鑷子（目無し鑷子，抜毛鑷子など）があると糸を把持しやすく便利である（図2）．

術後のドレッシング，安静，入浴など

1．術後のドレッシング

　術後のドレッシングは滲出液の吸収，創部の物理的刺激・異物侵入からの保護，創部の固定・圧迫を目的として行われる．体表の外科手術では，術後血腫の発生予防，植皮や皮

弁の固定などの目的でドレッシングを使うことも多く，この場合ドレッシングの良し悪しが手術の成否に影響する．術後ドレッシングは単なるガーゼの固定ではなく「手術の一部」としてとらえ，確実かつ丁寧に実施するべきである．

2. 創部の安静・固定

創部の安静は良好な治癒のために重要である．関節部では治癒までの1，2週間程度は，厚いドレッシングやシーネ固定などで関節可動域の制限を行う．ただし高齢者の手指では関節拘縮の発生に注意する．

3. 術後のシャワー・入浴の時期

術後シャワー使用の時期に関しては，ドレーンが留置されている，もしくはドレーン抜去孔がふさがってない状況では避けるべきである．ドレーンがなければ，早期より縫合部のシャワー洗浄を行い，創部の浄化に努める．筆者はドレッシングを外せる状況であれば，手術翌日よりドレッシング交換時の創部シャワー洗浄を許可している．入浴（浴槽に創部を浸す行為）に関して一定の見解はないが，表面の接合 coaptation がきれいに作成された縫合創では1～2日で創縁の上皮化が完成するので，その後の入浴は問題ないと考えている．

4. 創治癒後の処置

治癒後6ヵ月までは瘢痕の成熟期にあたり，瘢痕幅拡大予防のためのテーピング，肥厚性瘢痕予防のための圧迫，色素沈着予防のための遮光（紫外線対策）を行う．瘢痕の成熟は個人差があるので，患者の状態に合わせて行う[5]．

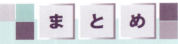

1. 術前の体毛処理は，SSI のリスクとなるため行わないという考え方が主流である．
2. 術前のシャワーは SSI の予防の観点から推奨されている．
3. 抜糸の時期は，真皮縫合の有無で異なる．
4. 術後ドレッシングは「手術の一部」としてとらえ，確実かつ丁寧に実施する．

■文 献

1) Mangram AJ, et al：Guideline for prevention of surgical site infection 1999. Centers for Disease Control and Prevention(CDC)Hospital Infection Control Practice Advisory Committee. Am J Infect Control **27**：97-132, 1999
2) Allegranzi B, et al：New WHO recommendations on preoperative measures for surgical site infection prevention：an evidence-based global perspective. Lancet Infect Diseas **16**：e276-e287, 2016
3) Surgical Site Infection：National Institute for Health and Care Excellence 2013.(http://www.nice.org.uk/guidance/qs49)[accessed：2017.10.11]
4) 国公立大学附属病院感染対策協議会（編）：病院感染対策ガイドライン．改訂第2版，じほう，2015
5) 創傷治癒学会ガイドライン委員会（編）：創傷治癒コンセンサスドキュメント-手術手技から周術期管理まで-．全日本病院出版会，2016

■ I章　基本手技

立ってオペをするか，座ってオペをするか？
左利きの人のオペは？

高橋和宏
上組町ほほえみスキンクリニック

指輪，ネックレス，時計などアクセサリーは可能な限り外してもらう

　術野，もしくは術野の近くにあるものはもちろん外してもらうが，想定外のトラブル防止のため術野以外のものも可能なものは外してもらうように伝えたほうが安心であろう．指輪など手術により浮腫腫脹で絞扼が生じる可能性，また，モノポーラの電気メスを使用する手術ではアース電極が体表から離れた場合，体表の金属による熱傷の可能性があり，外してもらうよう注意する．

手術部位の化粧は落としてもらう

　外来手術では手術当日でも化粧して来院されることも多い．小手術で化粧品が感染源や肉芽腫形成の原因になることは少ないが異物であることは確かである．手術部位の皮膚の性状を，母斑や腫瘍であれば健常部との境界を正確に把握するためにも，術野周囲，少なくとも消毒野は化粧を落としてもらう．術前に，患者本人に化粧は控えてもらう，もしくはメイク落としを持参してもらい手術直前に落とすよう指導する．念のために拭き取り式のメイク落としを用意しておくと便利である．全身麻酔など比較的大きな手術では，顔色や口唇の色調から体調をみるためにも化粧を落としてもらうことが望ましい．

立ってオペをするか，座ってオペをするか？

　手術台の高さや手術の内容により，まずは術者自身が立つか座るかを決定する．皮膚外科手術では体表の操作が多く，筆者は立たなければ困難な手術でないなら椅子に座って手術している（図1）．座ることにより適度に力が抜け，神経血管を操作する手術を含め細かな操作でも姿勢が安定する．術者は一旦座った後手術台を上下させ，椅子の高さを調節することで，術野と目，手の距離を適正に設定する．手術室での術野の広い手術，もしくはのぞき込むような深部の手術，広範囲熱傷など移動が必要な手術では立って，もしくは椅子から立ち上がりつつ手術する必要がある．

　助手は術者が決めた手術台の高さ，術者との位置関係に応じて，臨機応変に立ち回る必要がある．自分用の椅子は用意しておくが，止血やガーゼ操作，縫合糸の結紮，糸切りなどは立ったほうがよいことも多い．助手は術者を懸命にサポートするのが使命であるが，急な動きや空間を大きく使う振る舞いは術者の体や手にぶつかったり，照明を遮る，視野を妨げるなどと仇になることがあり，特に立っての手術では動きが大きくなりがちであり注意する．

11

Ⅰ章　基本手技

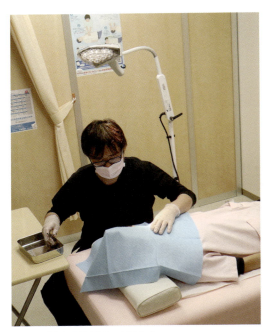

図1　顔の手術のレイアウト
術者は椅子に座り，器械台は術者の右，照明は左後上方から入れるのを基本として，症例ごとに調整する．化粧は取り，覆布は術野を清潔に保つように掛ける．

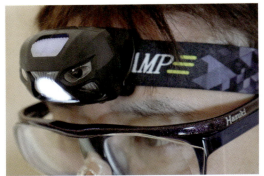

図2　ヘアバンド型スポットライト
筆者が使用しているUSB充電式のヘアバンド型スポットライトLEDヘッドライト Umiwe．70gと軽量で，照射方向の調節が可能である．

照明の位置，器械台の位置

　照明器機は最も術野が明るくなるように位置を決め，手術操作する中央に焦点を定める．手術中の照明を妨げるものは，術者，助手の体（特に手と頭）である．無影灯が装備されていればよいが，外来小手術でスタンドタイプを使うときは，明かり自体が反射や影で視野を邪魔しないように，恒常的に術野の明るさを確保する位置に据えることが必要である．術者単独の手術では眩しくないように対面上方から入れたり，右利き術者は右側から手が入ることより，術者の左肩上方から照らすことがベストポジションと考える（図1）．スペースがあれば器械台は術者の右手側が最も手との距離が短く操作しやすい（図1）．口腔内や，体表より深部に達する手術での，狭い範囲をのぞき込む手術では，ヘアバンド型スポットライト（図2）が便利である．

手術時の患者の体位と術者の位置

　右利きの場合，止血鉗子や持針器を右手で把持し右から左に向けて動かすことが多いことを想定して立ち位置や患者の体位を決める．全身麻酔では麻酔終了後，局所麻酔手術では患者に協力してもらい，安定した視野の確保，操作が可能な体位をつくる．皮膚外科手術での手術人員の位置は定型的な位置決めはできず，まず術者が自らの手術位置を決め，

助手は多少窮屈であっても術者を最もサポートしやすい位置に入るが，術者の対側もしくは左手側に位置をとることが多い．枕やタオルで体位を工夫しても手が入りづらい顎から頸下部，股部，趾間など，また眼瞼部や鼻など運針時の針先の向きの関係より逆側のほうが操作しやすい場合では，可能な限り術中何度も移動することがないよう手術の流れをシュミレーションし位置を決める．

助手は術者の対面もしくは左右に位置するが，術者の動き，視点を考慮し邪魔せず円滑なサポートができ終始自分の術中視野も確保できる位置をとる．具体的には体の一部で光源を遮ったり術者の視野を妨げることのないよう，また手術操作中に術者の手にぶつかったりと，術者に余計な心労を与えないよう気を配る．

左利きの人のオペは？

筆者は右利きであるが，多くの左利きの手術者は右利き術者と遜色なく右手も使える，いわば両手利きであり，筆者がかつて左利きの術者と一緒に手術したときも左利きを意識したことがない．左利き術者が右手で手術できるように修行する理由には，助手が右利きだと手の入る方向が一緒になってしまうこと，ハサミや鉗子など手術器具が右手用にできていることが挙げられる．しかし，細かな操作，複雑な操作は左の利き手で行う場面もあり，その場合右利きの助手は普段と逆方向からの操作になるが，手首を柔らく使う，立ち位置を変えるなどで，術者の手や視野を邪魔せず円滑な視野確保，術操作ができるよう気を利かすべきである．

手術覆布のかけ方

手術は，①患者の状態の確認，②手術部位の確認，③手術の体位決定，④皮切のデザイン，⑤術野の消毒，⑥同部位に清潔覆布をかける，⑦局所麻酔，⑧執刀と進む．

覆布（サージカル・ドレープ，四角布，圧布とも言う）は消毒した術野を清潔に保つ目的で使用するので，消毒は術野を中心に覆布から露出する範囲よりも広範囲に行う必要がある（図1）．手足では，術者の手が触れる指先や指間まで消毒し清潔野にする．覆布は，ディスポーザブルの紙製のものを使用している．覆布中央に穴があり，穴周囲が粘着テープになっているものは，テープを貼れる部位であれば手術操作中ずれずに，血液による汚染も予防できる．頭や顔など，テープを貼るのが困難な部位や，術野の広さに合わせて穴なし覆布の中央にはさみで穴を開けている．消毒野外に覆布中央の穴がかからないよう，上方から覆布の窓が執刀する部位に垂直に降下するように掛ける．横から引っ張ってきたり，一旦掛けた覆布をずらしたりは，清潔部位が期せずして不潔野に触れることがあり注意する．覆布と術野の境界が汚染したり，清潔である自信がない場合はその時点で躊躇なく掛け替える．

まとめ

1. 術野のアクセサリーは外して，化粧は落としてもらう．
2. 外来小手術では可能であれば術者は座ってオペをする．助手は術者の対側あるいは左側で，状況に応じて座るか立つかを決める．
3. 器械台は術者の右側，照明は左上後方から入れてみて，適宜調節する．
4. 術者の位置は通常手術野側であるが，手術の内容，部位により臨機応変に対応する．
5. 左利きの術者が手術をする場合，助手サポートは術者が快適に手術できるよう固定観念にとらわれずに対応する．
6. 覆布は不潔野が露出しないよう，また術者の手や体，手術器材，糸などが不潔にならないように常に術野の清潔を保つように掛ける．

コラム　美容施術の有無の問診

問診の基本として高齢者を含めて美容施術の有無を確認することが必要である．意外なことに美容施術の既往を本人から自発的に申し出ることは多くない．鼻尖部の潰瘍で生検をしたところ，中から隆鼻術のプロテーゼが出てきたこともあった．また，頬部の肉芽腫が実は50年以上前に注入したシリコンによるもの（シリコン肉芽腫）であったりする（図）．最近ではヒアルロン酸などのフィラー注入をうけていることも多いので，顔面の皮内結節や硬化の外科的手術では注意する必要がある． 　　　　　　　　　　（出光俊郎）

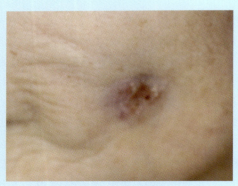

図　頬部の肉芽腫（77歳女性）
50年以上前に左頬部にシリコン注入した既往がある．

■ I章 基本手技

皮膚外科を始めるにあたって必要な手術器具は？

大久保文雄
昭和大学藤が丘病院形成外科

　皮膚外科だけに特徴的な手術器具というものはなく，一般的な手術器具において，皮膚切開と創閉鎖に必要で，微細な操作が可能であるものだといえる．

皮膚ペン

　描画は手術用の皮膚ペン，あるいは爪楊枝と青色の色素で行う．ステンレス製の定規あるいはキャリパー（ディバイダ）があると便利である．

メ　ス

　替刃メス．小型の円刃（15番）と尖刃（11番）を使用する．眼瞼などの非常に柔らかい部位では，尖刃を使用したほうが正確に切開線をトレースできる．切開する場合，円刃では垂直に皮膚に当て，カーブの部分（進行方向に45度くらい寝かせて）で切ることが必要である．W形成術のように短い切開線を連続させる場合は尖刃を垂直に刺すように使う．局麻薬あるいは生理食塩水を注射し，切開部を固くすると創縁をきれいに切ることができる．

剪　刀

　メイヨーあるいはスティブンスタイプの要（かなめ）から刃先きまでの長さが短い剪刀が使いやすい．皮膚縫合前に皮下剝離を行わないと，縫合創が陥凹し，瘢痕が広くなりやすい．剪刀は切開，剝離の両方の使用法がある．利き手の拇指と中指の先を指穴に入れ，示指を要に添えると安定する（図1）．縫合糸を切るときなどは反対側の示指を添えるとよい．

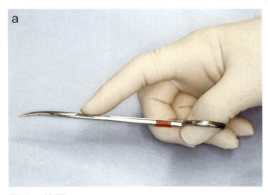
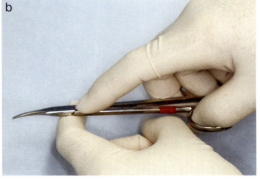

図1　剪刀
拇指と中指を指穴に入れ，示指を要に添える（a）．糸切などの際は反対側の示指を添えると安定する（b）．

I章 基本手技

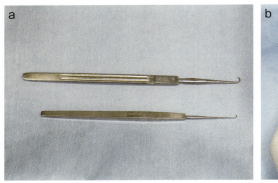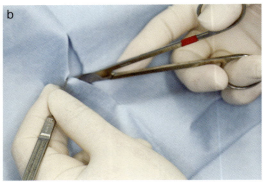

図2 スキンフックとデリケートスキンフック
拇指と示指でスキンフックを把持し，中指を皮膚表面に当てる．剪刀の先端を中指で感じながら皮下剝離を行う．

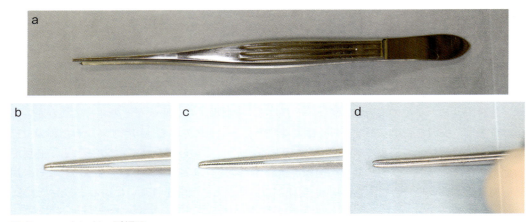

図3 マッカンドー型鑷子
軽く閉じると先端から閉じていき，強く閉じると逆に先端が広がる構造になっている（b〜d）．

　皮下剝離は一般書に記載されている層ではなく，やや表層の脂肪層中間，あるいは皮下血管網の下で行うとよい．スキンフックを効き手とは反対側の拇指と示指で把持し，中指の先を皮膚に当て，剪刀あるいはメスの先端で皮膚と皮下脂肪を挟み，指先に器具の先端を感じながら，一定の厚さを保つように行う（図2）．必要に応じて，鈍的，鋭的に進めるとよい．

鑷　子

　筆者はマッカンドー型鑷子を好んで使用している．力を入れすぎると鑷子で皮膚を挫滅する．無鈎タイプが標準であり，軽く閉じると先端から閉じていき，強く閉じると逆に先端が開くように設計されている（図3）．手術後に皮膚に鑷子の痕がつかないような扱いが必要とされる．

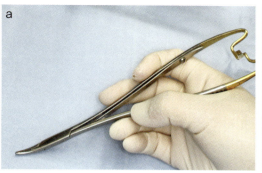 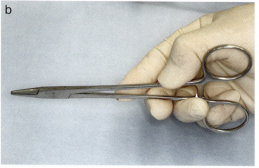

図4 持針器
ペンホルダー型(丹下式)持針器(a).ヘガール持針器(b)を使う場合には指穴に指を入れないほうが回しやすい.

持針器

　ペンホルダータイプの持針器が皮膚外科には使いやすい.ヘガール持針器を使う場合,指穴に指を入れないほうが回転させやすい(図4).強弯縫合針を用いて真皮縫合を行った後,弱弯縫合針あるいは針付縫合糸を用いて皮膚縫合を行うが,刺入角度,すくう組織量を,創縁で同じになるように行うときれいに合わせることができる.

その他

　採皮刀はフリーハンドダーマトームあるいはカミソリが便利である.止血はマイクロ用の先端の細いバイポーラー鑷子で行う.

まとめ

1. 切る前に切開線を描く.
2. 常に皮膚を愛護的に扱う.
3. 圧迫に頼らず,十分に止血する.
4. 縫合は左右の組織量を同じにする.縫合数は最小限に.

I章　基本手技

皮膚外科に役立つ最新のデバイスについて教えて下さい

片平次郎・井砂　司
東京女子医科大学東医療センター形成外科

水圧ナイフ

　水圧を利用した壊死組織の除去（デブリードマン debridment）を行う機械である．hydrosurgery ともいうが現状スミス・アンド・ネフュー社のバーサジェット™Ⅱ（図1）が利用できる．生理食塩水を細いノズルから高圧で噴射することにより組織の破壊切除と同時に高速水流による ventilation 効果による削除組織の吸引を同時に行う（図2）．

　10段階のメモリがあり低圧力では生体組織の切除は困難であるが高圧では正常皮膚に切開を加えられるほどの威力がある．通常のカミソリやメスなどで組織を削るよりは切れ味は劣るが，逆に組織の弾性にむらのある組織，足壊疽や熱傷の焼痂など柔らかい壊死組織と健常な弾性を保った組織の混在部分には壊死組織の選別を行いながら創面の清拭洗浄が可能であり威力を発揮する．また水圧で創面の血液を吹き飛ばし清掃しながら処置ができるので正確なデブリードマンが可能とされる．水圧調整があることで症例ごとに一定の結果が得られるようパワー調整の指導もしやすい機械となっている．

陰圧閉鎖療法 negative pressure wound therapy（NPWT）（図3）

　NPWT は創傷治療においては軟膏治療・湿潤治療に次ぐ第3の大きな break through である．臨床現場では壁吸引と称し手洗いスポンジや持続吸引機械を使用したお手製の吸引治療器や持続還流が行われ一定の効果が得られていたが一般的ではなかった．しかし2010年にわが国で NPWT 機器の保険償還認可が得られ，以後各社から同一のコンセプトで各種サイズ・外来使用可能なポータブル機器が発売されて利用できるようになっている（図4）．その効果は良好で，適応症例も胸骨骨髄炎・腹部創離開・褥瘡など多岐にわたる．従来の難治性潰瘍とされた疾患の治療になくてはならない有効な治療戦略となった．

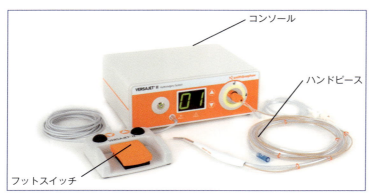

図1　バーサジェット™Ⅱ

①高速ジェット水流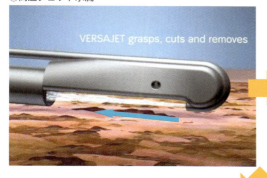
②ベンチュリー効果による組織の吸引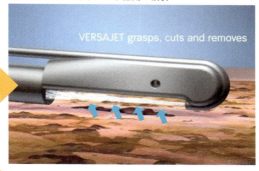
③高速水流による組織の切除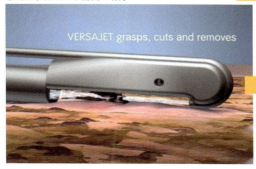
④切除した組織の回収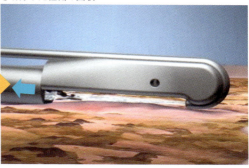

図2　バーサジェット™Ⅱの原理
・ベンチュリー効果：高速の水流が流れることにより，その周囲に真空状態が生じる(ベンチュリー効果)．これにより高速水流で切除された組織とともに，周囲の脆弱な組織は吸引される．

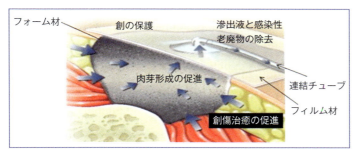

図3　陰圧閉鎖療法の仕組み

　NPWT機器の使用に際しては，閉鎖療法となるために創面に感染巣を残しては良い結果は得られない．機器(スポンジ)装着前には壊死組織や感染巣の切除・除去に留意する必要がある．また持続吸引による弊害として腹部腸管の引き込みひいては腸管損傷，血管吸引による大出血(致命的)には特に注意する必要がある．

　最近では従来の持続還流の進化版である還流NPWT機器が2017年に利用できるようになった(図5)．これは洗浄液の周期的自動注入機能を付加した機器で創面の滲出液や壊死組織を効率よく除去できる有用なデバイスである．従来のNPWT機器としての性能も引き継いでいる．

　各種機器のユーザインタフェイスは簡便でインテリジェントな設計となっている．使用

I章　基本手技

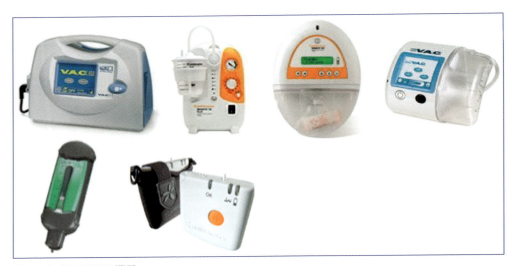

図4　各種NPWT機器
上段：入院用，下段：外来使用可

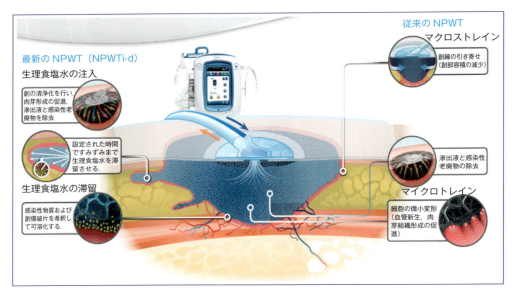

図5　V.A.C.Ulta型陰圧維持管理装置

に躊躇する向きは恐れずにトライしていただきたい．
　本項目の写真等は，スミス・アンド・ネフュー ウンドマネジメント株式会社，およびケーシーアイ株式会社の許諾を得て掲載した．

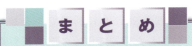

1. 水圧ナイフ(バーサジェット™Ⅱ)について解説した．
2. NPWT機器について従来品から最新まで解説した．

■ I章　基本手技

消毒と局所麻酔の仕方を教えて下さい

岩田洋平
藤田保健衛生大学病院皮膚科

消　毒

1. 消毒薬の抗菌スペクトラムと使い分け

皮膚科・形成外科手術で使用される消毒薬としては，ポピドンヨード（イソジン液®，ネグミン液®など），クロルヘキシジン（ステリクロン®など），塩化ベンザルコニウム（カチノン®，ザルコニン®など）がある．抗菌スペクトラムはポピドンヨードが広く頻用されている（図1）．

a. ポピドンヨード

ポピドンヨードについて知っておくべきポイントとしては，①十分な消毒効果を発揮するためには，2～3分の接触時間が必要であること，②茶色に着色され，脱色にはハイポアルコールを要すること，③大量，長時間の接触で接触皮膚炎や皮膚変色，化学熱傷を生じるため，余分な薬液は拭き取らなければならないこと，④眼に入らないようにすること，⑤ヨード過敏症や甲状腺機能異常症には使用しない，⑥体表面積20％以上の熱傷患者や腎障害のある熱傷患者には大量吸収による副作用の可能性があるため用いないこと，が挙げられる．

b. クロルヘキシジン・塩化ベンザルコニウム

クロルヘキシジンと塩化ベンザルコニウムは，抗菌スペクトラムはポピドンヨードより劣るが，皮膚外科手術で問題となる微生物（一般細菌，酵母様真菌）は，カバーされているので，頻用される．注意すべき点は，使用濃度によっては眼や粘膜などに毒性を示すので，適切な濃度のものを使用しなければならないことである．また，クロルヘキシジンは，膀胱，腟，耳介への使用は禁忌であることも知っておくべきである．

筆者は，頸部より下の手術には，ポピドンヨードを用いることが多く，顔面の手術では塩化ベンザルコニウムを用いている．

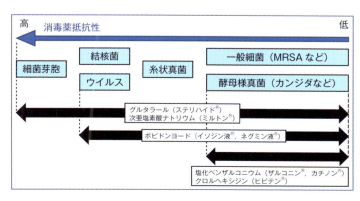

図1　微生物の消毒薬抵抗性と消毒薬の抗菌スペクトラム
（文献1）より改変・引用）

I章　基本手技

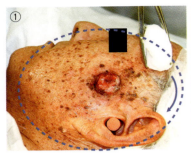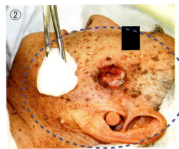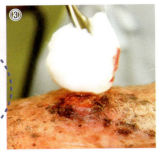

図2　消毒の方法
①左頬部有棘細胞癌患者．消毒は塩化ベンザルコニウムを用いている．消毒範囲（青破線）の外側から開始する．
②外側から内側に向かって，消毒を進めていく．
③腫瘍部の消毒は最後に行う．腫瘍からの出血や腫瘍細胞の播種を避けるため，消毒綿球を軽く押さえるような要領で消毒する．新しい消毒綿球を用いて2回目の消毒を外側より同様に行う．

2. 消毒方法

　一般外科では，皮切部から消毒を開始し外側に向けて消毒範囲を広げることが標準的であるが，皮膚悪性腫瘍の手術や，熱傷や皮膚潰瘍の手術では，手術部位は腫瘍細胞，壊死組織，細菌などにより汚染しているため，外側から消毒を開始し，最後に汚染部の内側へと消毒を行う(図2)．また，顔面の皮膚腫瘍切除や瘢痕形成の手術の際は，手術局所のみの小範囲を消毒して，その他を覆ってしまうと，切除後の縫縮時，皮弁作成時など手術操作・縫合後の眼，鼻，口など顔面全体のバランスが判別しにくくなるため，筆者は手術局所よりも広めに消毒して覆い布をかけるようにしている．

局所麻酔

　皮膚外科手術を行う医師は局所麻酔薬の特性やリスクなどを熟知し，処置部位や処置後の再出血のリスクに応じて使い分けることが求められる．

1. 局所麻酔薬の種類

　局所麻酔薬としては，リドカイン（キシロカイン®），メピバカイン（カルボカイン®），ブピバカイン（マーカイン®），ロピバカイン（アナペイン®），ジブカイン（ペルカミン®），テトラカイン（テトカイン®）があるが，皮膚外科手術で頻用される局所麻酔薬は，リドカイン（キシロカイン®）である．キシロカイン®には，1 mL中にリドカイン塩酸塩が5 mg含有されている0.5%キシロカイン®と，10 mg含有の1%キシロカイン®が存在する．さらに，これに1:100,000の割合でエピネフリンepinephrine(E)を含有されたものが，E入りキシロカイン®である(図3)．

2. エピネフリン添加の意義と注意点

　エピネフリンを添加することで，注射局所の血管が収縮するため，①局所麻酔薬の作用時間が延長される，②麻酔に必要な量が少なくて済む（局所麻酔薬中毒反応の予防），③手術創部の出血抑制効果，といった利点がある．そのため，皮膚外科手術では頻用されるが，注意点としては，①耳介，指趾，鼻，陰茎では虚血や壊死に陥るおそれがあるので避ける，②陰嚢や肛門付近など，術後圧迫固定が困難な部位や抗凝固剤内服中の患者では，手術中

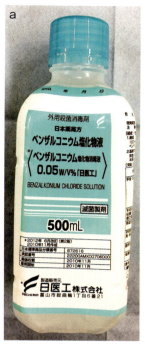
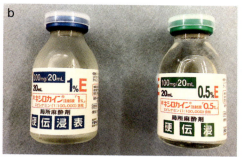
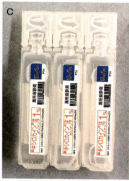

図3　消毒薬と局所麻酔薬
a. 塩化ベンザルコニウム：顔面の消毒に用いる．濃度は，0.02〜0.05％を用いる．
b. 1％E入りキシロカイン®と0.5％E入りキシロカイン®：両者はリドカインの濃度が1％と0.5％で異なるが，エピネフリンの濃度は同一である．
c. 1％キシロカイン®：エピネフリンを使用できない部位で用いる．

は止血していても，エピネフリンの効果が切れた後に再出血してくることがあるため，Eなしキシロカイン®を用いて，手術中に結紮や電気メスで確実に止血を確認しておくほうが安全である．

3. 禁忌と副作用

1％キシロカイン®の禁忌は，「本剤の成分又はアミド型局所麻酔薬に対し過敏症の既往歴のある患者」であるので，局所麻酔に際しては，アレルギーの既往がないか必ず問診を行う．1％E入りキシロカイン®では，前述の禁忌事項に加えて，「高血圧，動脈硬化，心不全，甲状腺機能亢進，糖尿病のある患者及び血管攣縮の既往のある患者」は，病状が悪化するおそれがあるため禁忌である．したがって，これらの既往を有する患者に対して1％E入りキシロカイン®を用いる際には，添付文書に記載があることを知り，リスクを十分に評価・把握して使用することが大切である．筆者は，高齢者や合併症を多く有する患者には，エピネフリンを希釈するために1％E入りキシロカイン®を生理食塩水で2倍に希釈して用いるようにしている．この際，0.5％E入りキシロカイン®では，キシロカイン®は半量であるが，エピネフリンの濃度は同一であるので，代用されないことを知っておかなければならない(図3b)．

4. 麻酔薬の極量

すべての局所麻酔薬は極量が決まっており，麻酔薬の使用可能量(極量)は1％E入りキシロカイン®で40 mLであり，これを超えると局所麻酔薬中毒を生じる可能性がある．1％EなしキシロカインⓇでは，エピネフリンによる局所血管収縮作用がないため，血中に流れて行きやすいため極量は20 mLと約半分であるので注意が必要である．また，この極量は目安であるので，さまざまな合併症を有する高齢者や小児患者ではなるべく少ない量

I章　基本手技

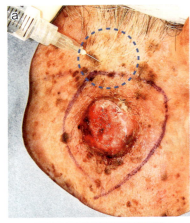
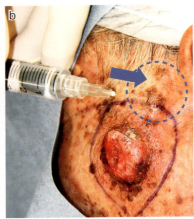
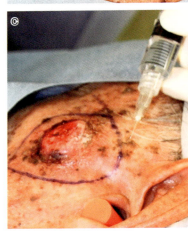
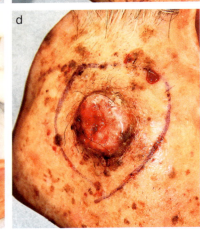

図4　局所麻酔の実際
a. 皮切のラインの外側から局所麻酔を開始：逆流試験後に、小膨疹ができるように薬液をゆっくりと注入する（青破線）．
b. 針先を進めて薬液を注射していく（青破線）：針先の向きを変えて注射を行うことで、針の刺入回数を減らすことができる．
c. 2回目以降の注射：薬液が注入されて膨疹ができている部位から行うほうが、針刺入時の痛みが少ない．
d. 局所麻酔終了時：皮膚が蒼白化してきたら、麻酔が効いているか複数箇所を針先で刺激して痛みがないか確認する．

で処置を行うよう心がける．また、万が一にショックや中毒症状が出現した場合に対応できるように救急処置ができるよう準備して手術に臨むことが必要である．

5. 局所麻酔の実際（図4）

①薬液の準備

局所麻酔は、先に述べたエピネフリン使用の禁忌部位でなければ、1％E入りキシロカイン®を使用する．副作用のリスクを軽減するために必要最小限の薬液量で行う．高齢者や合併症を有する患者では、生理食塩水で希釈して使用するほうが安全である．

②注射器の準備

手術の部位や麻酔範囲に応じた注射器を準備し、針は注射時の痛みを最小限にすべく23～27Gの細いもの（筆者は27Gを常用）を装着する．

③注射開始前の留意点

皮膚切開のデザインに沿って、注射を開始するが、**必ず患者に注射をする旨を告げて刺入する**．患者の恐怖心を煽るようなことは避け、患者を安心させることも執刀医の技量である．皮膚悪性腫瘍の手術の場合、病変そのものに針を刺入すると腫瘍細胞の播種が危惧されるため、行わない．筆者は皮膚切開のデザイン線の外側から針を刺入している．

④刺入・注入部位の深さ

薬剤を注入する前には、必ず吸引テストを行い血管内に針先が入っていないことを確認

する．針の刺入の深さは，真皮〜脂肪組織境界部あたりが適当であり，薬液を注入すると小膨疹ができる．針の刺入する深さが浅すぎると，麻酔薬の注入時の痛みが強くなる．逆に針を深く刺入しすぎると，局所麻酔に要する薬液の量が多くなり，効果が出るまでの時間も長くなる．

⑤注射の実際

麻酔薬を注入し小膨疹ができたら，注射針を皮膚切開のデザインに沿って水平に進め，薬液を注入していく．針の根元まで刺入して薬液を注射したら，針を抜いて，麻酔薬を注入し終わった部位から次の麻酔注射を行うことで針の刺入時の痛みを軽減することができる．注射の痛みは，針が皮表を通過するときであるので，**針の刺入は素早く行い，薬液の注入はなるべくゆっくり行うことが痛みを緩和させるポイントである**．皮膚外科手術の経験が浅い医師（研修医など）にしばしば見受けられるが，針を「おっかなびっくり」ゆっくり刺入し，刺入後に思い切り薬液を押し込むことは避けなければならない．

⑥注入後の麻酔の効果の確認

麻酔薬を注入し終わったら，麻酔が効いてくるまで数分待つ．1% E 入りキシロカイン®を用いた場合には，エピネフリンの血管収縮作用により，皮膚が蒼白となってくるので麻酔が効いてきたかどうかの目安になる．手術部位の複数箇所を針先で刺激して痛みがないか確認してから皮膚切開に進む．

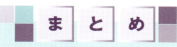

1. 皮膚悪性腫瘍や熱傷，潰瘍では，消毒は外側から内側へ（消毒方向は清潔→不潔）．
2. リドカインには「極量」がある．
3. エピネフリン添加により，麻酔持続時間延長，麻酔液使用量低下，止血効果が得られる．
4. 高齢者，合併症を有する患者では，エピネフリンなしを用いるか，生理食塩水で希釈して使用する．
5. 患者の不安や痛みの緩和のため，局所麻酔時の「声かけ」，針の刺入は素早く，薬液注入はゆっくりと行う．

■文　献
1) 尾家重治：[付録]消毒方法 消毒薬一覧．日医雑誌 132：340-345, 2004

■ I章　基本手技

膿瘍切開の仕方を教えて下さい

加倉井真樹
加倉井皮膚科クリニック

膿瘍切開について（適応疾患）

毛包の細菌感染症である癤，複数の毛包の細菌感染症である癰，嚢腫様痤瘡，粉瘤の炎症または細菌感染による炎症性粉瘤（図1a）は，皮膚切開によって排膿することで，炎症が治まり，改善することが多い（図2）．

切開に必要な器具

防護用メガネ，マスク，キャップ，ガウンまたはエプロン，11番，あるいは15番のメス，5 mmまたは6 mmトレパン，モスキート鉗子．

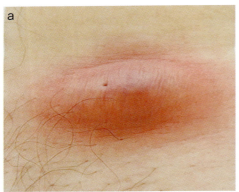
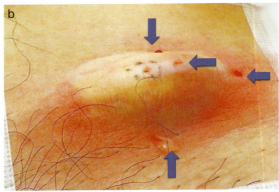
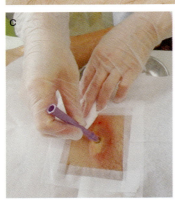
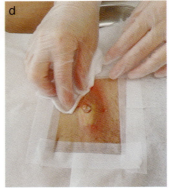
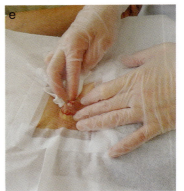

図1　細菌感染による炎症性粉瘤（51歳男性）
a. 腰背部に炎症性粉瘤を認める．
b. 粉瘤の臍部周囲および炎症性粉瘤の周囲に局所麻酔を行う．
c. 5 mmトレパンで開孔する．
d. 周囲を圧迫して，内容物を排出させる．
e. 周囲を圧迫して排膿する．

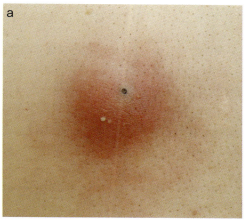 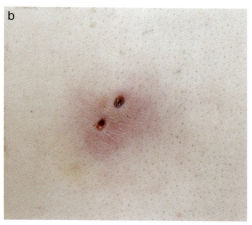

図2 背部の粉瘤(52歳男性)
a. 初診時
b. 切開3日後の臨床像：2ヵ所5 mm トレパンで開孔した．

膿瘍切開の方法

　膿瘍の中心部，炎症性粉瘤では臍部を切開する．11番，あるいは15番のメス，または，5 mm トレパン(デルマパンチ®ほか)で切開する．囊腫様痤瘡の場合は18ゲージの針の穿刺で排膿できることもある．

　炎症性粉瘤では，できる限り囊腫内容を圧出後，囊腫壁を排出させることを心がける．囊腫内容と囊腫壁を排出できると，再発も少なくなる．

膿瘍切開術の実際

1. 準　備

　排膿時に膿汁が飛散することがあるため，防護用メガネ，マスク，キャップ，エプロンまたはガウンを着用する．

2. 実際の手順

①膿瘍の外側に局所麻酔薬を注入する．

②中央，または切開部に局所麻酔薬を注入する(図1b)

③直径5 mm，または6 mm トレパンで開孔する(図1c)．膿瘍が5 cmを超える場合は15番または11番メスで1 cm以上切開する．

④膿瘍を圧迫する．排膿が少ない場合は，モスキート鉗子を挿入し，排膿する．炎症性粉瘤では，綿球を挟んだモスキート鉗子で，綿球をつかみ，内腔をかき出すようにして囊腫内容をできる限り取り除く(図1e)．

⑤十分排膿されたら，縫合せずにガーゼ保護とする．膿瘍の大きさ，排膿具合により，抗菌薬軟膏やユーパスタ®を外用したり，コメガーゼを軽く挿入して排膿を促す．

⑥抗菌薬を内服させる．

⑦できる限り手術翌日に再度，モスキート鉗子で内部を探り，排膿を促す．

I章　基本手技

術後の投薬

　ドレナージが適切に行われれば，抗菌薬は不要なこともあるが，重症化と遷延化の防止，および治療期間の短縮のため，手術創瘢痕の軽減のために抗菌薬の全身投与が勧められる[1]．

　ペニシリン系抗菌薬は溶連菌，嫌気性菌群をカバーするが，メチシリン耐性ブドウ球菌（MRSA）には効果がないので，MRSAが疑われる場合は，ホスホマイシン，ミノサイクリンなどを投与する．臀部，陰部などで，排膿時に悪臭があり，起因菌として嫌気性菌や大腸菌が疑われる場合は，レボフロキサシン（クラビット®）などのニューキノロン系抗菌薬を投与する．

> **MEMO　PVL（Panton-Valentine leukocidin）**
> 　PVL は黄色ブドウ球菌が産生する毒素で，白血球を破壊し組織壊死を引き起こす．癤や皮下膿瘍の起因菌が PVL 産生株の場合，ドレナージなどの外科的治療を必要とすることが多く，PVL 陽性株は MRSA であることが多いと報告されている[2]．

膿瘍切開にあたっての注意点

　切開時に内容物，膿汁，血液が飛散することがあるので，メガネ，マスクは必要である．

基礎疾患・鑑別疾患

　糖尿病があると抗菌薬の効果が出にくい傾向がある．

　切開と抗菌薬で改善しない場合は，非結核性抗酸菌，真菌性膿瘍，毛巣洞（図3），異物の存在を疑い，膿汁および組織培養や画像検査が必要である．

　毛巣洞では，紅斑が認められないことも多く，注意が必要である．

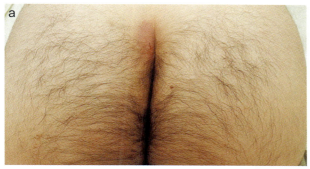
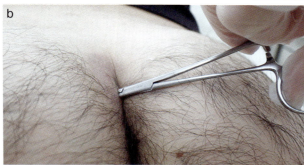

図3 仙骨部左側の紅斑（27歳男性）
毛巣洞は毛深い人に生じやすい．仙骨部に紅斑を認める（a）．仙骨部，切開創からモスキート鉗子で膿瘍腔に挿入できる深いポケットを認める（b）．膿汁ととも毛髪が排出された．

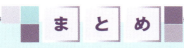

まとめ

1. 癤，炎症性粉瘤，嚢腫様痤瘡などの皮下膿瘍では皮膚切開術を行う．
2. 局所麻酔後，小さいものは18Gの針で，大きいものは5mmトレパンあるいはメスで切開する．
3. 膿汁，内容物をしっかりと排出させる．
4. 術後短期間抗菌薬の内服を行う．

■文　献
1) MRSA感染症の治療ガイドライン作成委員会（編）：MRSA感染症の治療ガイドライン−改訂版− 2017．d．皮膚・軟部組織感染症　（1）皮膚科領域．p.49-57，2017
2) 廣瀧慎太郎，堀越裕歩：Panton-Valentine leukocidin産生黄色ブドウ球菌による小児の感染症．小児感染免疫 **27**：305-309，2015

■ I 章　基本手技

初心者がまず身につけるべき基本皮弁デザインの理論とコツを教えて下さい

飯 田 直 成
湘南藤沢徳洲会病院形成外科

皮弁とは [1]

　皮弁とは，皮膚および皮下組織をその一部において連続性を保ったまま挙上したものと定義される．皮弁には，欠損部に隣接した組織を移植する局所皮弁と欠損部から離れた組織を移植する遠隔皮弁があり，前者は小欠損に，後者は比較的大きな欠損に用いられる．また血行の面からは，栄養血管を含まない乱軸型皮弁と，含む主軸型皮弁に分けられる．

局所皮弁の適応

　皮膚欠損の閉鎖の第1選択は，単純縫縮である．単純縫縮では，ランドマークとなる眉毛・眼瞼・鼻・口唇・耳介などの偏位・変形が生じると判断された場合に，皮弁を選択する [2]．また四肢や体幹の皮膚腫瘍摘出において，単純縫縮では創縁に過度の緊張がかかる場合や，長い直線状の手術痕が残る場合，縫合線が皮膚緊張線 relaxed skin tension line（RSTL）に一致しない場合にも，皮弁を選択する．

　局所皮弁は，欠損部に隣接した組織を修復に利用するため，色調と質感の適合に優れている．しかし皮弁の選択やデザイン，挙上法を誤ると，血行障害によって皮弁の壊死を生じる可能性があることを常に留意する．また皮弁挙上部位の深部解剖を理解し，主要動脈や神経損傷を避ける．

局所皮弁の実際

　初心者がまず身につけるべき基本皮弁は，乱軸型の局所皮弁である回転皮弁，横転皮弁，皮下茎皮弁である．血行が良好な顔面・頭部での使用が安全だが，術後の縫合線が顔面の自然皺襞や輪郭に一致すること，頭部では皮弁移動による毛流の乱れが生じないことに注意して，術前のデザインを精密に行う．

1. 回転皮弁 rotation flap（図1）

　欠損に隣接する皮膚を半円形の皮弁として挙上し，回転させる．回転皮弁の良い適応部位は，頭頂・眼瞼周囲・頬部・耳介後面・手背・指背である．

　皮弁を剥離・挙上する層は，頭部では帽状腱膜下，顔面では脂肪中間層，耳介では軟骨膜上，手背・指背では腱膜上である．皮膚欠損を三角形に見立て，十分な長さの回転軸をもつ皮弁を円弧状にデザインする．切開線を自然皺襞や輪郭線に沿わせると，術後の瘢痕は目立たず，拘縮も生じにくい．

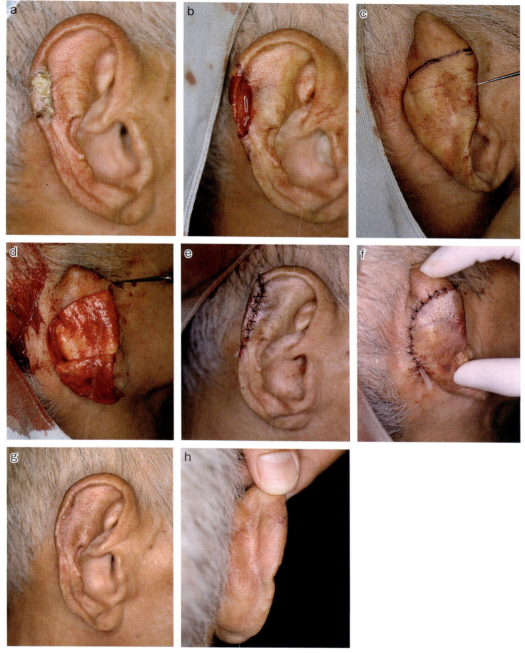

図1 右耳介基底細胞癌（82歳男性）
a. 術前の状態
b. 腫瘍摘出直後の状態：一次縫縮では耳介変形を生じるため，皮弁を選択．
c. 回転皮弁をデザイン：十分な長さの回転軸をもつ皮弁を円弧状に作成．
d. 皮弁を軟骨膜上で挙上：スキンフックで皮弁を引き上げながら，剪刀を用いて鋭的に剥離．
e. 術直後の状態　耳介前面：欠損は皮弁で緊張なく被覆された．
f. 術直後の状態　耳介後面：皮下にドレーンを挿入し，最小限の皮下縫合と皮膚縫合を行った．
g. 術後1年の状態　耳介前面：耳介の変形は認めない．
h. 術後1年の状態　耳介後面：瘢痕は輪郭に沿い目立たない．

I章　基本手技

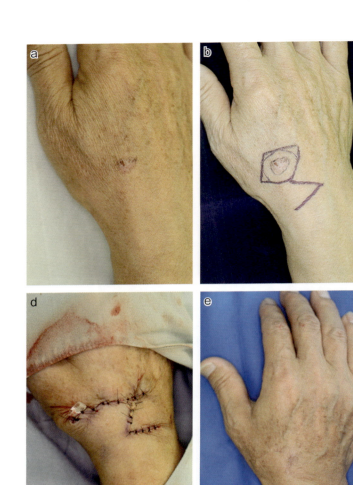

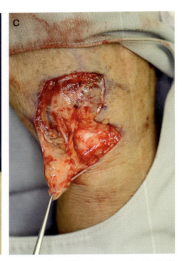

図2　右手背ボーエン病（68歳男性）
a. 術前の状態
b. Dufourmentel flapをデザイン：一次縫縮では創縁にかかる緊張が強く，長い直線状の手術痕となるため，皮弁を選択．
c. 皮弁を浅筋膜上で挙上：スキンフックで皮膚を引き上げながら，知覚神経を損傷しないように鈍的に剥離．
d. 術直後の状態：皮下にドレーンを挿入し，最小限の皮下縫合と皮膚縫合を行った．
e. 術後1年の状態：ドナー閉鎖の瘢痕はRSTLに一致し目立たない．

2. 横転皮弁 transposition flap（図2）

　欠損を側方から横転させた皮弁で閉鎖する方法で，Limberg flap，Dufourmentel flapなどの菱形皮弁が代表的で使用頻度が高い．菱形皮弁の良い適応部位は，頭部・鼻部・体幹・四肢である．

　皮膚欠損の幅と同じ大きさの皮弁を，欠損の隣接部位にデザインする．皮弁を剥離・挙上する層は，顔面では脂肪中間層，前頭では帽状腱膜下，側頭では側頭筋膜上，体幹・四肢では筋膜上である．

　皮弁採取部の位置決定が重要であり，ドナーを閉鎖した際の縫合線がRSTLに一致するようにデザインする．皮弁移動後に，皮弁基部の歪みが生じるため，鼻尖・鼻背ではトリミングを必要とすることがある．

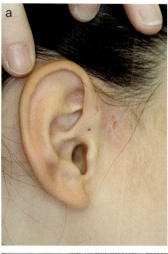 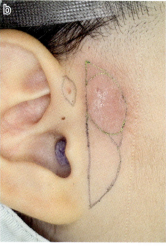 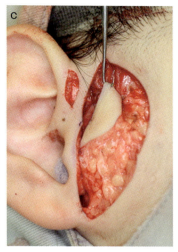
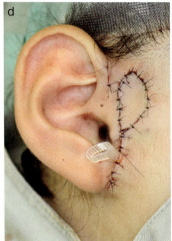 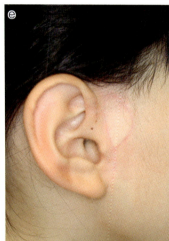

図3 右先天性耳前瘻孔（5歳女児）

a. 術前の状態
b. oblique sigmoid 皮下茎皮弁をデザイン：一次縫縮では創縁にかかる緊張が強く，耳介の偏位・変形が生じるため，皮弁を選択.
c. 皮弁を脂肪下層で挙上：浅側頭動脈の損傷に注意して，鈍的に剝離.
d. 術直後の状態：皮弁は緊張なく欠損に移動し，最小限の皮下縫合と皮膚縫合を行った.
e. 術後6ヵ月の状態：ドナー閉鎖の瘢痕は，自然皺襞に一致し目立たない.

3. 皮下茎皮弁 subcutaneous flap（図3）

　皮弁を島状に全周性に切離し，欠損へ移動させるのに必要な分だけ皮下組織を剝離する．V-Y 前進皮弁，oblique sigmoid 皮下茎皮弁[3]が代表的であり，皮弁の移動方向とドナー閉鎖の縫合線を自然皺襞か RSTL に一致させる．

　皮下茎皮弁の良い適応部位は，額部・眼瞼周囲・頬部・耳前部・口唇周囲・頸部・足底・指尖である[3,4]．

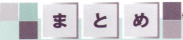

1. 顔面の皮膚欠損で，単純縫縮ではランドマークとなる組織の偏位・変形が生じると判断された場合に，局所皮弁を選択する．
2. 四肢・体幹の皮膚腫瘍摘出で，単純縫縮では，①創縁に過度の緊張がかかる，②長い直線状の手術痕が残る，③縫合線がRSTLに一致しない場合に，局所皮弁を選択する．
3. 基本皮弁は，乱軸型の局所皮弁である回転皮弁，横転皮弁，皮下茎皮弁である．
4. 皮弁の選択やデザイン，挙上法を誤ると，血行障害によって皮弁の壊死を生じる可能性がある．
5. 皮弁挙上部位の深部解剖を理解し，主要動脈や神経損傷を避ける．

■文　献
1) 大浦紀彦ほか：皮弁移植術　小皮膚欠損に対する皮弁作成のコツ．形成外科 47：S214-219, 2004
2) 飯田直成ほか：小児の頭頸部メラニン系あざ治療のストラテジー．手術療法 PEPARS 102：42-51, 2015
3) 飯田直成ほか：中程度の皮膚欠損に対する oblique sigmoid 皮下茎皮弁の応用．形成外科 48：1305-1312, 2005
4) 飯田直成ほか：足底の皮膚欠損における OSS 皮弁の有用性．形成外科 53：1135-1140, 2010

Z形成術・W形成術・U形成術の適応と実際は？

堂本隆志
防衛医科大学校病院形成外科

瘢痕の治療

　外傷，外科手術などの侵襲を受けた皮膚・皮下組織の創は肥厚性瘢痕やケロイドとなる場合がある．赤く隆起し幅のある瘢痕組織は，痒みや痛みを伴うだけでなく周囲皮膚と比べて硬く伸縮性を欠くために形態の変形や拘縮による関節の可動域障害をきたすこともある．顔面，四肢などの露出部にできた瘢痕による醜状変形は，たとえ機能的障害がなくとも患者には大きな精神的苦痛となり，十分に治療の適応となりうる．

　治療は①自覚症状，②機能的障害，③整容面の3点の改善が主な目的となる．内服，テープ貼付，局所への注射などの保存的療法と，直接的に瘢痕を切除する外科的療法のいずれかまたは両方を状況に応じて用いる．

　瘢痕の代表的外科治療として用いられるZ形成術とW形成術を，特にデザインのポイントや手技的な工夫について初心者にわかりやすいよう詳しく解説を試みた．加えて筆者の考案したU形成術についても紹介する（図1）．

　縫合の実際については「Ⅰ章．きれいな創治癒のための皮膚切開と縫合のコツは？」（2頁），術後ケアについては「Ⅰ章．適切な術前・術後処置について教えて下さい」（8頁）の項目を参照のこと．

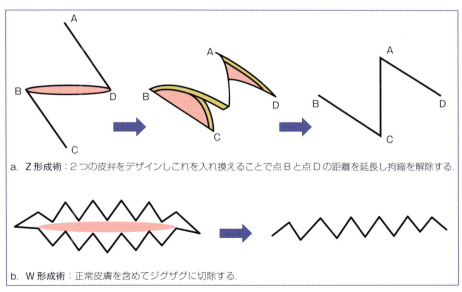

a．Z形成術：2つの皮弁をデザインしこれを入れ換えることで点Bと点Dの距離を延長し拘縮を解除する．

b．W形成術：正常皮膚を含めてジグザグに切除する．

図1　瘢痕形成の代表的術式

Z形成術（図1a）

　長軸方向の拘縮が強い線状，帯状瘢痕の機能的改善を主な目的として用いられる術式で，形成外科における基本術式の1つである．瘢痕の両側に三角形の皮弁を起こし，それを入れ換えることで以下に示す効果が得られる．

1．長軸方向の延長効果（図2）

　三角皮弁の先端角は大きいほど延長効果が高くなる一方，皮弁の入れ換えはより困難となるため，先端角は60度とすることが多い．このとき皮弁は正三角形を呈し長軸方向の2点間距離は理論上，約1.73倍に延長される．

2．線状瘢痕の分割と方向転換

　皮膚にできる自然なしわの方向を皮膚緊張線 relaxed skin tension line（RSTL）と呼ぶ．RSTLに直交する瘢痕は肥厚しやすく，その結果として拘縮を起こし機能障害や醜状変形をもたらす．Z形成術で長い線状瘢痕をRSTLに沿った成分を含む短い線分の集合体へと変換することで，整容面の改善とともに瘢痕の伸縮性が大きくなるため再肥厚化や再拘縮が起きにくくなる．

3．立体的方向転換（図3）

　それまで山だった部分がZ形成術後には谷に換わる．熱傷による指間や腋窩の瘢痕などで浅くなったみずかきを形成する場合などに効果的である．

4．デザインのポイント（図4）

　Z形成術では長軸方向の延長効果が得られる一方で短軸方向には創は引き寄せられる．

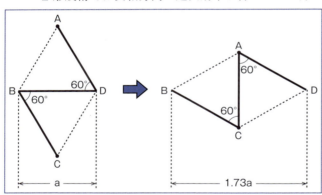

図2　長軸方向の延長効果
B点とD点の距離が約1.73倍に延長している．

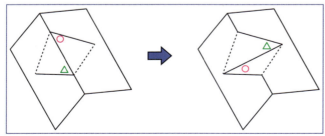

図3　立体的方向転換
皮弁の山と谷が入れ換わる．

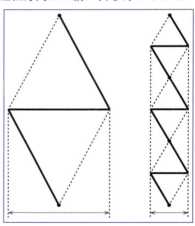

図4　連続Z形成術
縦方向の延長効果は同じだが，いくつかの皮弁に分割すると横方向に引き寄せる皮膚幅が小さくて済む．

当然大きな皮弁ほど大きく引き寄せる必要がある．短軸方向の引き寄せに余裕が乏しい状況では，複数の小さな皮弁に分割することで，引き寄せに必要な幅は小さく抑えつつ，大きな延長効果が得られる（連続Z形成術）．ただし皮弁を小さくしすぎると，瘢痕の分割効果が薄れるため整容面での改善効果がなくなるだけでなく，再肥厚化や拘縮の再発をきたすことにもなるため注意を要する（図4）．

連続Z形成術を用いた症例を図5に示す．

W形成術（図1b）

1. W形成術の適応と特徴

主に顔面，四肢など露出部で，瘢痕がもたらす醜状変形を改善する目的に本術式は用いられる．瘢痕の周囲の正常皮膚をジグザグに追加切除し縫合することで，長さのある線状，帯状の瘢痕を，W字状の短い線分の集まりに変換する．長い直線状の瘢痕よりも短い線分の集合体のほうが目立たず，なおかつ瘢痕自体の伸縮性から肥厚の再発が予防できる．なお本法にはZ形成術のような創の延長効果や立体的変化はほとんどない．

皮弁の一辺の長さは短すぎると創の全貌が線状瘢痕と大差なくなるため整容面での改善が期待できないばかりか，再肥厚化や再拘縮のリスクが残る．長すぎると正常皮膚の切除量が増え創部の緊張が強くなり，これもまた同様のリスクが増すこととなる．

2. デザインおよび手技のポイント

W形成術は整容面の改善を主な目的とした手術である．術前よりきれいに，目立たない瘢痕を作るために術者の持てる知識，技量を最大限に発揮して手術に当たらなければな

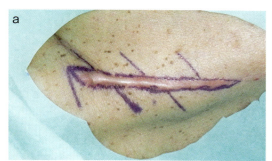
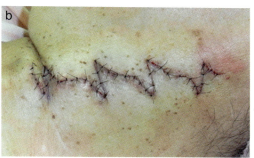
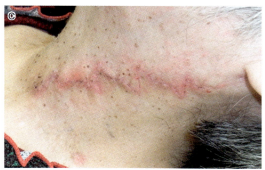

図5　左頸部術後瘢痕拘縮（65歳女性）
a. デザイン：頸部のしわに合わせた3ヵ所の連続Z形成術とした．
b. 術直後
c. 術後11日：術前に認めた瘢痕による拘縮は解消した．

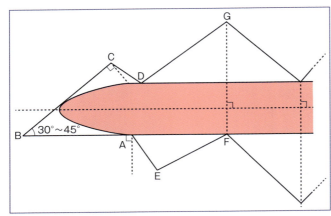

図6　端からデザインしていく
A：瘢痕先端からやや内側の点
B：Aから瘢痕先端に向かい接線方向に延長した点
C：∠Bが30〜45°で，線分CBが線分ABよりやや長くなる点
D：∠Cがやや鈍角で瘢痕と接する点
E：∠Aが∠Cよりさらに鈍角で，線分AEが線分CDよりやや長くなる点
F：∠Eがほぼ直角で瘢痕と接する点
G：Dから∠Dがほぼ直角となるよう伸ばした線が，Fを通り瘢痕長軸に直交する線と交わる点．以降は皮弁の頂点を結ぶ線が瘢痕長軸に直交するようにデザインを続ける

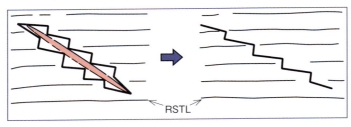

図7　RSTLに近い瘢痕では，RSTLに沿う方の一辺を少し長めにデザインするとより目立ちにくくなる

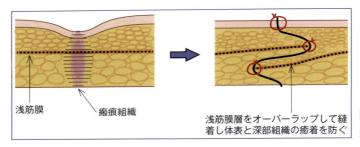

図8　垂直方向にもW形成を

らない．全貌を1本の長い線から短い線分の集合体へと変換してぼかし効果を狙うとはいえ，そもそもの創の長さは短いことに越したことはない．ジグザグの辻褄合わせのために全長が伸びてしまうのは本末転倒である（図6）．

　顔面の場合，皮弁の一辺は5〜8mm程度までがよい．隣接する皮弁のサイズは，①なるべく揃えるほうがよい，という考えや②敢えて少しずつ変えてバラバラにするほうがより目立たない，など諸説あるが主観的判断の余地を出ないため今後の検証が待たれる（図7）．

　瘢痕組織は皮下にまで存在するため，これを丁寧に除去するのがよいが，少なくとも連続性を断つことで術後の再拘縮を防ぐ．特に筋膜，骨膜に至るまでの深い瘢痕により皮膚の可動性が制限されている場合にはW形成術で皮膚表面を形成するだけでなく，皮下組織を互い違いに重ねて垂直方向のW形成術も心がけることで術後皮膚の可動性は改善する（図8）．

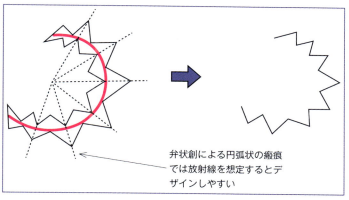

図9　円弧状瘢痕の修正

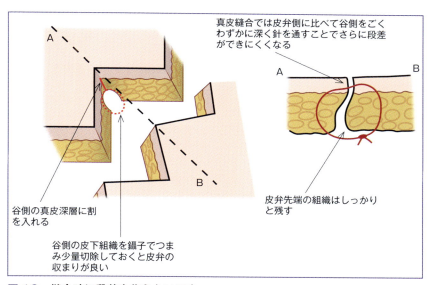

図10　縫合時に段差を作らない工夫

　本術式は線状瘢痕だけでなく，弁状創の治癒後などにみられる円弧状でドーム状の段差のある瘢痕を修正する際にも有効である(図9，10)．
　W形成術を用いた症例を図11，12に示す．

I章 基本手技

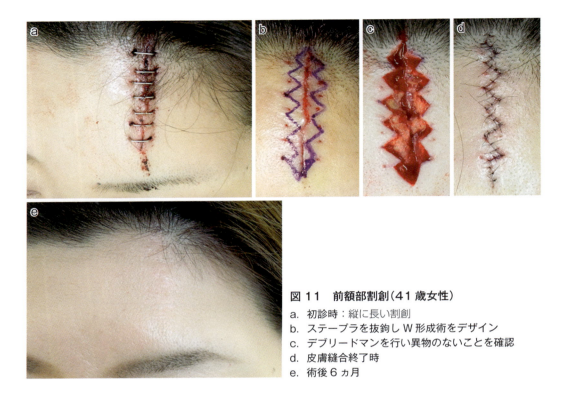

図11 前額部割創（41歳女性）
a. 初診時：縦に長い割創
b. ステープラを抜鉤しW形成術をデザイン
c. デブリードマンを行い異物のないことを確認
d. 皮膚縫合終了時
e. 術後6ヵ月

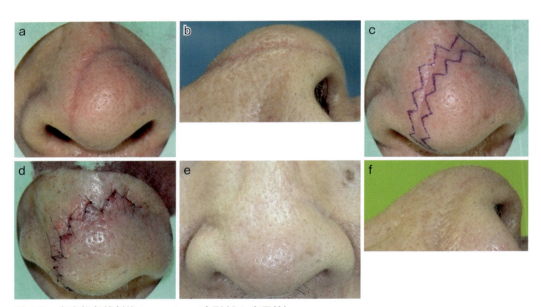

図12 鼻尖部弁状創後 trap door 変形（81歳男性）
a, b. 術前：trap door 変形を認める.
c. W形成術によるデザイン
d. 術直後
e, f. 術後4ヵ月：変形はなくなった.

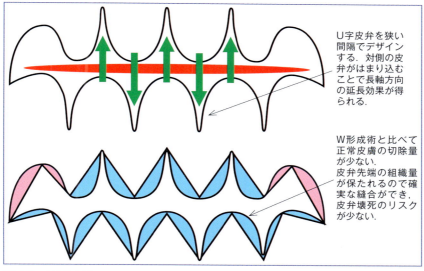

図 13　U 形成術

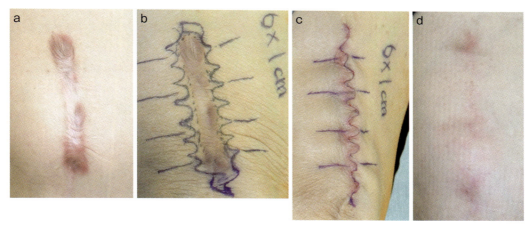

図 14　右膝人工関節置換術後瘢痕（68 歳女性）
a. 初診時：膝の術後 4 年が経過している．瘢痕は隆起し，ピリピリとした痛み症状を認める．
b. U 形成術のデザイン
c. 真皮縫合完了時：長軸方向には約 10％の延長効果を認めた．
d. 術後 1 年：両端の色素沈着はまだ残存しているが瘢痕は目立たず疼痛症状は消失した．

U 形成術

　W 形成術のマイナス面である，①長軸方向の延長効果がない，②皮弁先端の血流不全による皮弁壊死のリスクがある，という 2 点を補う術式として筆者の考案した術式が U 形成術である（図13）．

　三角皮弁ではなく丸みのある U 字皮弁を構成単位とし，なおかつ隣接する皮弁同士の間隔を狭くデザインする．ここに対側の皮弁がはまり込むことで長軸方向の延長効果が得

られる．長軸方向に拘縮のある線状瘢痕，楕円形の瘢痕が本法の良い適応となる．U字皮弁にすることで皮弁先端の組織量が確保され血流も保たれるため皮弁先端が壊死するリスクを解消できる．瘢痕周囲の正常皮膚を切除する量もより少なくて済む．

　Z形成術，W形成術で当初デザインをしたものの，いざ瘢痕を切除すると皮膚テンションの変化により創部に変形を生じ，結果としてデザイン時に意図したできあがりと異なる皮膚のゆがみやたわみができてしまうことがある．U字皮弁の輪郭は円弧状で，三角皮弁と異なり頂点がないため縫合時の自由度が高いメリットもある．

　U形成術を用いた症例を図14に示す．

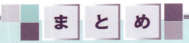

1. 瘢痕の治療は機能面と整容面の改善により，精神面も含めた患者の主観的症状を改善するのが目的である．
2. Z形成術は拘縮の強い瘢痕に対して機能的改善効果が大きい．
3. W形成術は整容面での改善効果が大きい．
4. U形成術はW形成術の特徴に拘縮の改善効果が加わった術式である．
5. いずれの術式を選択するにせよデザイン，皮膚の切開，縫合といった超基本的技術の鍛錬が大前提にあることを忘れてはならない．

■文　献
1) 市田正成：スキル外来手術アトラス　改題第3版．p.68-84，文光堂，2006

■ I章　基本手技

植皮①
植皮の種類と適応について教えて下さい

田村 敦志
伊勢崎市民病院皮膚科

植皮の種類と特徴

　植皮とは皮膚移植のことであり，広い意味では自分の皮膚を使用する自家皮膚移植，他人の皮膚を用いる同種皮膚移植，豚皮などを利用した異種皮膚移植，真皮の主成分であるコラーゲンを使った人工真皮移植，自家培養表皮移植なども含まれる．しかし，一般には遊離自家皮膚移植を指すことが多く，以降はこれについて説明する．

　植皮は移植する皮膚の厚さや形状などによって分類される．厚さによる分類は一般に，表皮と真皮のほぼ全層を含んだ全層植皮と，表皮と真皮の一部までの深さからなる分層植皮に大きく2大別される（表1）．

　全層植皮の特殊型としてわが国で開発された含皮下血管網遊離全層植皮術がある．これは真皮直下の血管網を含み真皮に損傷を与えないため，術後の収縮や硬化が起こりにくい．分層植皮は厚さによってさらに，①薄め分層植皮（表皮と真皮乳頭層を含む），②中間分層植皮（表皮と真皮の1/2程度の厚さ），③厚め分層植皮（真皮の3/4程度の厚さ）に分けられる．全層植皮はメスで皮膚を切り取ることにより採取するが，分層植皮はダーマトームなどの道具を使用して皮膚を削ぐように採取する．一般に植皮片の厚みが増すほど術後の外観と機能に優れるが，厚いほど生着率が低下する．植皮片の形状からは，シート植皮，網状（mesh）植皮，パッチ（stamp）植皮，チップ（chip）植皮などに分けられる（図1）．

表1　全層植皮，分層植皮の特徴

	全層植皮	分層植皮
採皮方法	メスで採取後，剪刀で裏側の脂肪織を除去	ダーマトーム，カミソリなどを用いて削ぎとるのみ
採皮部の閉鎖方法	縫縮，または植皮を要する	創傷被覆材等貼付して上皮化まで待つ
よく選ばれる採皮部位	鼠径，腹部，鎖骨部，耳前部，耳後部，腰部	大腿，躯幹の特に伸側
植皮片の収縮	一次収縮が強く，二次収縮が少ない	薄いほど一次収縮が弱く，二次収縮が大きい
植皮片の色素沈着	起こりにくい	起こりやすい
よい適用部位	顔面，頸部，関節部，狭い範囲に適する	顔面，頸部，関節部以外が望ましい．広範囲に適する
生着しやすさ	やや生着しにくい	薄いほど生着しやすい
診療報酬	高い	安い

I章　基本手技

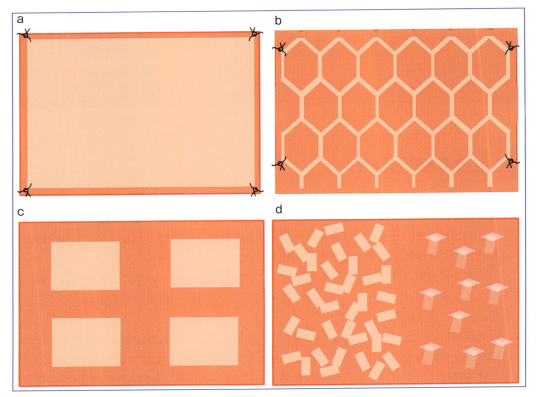

図1　植皮片の形状による植皮の分類
a. シート植皮
b. 網状植皮
c. パッチ植皮
d. チップ植皮：左半分は細片をまき散らしたもの．右半分は小片を埋め込んだもの（buried chip skin grafting）．

適　応

　熱傷，外傷，手術などで容易に閉鎖できない面積の皮膚欠損を生じた場合に適応となる．創閉鎖には植皮以外にも皮弁術，ティッシュー・エキスパンダー法，二次治癒を図るなどの方法がある．植皮は皮弁に比べるとドナー部位の犠牲が少ないが，悪性腫瘍切除などによる陥凹を埋めることはできない．また，局所皮弁と違い周囲の皮膚と色調や質感が異なり，術後の収縮も起こる．したがって，顔面などではやや使用しにくく，皮弁が選択される場合が少なくない．皮弁が難しい広範囲の皮膚欠損や整容面を考慮する必要がない部位は植皮の良い適応である．顔面，頸部，関節部などの再建に植皮を使用する場合には整容性，機能性に優れた全層植皮が望ましい．
　褥瘡や肛囲の熱傷など局所の安静や清潔が保てない難治性潰瘍にはベッドサイドで実施できる田植え植皮 buried chip skin grafting（BCSG）が適応となる．これは分層採皮した皮膚を小片に刻み，潰瘍部の肉芽内に数 mm の深さで鑷子を使って田植えのように埋め込む植皮法であり，術後の安静が不要で植皮後も創傷処置が継続可能である[1]．

注意点

薄め分層植皮は生着率が高いが，収縮や色素沈着が強く起こり，しばしばしわになる．したがって，単に創閉鎖のみを目的として実施されるべきものである．Thiersch 植皮は皮膚をカミソリや植皮刀で薄く削ぐ手法であるが[2]，薄い分層植皮片をベッドサイドなどで採取し，皮膚潰瘍などを閉鎖するのに適した方法である．手術室で行う場合にはダーマトームを用いることにより熟練者でなくても容易に希望の厚さと大きさの皮膚が得られるのでカミソリなどにこだわる必要はない．

顔面への植皮では整容上の観点から皮膚の色調，質感が似通った顔面に近い部位から採皮する．具体的には小さな欠損であれば耳前部や耳後部，もう少し大きな皮膚が必要な場合には鎖骨部周辺から採取する．

まとめ

1. 植皮は厚さによって全層植皮と分層植皮に分類される．
2. 植皮片の形状からはシート植皮，網状植皮，パッチ植皮，チップ植皮などに分けられる．
3. 植皮片の厚みが増すほど術後の外観と機能に優れるが，厚いほど生着率が低下する．
4. 整容的，機能的に重要な部位には全層植皮がよい適応で，単に創閉鎖が目的の場合には薄めの分層植皮が適用される．

■文 献
1) 福田 修：皮膚移植の問題点．血液と脈管．皮膚臨床 **4**：335-344, 1973
2) Sawada Y, Nihei Y：A further application of buried chip skin grafting. Acta Chir Plast **40**：68-72, 1998

■ I章 基本手技

植皮②
ダーマトームの使い方を教えて下さい

田村 敦志
伊勢崎市民病院皮膚科

ダーマトームの種類と特徴

　ダーマトーム（採皮刀，採皮器）は主に植皮に使用する皮膚を薄く採取するための機器である．カミソリ型でディスポーザブルのものから，手動式で大まかな厚さ調節ができるフリーハンドナイフ，かなり精密な厚さ調節が可能なドラム式，動力源を有する電動式・気動式ダーマトームがある（図1）．ドラム式はPadgett-Hood型とも呼ばれ，ドラムの部分に接着させた皮膚を浮き上がらせながら手で刃を動かして皮膚を採取するものである．これに対して採皮部位の皮膚を圧迫しながら電気モーターで刃を駆動させて採取するのが電動式，高圧ガス（通常，窒素）で刃を駆動させるのが気動式（エアー）ダーマトームである．
　また，採取した皮膚が網目状になるように切れ込みを入れる器械をメッシュダーマトームといい，網状植皮を行う際に必要となる．固定倍率で網目状に拡大する機種と，皮膚を載せるプラスチック製のプレートを変えることで網目の大きさを変更し，倍率を変えられる機種，刃の部分を交換することで倍率を変えられる機種などがある．

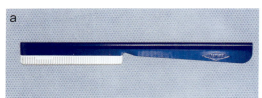
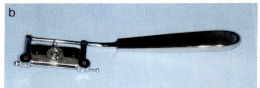
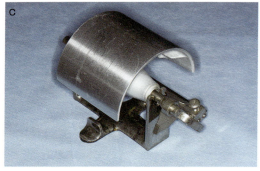
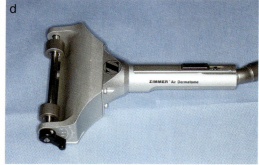

図1　ダーマトームの種類
a．カミソリ型ダーマトーム（ディスポーザブル）
b．フリーハンドナイフ：小型のタイプで，Silver型，ベビーフリーハンドナイフ，シルバーナイフなどと呼ばれる．両側のツマミで刃の上のローラーを上下することにより厚さを大まかに調節できる．
c．ドラム式ダーマトーム（パジェットダーマトーム）：刃台アームのサイドハンドル横にある扇形の厚さ調整目盛板で採皮の厚さを設定する．
d．気動式ダーマトーム：本体側面の厚さ調整目盛で採皮の厚さを設定する．

使い方

1. 共通する基本的注意事項

採皮後の皮膚の処理に使用するメッシュダーマトームは別として，植皮用皮膚の採取の仕方はカミソリから気動式ダーマトームまで機器に関わらず基本的なところは共通している．すなわち，使用する機器の刃は皮面と平行に近い角度で刃の底面で皮膚を上から押さえる気持ちで，向かっていく方向に対して垂直になるように反復運動させながら刃を進めていくというものである．ドラム式以外は最初の切り込み時にわずかに刃を立てるが，その後も立てながら進めると皮膚が厚くなりやすい．いずれの機器でも最も注意すべきは予定した幅を保つように採皮することである．特に10cm程度の幅広い皮膚を採取する際には刃の両端付近を常に視野に入れて，皮面から離れていないかチェックしながら刃を進めることが大切である．

2. カミソリ型ダーマトーム（図1a）

動力のある機械を使用できないベッドサイドで極薄分層植皮（いわゆるThiersch植皮）を実施する場合には，使い捨てカミソリやカミソリ型採皮刀が用いられる．機械式のダーマトームと異なり，厚さ調節装置がないため，思い通りに薄く採皮するには熟練を要する．植皮片が厚くならないようにするには局所麻酔薬を皮内注射して真皮に厚みをもたせ，生食や流動パラフィンなどで滑りをよくした皮膚を十分伸展させながら採皮する．フリーハンドナイフは厚さ調節つまみがついており，目分量ではあるが厚さ調節ができるため，カミソリ型採皮刀に比べ安全に採皮できる．使い方は基本的にはカミソリ型の採皮刀と同様である．

3. ドラム式ダーマトーム（Padgett-Hood型）（図1c）

スタンドにドラム本体を固定し，刃台アームに刃が手前になるように薄刃，アダプター（スペーサー），刃押さえクリップを装着して両側のネジを締めて刃のセットを終える．次いで厚さ調整目盛板で両面テープの厚みを考慮のうえ，希望の厚さに設定し，ゲージやメス刃を替刃とドラムの隙間に差し込み厚さの確認をする．厚さ設定に問題なければエーテルなどでドラム面を清拭後，専用の両面テープをドラムに貼付する．採皮部も同様に清拭・脱脂し，乾燥させる．右利きの人はドラムのグリップ部を左手，刃台アームのサイドハンドルを右手に持ってドラムの辺縁を採皮する皮膚面に押しつけることで皮膚をドラムに接着させる．ドラムを少しずつ回転させることで持ち上がった皮膚を，右手で刃を反復運動させながら切っていく．ドラムを回転させながら刃を動かすことで切り進めるが，全面採皮する場合には途中で左手を逆手に持ちかえる．予定部位まで切り進んだらドラムを採皮部から持ち上げ皮膚を切り取る．採皮後はスタンドに載せ，ドラムから皮膚片を剝離する．採皮前や採皮終了後，不用意にサイドハンドルを放すと重力で刃が回転し，左手に深手を負うので十分注意する．最も普及しているレギュラーサイズで幅10cm×長さ20cmまでの採皮ができる．腹部などの直下に硬い組織のない部位からでも採皮可能であるが，気動式と同様，大腿，背部など下床に骨があって圧迫しやすい部位のほうが採皮しやすい．広範囲の植皮で繰り返し採皮が必要な場合には，粘着剤の貼り替えなど手間がかかる．

I章　基本手技

4. 電動式ダーマトーム，気動式ダーマトーム（図1d）

いずれも採皮方向と直交する方向に刃が高速で反復運動することによって分層採皮を行う．以前は電動式のものは電気モーターやバッテリーなどを本体内に備えたものが少なくなかった．このため，重くてハンドルも太くやや扱いにくかった．現在では動力源を本体と切り離した軽くてハンドルの細い製品が入手できる．気動式は動力源を含まないのでさらに軽く，ハンドルも細く持ちやすい．ただし，医療用ガスのアウトレットが必要である．使い方はどちらも同じで，いずれも採皮部を圧迫しながら本体を前方にすべらせて採取する．ドラム式と同様10 cm幅の皮膚を採取でき長さに制限はない．途中でしわや摩擦力により引っかからないように皮膚に緊張を持たせるとともに採皮部を生理食塩水で湿らせるなどしておく．特に採皮の進行方向とは逆方向，すなわち手前に皮膚を引張りながら採皮することが大切である．幅広い採皮にあたって，十分な幅の皮膚をダーマトームで圧迫できない場合には，助手に両横の皮膚をダーマトームに向けて持ち上げさせるとよい．操作が簡単で繰り返し何回も採皮できる利点があるが，採皮可能な部位はドラム式に比べ限定される．

ま　と　め

1. ダーマトームにはカミソリ型，フリーハンドナイフ，ドラム式（Padgett-Hood型），電動式，気動式などがある．

2. 設備のないベッドサイドで行う簡易な植皮にはカミソリ型や小型のフリーハンドナイフ（シルバーナイフ）が適する．

3. 手術室で，ある程度広い範囲を植皮する際には，厚さの微調整が可能なドラム式，電動式，気動式などを用いる．

4. 分層採皮の操作には圧迫が必要なため，仰臥位では大腿，腹臥位では背部が適しているが，ドラム式では腹部など下床に骨がないところからも可能である．

■ I章 基本手技

植皮③　タイオーバーの仕方や生着率を上げる工夫を教えて下さい

田村敦志
伊勢崎市民病院皮膚科

タイオーバーの仕方

　植皮が生着するためには植皮片が移植床に密着している必要がある．移植片の下に血腫や空隙など密着を妨げるものが生じず，植皮片にずれが起こらなければ特に圧迫しなくても生着する．しかし，より確実に生着させるため，包帯などで十分な圧迫ができる部位以外ではタイオーバー固定をする場合が多い．

　一般にタイオーバー固定では植皮片の上に湿らせたガーゼや綿花を十分量重ね，植皮片の辺縁を固定した縫合糸同士をその上から縛ることで植皮片を圧迫する．結び目に緩みが生じないようにタイオーバーに使用する糸として絹糸を好む術者もおり，ナイロン糸の場合には編み糸（サージロン™）を使う．植皮では生着後に二次収縮を生じるため，採皮時に一次収縮した植皮片をもとの大きさに広げて固定し，その状態を維持する必要がある．タイオーバー時には十分量のガーゼなどを使用してうまく縫合しないと糸の掛かった植皮片が切れたり，植皮が収縮した状態で生着したりするおそれがある．したがって，縫合糸の牽引力が植皮片の広がる方向に働くようにガーゼなどを糸の立ち上がる部位から外側に向けて圧しながらタイオーバーの縫合を行うとよい（図1, 2）．タイオーバー固定は通常，術後7日前後で解除する．

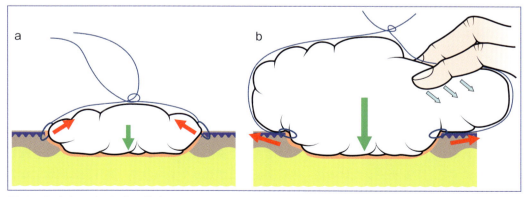

図1　タイオーバー固定の仕方
a. **植皮部を収縮させるタイオーバー固定**：ガーゼや綿花が少なく，縫合糸の牽引力（→）が立ち上がり部分から植皮片の内側に向けて働くと植皮部が収縮した状態で生着する．
b. **植皮片を広げるタイオーバー固定**：十分量のガーゼや綿花を植皮片辺縁より外側にまで配置し，縫合糸の立ち上がり部分の牽引力が外側に向けて働くようにすると植皮片は広がった状態で生着する．

I章　基本手技

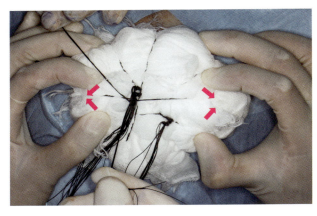

図2　実際のタイオーバーの手技
タイオーバー用の縫合糸が植皮部の外側に向けて立ち上がるように、縫合時に助手はガーゼを縫合糸の下に詰め込むように外側に向けて集めている．

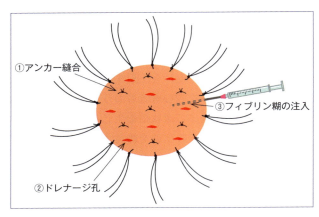

図3　生着率を上げる工夫
①アンカー縫合，②ドレナージ孔の作成，③フィブリン糊による接着．これらを単独または併用で用いる．

生着率を上げる工夫

タイオーバー固定をしても植皮片のずれや血腫などを生じることはある．生着率を上げるためには以下のような工夫でずれや血腫を予防し，密着状態を保持しやすくすることができる（図3）．

1．アンカー縫合

植皮片を縫合糸やスキンステープラーなどを用いて下床の組織に縫合固定して血腫などで下床から浮き上がらないようにする．下床に血管，神経が存在する場合にはその部分に縫合糸が掛からないように注意する必要がある．

2．ドレナージ孔の作成

メスや剪刀などで植皮片に小孔を開けて血液や滲出液が植皮片の外にドレナージされるようにする．ドレナージ孔は術後，線状瘢痕として残りやすいので，整容的に問題になる部位では控えるほうがよい．

3．フィブリン糊による接着

フィブリン糊製剤は組織の接着・閉鎖に効能・効果を有する．現在，ベリプラストPとボルヒールが薬価収載されているが，後者は2017年10月現在では出荷停止されており，再開時期は明らかにされていない．フィブリノゲンを主成分とする粉末を専用の溶解液で溶解し，これとトロンビンの溶解液を重層ないし，混合してフィブリンに変化させること

50

により組織を接着させる方法である．植皮の場合にはこの薬液を植皮片と移植床との間に注入して接着させるが，そのままの濃度で使用するとすぐにフィブリンになってしまうため，植皮片下のフィブリン塊がかえって生着の妨げになる．溶解したトロンビン液をさらに生食で100倍前後に希釈すると固まるまでに約1分要するので都合がよい．具体的には植皮片下を生食で洗浄し，血液を洗い流したのち，フィブリノゲン溶解液を注入し，植皮片の表面を指で撫でて隅々まで薬液を行き渡らせる．次いで，すぐに希釈したトロンビン溶解液を同様に注入する．直後からガーゼなどで植皮部を1～2分圧迫してから植皮が剝がれないように圧迫を解除するとすでに接着している．フィブリン糊製剤には加熱処理のほか各種ウイルス不活化処理がなされているが，血液製剤であるため，使用前に輸血に準じたインフォームドコンセントの取得を要する．

4. 創部の固定・術後の安静

術後は植皮片がずれたり，移植床から出血したりしないように創部を固定する．タイオーバー固定のほか，粘着性弾力包帯などによる包帯固定を行うが，手術部位が四肢の場合には，さらにギプスやシーネで固定し創部の安静を保つこともある．術後はベッド上安静が望ましいが，高齢者では安静により廃用症候群を生じる懸念もあり，手術部位や範囲に応じて個々に安静度を決定せざるをえない場合が多い．創部が下肢の場合には下垂しておくと生着しにくいので，原則ベッド上安静がよい．深部静脈血栓症予防のために自動運動を行わせる場合にはベッド上で下肢を挙げて実施させる．

1. タイオーバー固定では植皮片が固定により収縮しないようにガーゼや綿球の量や位置を調整する．
2. 生着率を上げるための工夫としてはアンカー縫合，ドレナージ孔の作成，フィブリン糊による接着などがある．
3. 植皮の生着には術後の創部の安静が重要であり，四肢ではギプス固定やシーネ固定などが行われる場合もある．

植皮④　植皮におけるトラブル回避の方法，トラブル対処法は？

田村敦志
伊勢崎市民病院皮膚科

血腫

　血腫は植皮の生着を妨げる最大の要因である．血腫によって植皮片全体が不生着となることはまれであるが，小さな血腫により植皮片の一部が壊死することはしばしばある．

　血腫を回避するための予防対策にはタイオーバー固定，圧迫包帯，アンカー縫合，薬剤による接着，ドレナージ孔の作成や陰圧吸引などがある．

　血腫形成は植皮片の浮き上がりや色調変化から容易に判断できる．術後1週前後で初めて植皮部の包交をした際，血腫形成が疑われれば，まずは18G程度の太めの注射針で穿刺し，血腫であることを確認する．通常，凝固してゼリー状を呈するため，注射器で完全に除去することは困難であり，メスや剪刀で植皮片に切開を加え圧出する（図1）．必要に応じて鋭匙や鋭匙鑷子などを切開孔から挿入して除去する．

　血腫除去後は手術時に準じてしっかりと数日間圧迫を継続する．このような処置で血腫上の接着していなかった皮膚は接着しうる．

植皮片の接着不良

　前述のように血腫は植皮片の接着不良の代表的な原因である．しかし，血腫がなくても下床との十分な接着が得られないことがあり，また，生着していたはずの植皮片が2回目の包交時に浮き上がっていることもある．血腫以外では唾液，リンパ液などの貯留で植皮片が浮き上がる場合があるが，まれである（図2）．いずれも漏出部位が判定でき，結紮や電気凝固で止めることができればよいが，通常，植皮片下であるため，部位の同定は困難

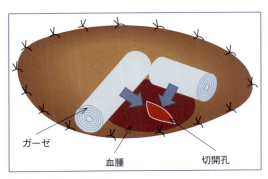

図1　血腫への対処
血腫上の植皮片に切開を加え，ロール状にしたガーゼを切開孔へ向けて転がしながら血腫を圧出する．

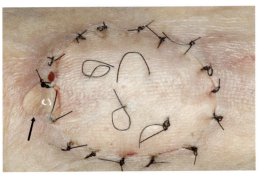

図2　植皮部のリンパ漏
全層植皮片に壊死はないが，植皮片は膨隆し，圧すると透明な液体が流出（→）．

である．根気よく丁寧な圧迫を繰り返すことで生着させる．

植皮片下に何も貯留していなくても接着不良により壊死していない植皮片が浮き上がることがある．特に筋膜を切除し，筋肉上に直接植皮したときや，植皮後1週程度で局所の安静が保たれなくなった際に起こりやすい．包交時，植皮片全体が浮いている場合には可能であれば数カ所局麻しアンカー縫合を行うことが望ましい．無理な場合には圧迫処置と創部の安静を保たせる．大切なことは筋肉上に直接植皮するなど下床が可動性のある組織であったり，線維芽細胞に乏しい組織であったりする場合には，手術時にあらかじめアンカー縫合などの浮き上がり防止策を実施しておくことである．

植皮片の壊死

植皮片の壊死が明らかになるのは薄い植皮ほど早く，全層植皮では1〜2週の間に判明することが多い．薄い植皮ほど早期に黒色に乾固するが，厚い植皮では適切な処置がなされていれば灰白色ないし灰黒色に色調が変化して血流がなくても干からびにくい．

真皮成分がきわめてわずかな極薄分層植皮（Thiersch植皮）が壊死した場合には復活は困難であるが，中間分層植皮や全層植皮では灰白色で血行が認められなくても諦める必要はない．これは一般的な創傷の場合，壊死した組織は早期に除去して下床からの肉芽組織の増生を計って早期治癒を目指す考えと一線を画す．植皮では壊死した組織は最も厚い全層植皮でも真皮層までの厚さであり，表皮は壊死によりすべて脱落するが，真皮層では細胞は死滅しても主たる構造物の膠原線維が簡単にはなくならないからである．すなわち人工真皮移植がなされているのと類似した条件になる．この壊死した真皮成分が乾燥してしまうと復活は困難であるため，壊死した植皮片内に血管が侵入するように血腫などを除去後，適度な湿潤環境を維持するドレッシングを行い，移植床と壊死した植皮片を密着させた状態で圧迫する．下床との密着と適度な湿潤環境を維持していればやがて真皮層に血管が侵入し，周囲から上皮化する．このようにして最終的に生着した皮膚の外観ははじめから順調に生着した皮膚と変わらず，壊死部位がどこであったかはわからなくなる．したがって，壊死した植皮片を切除して瘢痕治癒させた場合より機能的にも外観的にも優るので特に露出部などでは早まった植皮片の除去はしないほうがよい．

植皮片の脱落

前述のような努力をしても最終的に植皮片が脱落することはある．また，術前に創面の細菌検査を実施しなかったために，植皮部がMRSAなどの強毒菌に感染すると1週後の初回包交時，すでに植皮片が融解・脱落している場合もある．植皮片の脱落が部分的で小範囲の場合には外用療法などで皮膚欠損部の肉芽形成を促し，創部の収縮と周囲からの上皮化で治癒させる．植皮片がすべて脱落し，再植皮が必要な場合には，可能であればすぐには実施せず，移植床の肉芽形成を待って，その上に植皮したほうが生着率が向上し安全である．

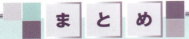

1. 植皮片下の血腫は植皮片に小切開を加え，圧出・除去する．
2. 植皮片の接着不良を生じたときにはアンカー縫合の追加や創部の圧迫・安静を再度実施する．
3. 植皮片の壊死を生じても乾燥して干からびていなければ適度な湿潤環境を保ち，血腫などを除去して移植床との密着状態を保つことで真皮成分をレスキューしうる．
4. 植皮片が脱落した場合には小範囲であれば瘢痕治癒させる．再植皮が必要な場合は肉芽形成を待ってから実施する．

■ I章　基本手技

植皮⑤
タイオーバーをしない植皮とは？

梅 本 尚 可
自治医科大学附属さいたま医療センター皮膚科

タイオーバー固定法について

　タイオーバー固定とは非固着性のトレックス®ガーゼやアダプティック™，メピテル®ワンなどを敷いた植皮片の上にガーゼや綿球をのせ，植皮片を縫合した糸を長く残し，それを束ねて縛り塊状のガーゼや綿球を固定する方法である．タイオーバー固定は植皮片を圧迫，固定し植皮片の下の血腫形成，植皮片のずれを防止するための手技である．タイオーバー固定はさほど難しい手技ではないが，やや時間がかかり面倒で，凹凸があったり複雑な形状の移植床では均一に圧迫するのが難しく，また可動部位では適切な固定や運動制限が必要で，術者の熟練度によって仕上がりに差がでる．またタイオーバーを除去するまでの5〜7日間，植皮片を観察できず，血腫形成時に早期対応ができない欠点がある．

タイオーバーをしない植皮

　従来から，タイオーバー固定法以外にスポンジ固定法，包帯固定法などが施行されていたが，近年，陰圧閉鎖療法や創傷被覆材を用いた固定が工夫されてきている．また，植皮の固定はテープで十分であり，テープ固定が難しい場合を除けばタイオーバー固定は省略できるとの報告もある[1]．

1. 陰圧閉鎖療法を用いた固定

　凹凸のある複雑な形状面，可動部位などタイオーバーでは均一にずれずに固定するのが難しい場合でも，局所陰圧閉鎖療法を用いると，創部の大きさに合わせてグラニュフォームを乗せて陰圧をかけるだけで植皮片全体に均一な圧を加えることができる．植皮片がしっかり密着するので関節部分でも安静度の制限が少なくてすむ．また陰圧閉鎖療法は滲出液の管理に優れている．吸引圧の設定は25〜125 mmHgと報告にばらつきがあり検討の余地がある．陰圧閉鎖療法の植皮への使用は保険外適応でタイオーバー固定よりコストがかかる．

2. 創傷被覆材を用いた固定

　粘着性のないポリウレタンフォーム（ハイドロサイト®プラス）を用いた固定が比較的よく用いられている．ハイドロサイト®プラスを植皮片に当ててテープや包帯で固定する方法，キルティング縫合で植皮片に縫い付けて固定する方法[2]が報告されている．ハイドロサイト®プラスは切ったり足したりが簡単，かつしなやかでさまざまな形状にフィットしやすいという利点がある．ポリウレタンフィルム[3]や粘着剤付きソフトシリコン（メピテル®ワン）を用いる方法は，フィルムの粘着性を利用して植皮片を固定し，透明性を利用して必要に応じて植皮片の観察が可能である．

I章 基本手技

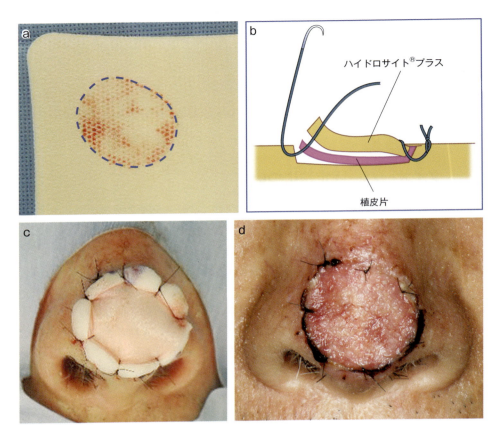

図1　ハイドロサイト®プラスを用いた植皮の実際
a. 移植面にハイドロサイト®プラスの創面接着層を押し当てて型を取り，切り抜く（破線）．
b. ハイドロサイト®プラスを植皮片の上に縫い付けて固定する．
c. 固定したところ．
d. 5日後にハイドロサイト®プラスを取り除いたところ．ハイドロサイト®プラスの創面接着層は点状の隆起があり（a），ハイドロサイト®プラス除去直後は表面がなだらかでないが，数日後には平滑になる．100％生着．

ハイドロサイト®プラスを使った簡単植皮

　当科では顔面の腫瘍切除後の植皮に対してハイドロサイト®プラスを用いた固定を行っている．ハイドロサイト®プラスを利用する一番の利点は手技が簡単で手術時間が短縮できることで，次いで手術に熟達していなくても仕上がりがよいことである．

1. ハイドロサイト®プラスの特徴

　ハイドロサイト®プラスはポリウレタンからなる非固着性の創面接層と高い吸収層をもつ親水性フォームの吸収パッド，背面フィルムの3層構造のドレッシング材で，本来の使用目的は皮下脂肪織までの創傷に対する「創の保護」，「湿潤環境の維持」，「治癒の促進」，「疼痛の軽減」である．創面が非固着性で滲出液の吸収に優れていること，また前述のように切って大きさや形を変えられ，しなやかであることから植皮の固定に便利である．植皮に対する保険適応はない．

2. ハイドロサイト®プラスを用いた植皮の実際（図1）

①ハイドロサイト®プラスの創面接触層を創面に押し当て型をとり（図1a），切り抜く．

②植皮片を創面に広げ大まかに縫合する．

③ハイドロサイト®プラスを創面に合わせ，ナイロン糸で植皮片と一緒に固定する（図1b, c）．

④厚めのガーゼをのせてテープで固定する．顔面であれば約5日目に開放する（図1d）．

ま　と　め

1. タイオーバー固定は確立した方法であるが手技がやや面倒で，術者の熟達度によって仕上がりに差がでる．

2. 凹凸がある複雑な形状面，可動部など均一かつ確実な固定が難しい場合は局所陰圧閉鎖療法による固定が有用である．

3. ポリウレタンフォーム，ポリウレタンフィルム，シリコンシートなどの被覆材を用いた固定は簡便であるが，保険適応はない．

4. 顔面などの比較的小さな植皮であれば，ポリウレタンフォームを用いた固定が非常に簡便で植皮片の生着も良好である．ただし凹凸面では均一な圧迫は難しい．

■文　献

1) 結城明彦ほか：植皮にタイオーバーは必要か？　日本皮膚外科学会誌 **20**：18-19，2016

2) 三河内明ほか：ハイドロサイトプラスを用いた前頸部植皮固定の経験．熱傷 **39**：26-32，2013

3) 河崎玲子ほか：粘着フィルムによる植皮片固定法．日皮会誌 **117**：1433-1438，2007

■ I章 基本手技

手の皮膚外科について教えて下さい

柳林　聡
新東京病院形成外科・美容外科

手の皮膚外科の特徴

　手は筋・骨・腱・血管・神経などが限られた空間内で近接している．さらに多数の関節が靱帯などの支持組織を伴いそれぞれが協調運動することで複雑な動きを可能にしている．したがって，合併損傷に留意し，また，関節拘縮が起こりにくい皮膚切開線のデザインが重要となる(図1)．

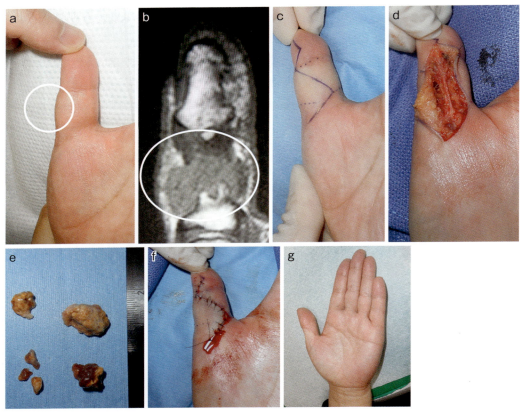

図1　合併損傷・関節拘縮が起こりにくい皮膚切開線のデザイン（左母指腱鞘巨細胞腫）
a．左母指基節部橈側の皮下腫瘤
b．MRI T1強調画像
c．zig-zag切開
d．神経血管束を残して腫瘍切除
e．切除した検体
f．縫合
g．術後9ヵ月：再発，瘢痕拘縮ともにない．

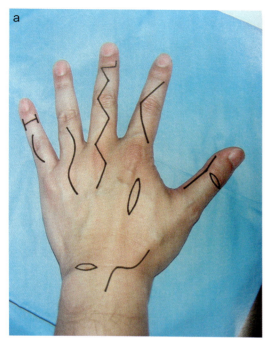 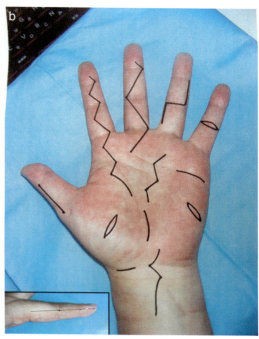

図2　目的に応じた切開法の使い分け
a. 背側：縦方向の切開が多くなるが，手関節部では横方向切開も用いる．関節背面ではH型切開などを使うこともある．
b. 掌側：指部はジグザグ切開，側正中切開を多用し，手部はcreaseに沿った切開が多くなる．

　手は上肢末端に位置するため，術後の腫脹・浮腫が遷延しやすい．それらは組織の瘢痕化を助長し関節拘縮へとつながる．したがって，愛護的で出血の少ない手術を心掛け，挙上や圧迫，固定などの後療法をしっかり指導する．必要に応じて拘縮予防や関節可動域改善のためにリハビリテーションも考慮すべきである．

皮膚切開線の注意点

　腫瘍摘出術の場合，関節を越えない範囲では腫瘍の長径方向の紡錘形デザインでよい．しかし，指部は皮膚の余裕が少ないので創の緊張が強くならないように，切除範囲に注意する．手背や関節背側面などで切開線が長くなるような場合は，S字切開や弧状切開を用いる．指側面や掌側部で各指節間関節を越えて切開する場合には，側正中切開（Bunnel切開）やジグザグ切開（Bruner切開）[1]を基本とし，直線状の切開は避ける．関節背面ではH型切開などを用いることも可能で，目的に応じたさまざまな切開法を使い分ける（図2）．
　また，手背部で横方向に長い切開を置くと皮静脈やリンパ管が損傷されやすく，術後浮腫が手全体に及ぶことがあるので注意する．手掌は皮線creaseに沿った切開が基本だが，creaseをまたぐ場合はそれに直交しないようにデザインの工夫が必要である．

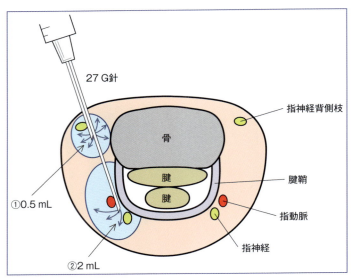

図3　指神経ブロックの手順
①まず背側枝を局麻し，次に指神経を狙って基節骨に沿わせるように斜め内側へ針を進める．②掌側皮下にキシロカイン®をおよそ0.5 mL注射し，27 G針を引き抜きながら基節骨掌側面に指神経を意識して2 mLほど注射する．反対側も同様に行う．

麻　酔

　局所浸潤麻酔と神経ブロックに分けられる．手外科領域での神経ブロックは術野（支配神経）に応じてさまざまな方法があるが[2]，本稿では固有指部での指神経ブロックについて述べる．

1．局所浸潤麻酔
　手関節周囲や手背，手掌はエピネフリン epinephrine（E）入りのリドカイン（キシロカイン®）の浸潤麻酔を行う．

2．指神経ブロック
　固有指部が術野の場合に有用である．指基部背側から1％あるいは2％キシロカイン®を27 G針で注入する．まず橈尺側いずれか一方の皮下に0.5 mLほど注入し，その後基節骨の掌側に向けてやや斜めに針を進める．掌側の皮膚に針先が当たる感覚があったらそこで0.5 mLほど追加注入し，今度は針を引き抜きながら基節骨掌側付近の指神経周囲に1〜2 mL追加注入する（図3）．同様に対側も行う．局所麻酔量は両側で4〜6 mL程度で十分である．針を進める際に神経に針先が当たるようであれば，刺入方向を微調整する．指尖部まで鎮痛効果が現れるまで数分かかることがあるので，術野の消毒などを行う前に指ブロックを施行しておき，麻酔効果が出るまでの間に消毒など術野の準備を進めておくと効率がよい．

駆血帯

　指部を除いた術野ではE入り1％キシロカイン®の浸潤麻酔で十分止血効果は得られ，駆血帯を用いなくとも問題となることは少ない．局所麻酔後にすぐに加刀せず，エピネフリンの効果がでるまで数分待つことが重要である．
　一方，指部は原則としてE入りキシロカイン®を使用しないので，駆血帯（指ターニケッ

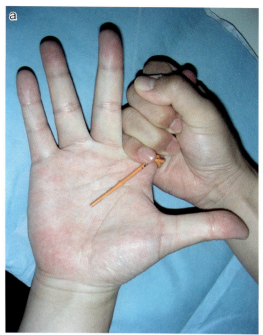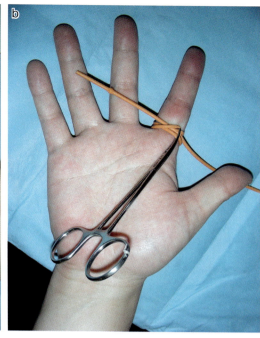

図4 駆血帯の使い方
a. 駆血する前に患指を挙上して握る.
b. 2回巻き付けたネラトンカテーテルをモスキートペアンで把持する.

ト)が威力を発揮する. 指ブロック施行後, ネラトンカテーテルを基節基部にきつすぎないように1～2周巻き付けモスキートペアンでカテーテルを固定する(図4). ネラトンカテーテルが準備できなければ, 注射用翼状針のチューブで代用できる.

ネラトンカテーテルで締める前に患指を挙上し, 術者あるいは助手が患指を握って血液を排除してから駆血すると加刀時の出血が少ない.

駆血圧の目安は, 爪床が蒼白化していればよい. 数値にすると動脈圧を超える200 mmHg程度あれば十分である. 患指を握って駆血をしないと爪床はうっ血調となりわかりにくい. あまり強く締めすぎないように注意する. 駆血時間は連続60分を超えないようにする.

手の皮膚外科のpitfall

手の手術では関節拘縮を作らないことが重要である. 関節やcreaseをまたぐ切開が必要な場合は, それらと直交しないデザインにする.

狭い範囲に組織が近接して存在しているため, 手・指の手術では動脈や神経, 腱・靱帯損傷にはもちろん注意が必要だが, 一般的な皮膚外科手術ではむしろ皮下浅層に存在する皮神経に注意すべきである. 手背〜指背の知覚神経である橈骨神経浅枝と尺骨神経手背枝を損傷する可能性があることを常に留意する. これらの皮神経は皮静脈と同じ層を走っている[3]ので, 体表の手術であっても損傷することがある. 特に母指基部〜橈骨茎状突起付近や手背尺側〜尺骨頭付近は損傷しやすい(図5).

I章　基本手技

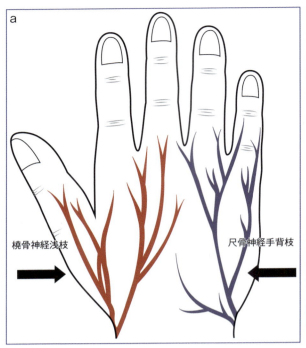
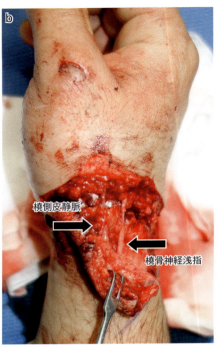

図5　手外科手術で注意すべき皮神経
a. 解剖学的嗅ぎたばこ窩での橈骨神経浅枝，手背尺側での尺骨神経手背枝の損傷に注意する．静脈である確信が持てないときは安易に焼灼しない．
b. 橈側皮静脈と橈骨神経浅枝（手関節外傷処置時の所見から）

　通常，静脈内には血液が存在しているため，肉眼的にそれらを区別できるが，術中の牽引操作などで静脈内が脱血すると神経と静脈の判別が難しくなる．止血操作の際に不用意にバイポーラなどで皮神経を焼灼しないようにする．手・指の手術では手術用ルーペを使用することをすすめる．

まとめ

1. 術後腫脹・浮腫軽減のため適度の圧迫と患肢挙上を心掛ける．
2. creaseや関節をまたぐ切開線はそれらと直交しないように留意する．
3. 指ブロックは効果発現まで時間がかかるので，術野の準備を始める前に行う．
4. 指ターニケットでは，駆血する前に患指を挙上し「握る」ことで駆血効果が高くなる．
5. 静脈と間違えて皮神経を損傷しないように注意する．

■文　献
1) Bruner JM：The zig-zag volar-digital incision for flexor-tendon surgery. Plast Reconstr Surg 40：571-574, 1967
2) 楠原廣久ほか：イチから始める手外科の診察と処置．PEPARS 91：1-10, 2014
3) 上羽康夫：手その機能と解剖 改訂5版．金芳堂，p.241-252, 2010

■ I章 基本手技

口唇・口腔における，麻酔，切除，縫合の方法を教えて下さい

神部芳則・杉浦康史
自治医科大学附属病院歯科口腔外科

口唇・口腔粘膜の麻酔

　注射針の刺入時の疼痛緩和のために表面麻酔薬（アミノ安息香酸エチルなど）を粘膜に塗布する．このとき，麻酔効果を上げるために粘膜表面を乾燥させて刺入点の周囲に塗布する．浸潤麻酔は，軟組織の処置の場合は粘膜下麻酔，歯や骨の処置を含む場合は傍骨膜麻酔が行われる．浸潤麻酔に頻用されるのは塩酸リドカイン製剤，塩酸プリロカイン製剤である．一般に歯科領域では歯科用キシロカイン®カートリッジ，歯科用シタネスト-オクタプレシン®カートリッジが使用され，それぞれ血管収縮薬としてエピネフリン，フェリプレシンが含まれている．作用時間は60～120分であり，麻酔が完全に切れるまで術後の飲食は行わないように注意する．

開口器の使い方

　患者の開口状態が保持できない場合は，補助的に開口器を用いる．さまざまな種類があるがいずれも器具の先端を臼歯部で保持する（図1）．また，部位によっては術野を確保する目的でアングルワイダーも便利である（図2）．

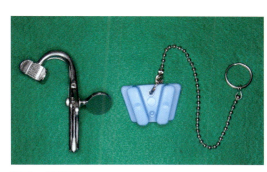

図1　開口器
金属製，シリコン製などさまざまなタイプがある．いずれも上下臼歯(奥歯)の咬合面に器具を挿入し開口状態を保持する．

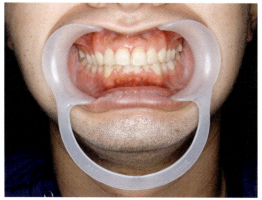

図2　アングルワイダー
両側の口角に器具を挿入することで幅広い視野が得られる．

I章 基本手技

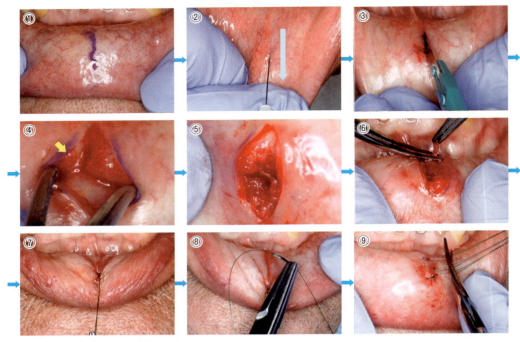

図3　唾液腺（口唇腺）生検の手順

①切開線：粘膜表面をガーゼなどでふき取りよく乾燥させる．しばらくすると小唾液腺から分泌された唾液が観察できる．この状態を参考に切開線を決定する．切開線をピオクタニンなどでマーキングする．
②局所麻酔：刺入点に表面麻酔薬を塗布し，しばらく放置する．注射針を切開線に沿って刺入した後，引き抜きながら麻酔薬を注入する（⇨）．0.5～1.0 mL 程度で十分奏効する．
③切開：下唇を反転させ粘膜表面を緊張させる．口唇腺は粘膜上皮下の浅い層にあるので，上皮から結合組織に一層入る程度の切開を行う．
④，⑤剥離：剥離剪刀やモスキート鉗子で創を広げると，小さな粒状の口唇腺（⇨）が観察できる．
⑥小唾液腺の摘出：鑷子で口唇腺を押しつぶさないよう周囲の膜を把持して口唇腺を摘出する（4～5個）．周囲の膜も一層つけるつもりで，剥離剪刀で切離すると容易である．
⑦～⑨縫合：最初の縫合糸を切らずに牽引して縫合すると，創が一直線となり縫合しやすくなる．

切開線の設定

病変を確実に切除することが第一であるが，切開線は血流方向を考慮した粘膜割線を参考にする．口腔粘膜表層の処置では太い血管，神経を損傷することは少ないが，舌下面では粘膜直下に血管，神経が走行している．また，口底部では唾液腺の導管の走行に注意する．

縫　合

縫合糸は 4-0 ソフトナイロン糸や 3-0 絹糸が多く使用され，針は丸針を用いる．

通常は外科結びによる単結紮で十分であるが，組織に緊張がかかる場合には垂直あるいは水平マットレス縫合で対応する．

小唾液腺（口唇腺）生検（図3）

Sjögren 症候群の診断目的に比較的よく行われる検査である．下唇粘膜を切開し，小唾液腺を数個摘出する．

口唇・口腔における，麻酔，切除，縫合の方法を教えて下さい

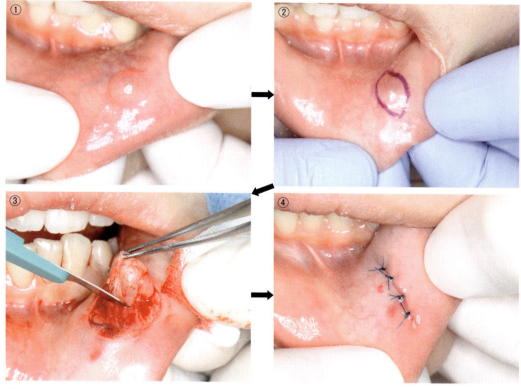

図4　粘液嚢胞切除の手順
①下唇左側の粘液嚢胞
②切開線：紡錘形の切開線を設定．
③切開：紡錘形に切開した粘膜を把持し嚢胞周囲をメスにて切離を進め，関連した小唾液腺も含めて切除する．
④縫合

粘液嚢胞の切除（図4）

　小唾液腺に生じた粘液貯留嚢胞である．好発部位は下唇で，多くは嚢胞壁をもたない溢出型であるが，高齢者では嚢胞壁を有する貯留型もみられる．

良性腫瘍切除

　口腔粘膜にはさまざまな非上皮性良性腫瘍が生じる．悪性腫瘍の場合と異なり安全域は必要ない．腫瘍の外形に合わせて紡錘形に切開するか，直上に線状に切開する．多くは被膜に覆われているので，粘膜剥離子を用いて丁寧に剥離するか，一部周囲の組織を含めて腫瘍を切除する．

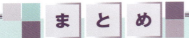

1. 局所麻酔の前には表面麻酔(アミノ安息香酸エチルなど)を塗布する．
2. 術野の確保や開口状態の保持に開口器やアングルワイダーを有効に使用する．
3. 切開線は血流方向を考慮した粘膜割線を参考にするが，血管，神経のほかに唾液腺の導管の走行にも注意する．
4. 小唾液腺(口唇腺)の生検はSjögren症候群の診断目的にしばしば行われる検査である．
5. 小唾液腺由来の粘液囊胞は比較的みられる疾患で下唇が好発部位である．切除が第一選択となる．

マイ アパラート

パジェットフードデルマトーム

中川 浩一
大阪府済生会富田林病院皮膚科

パジェットフードデルマトーム（以下，デルマトーム）は，本来分層植皮片を採取するために考案された器具である．筆者らも，その目的で大腿部などから採皮することもある．しかし，特に高齢者などは皮膚が薄く，本来の植皮部が治ったにも関わらず，採皮部が上皮化してこないこともある（もちろん適切な厚さで採皮しても）．したがって，筆者らは全層植皮を多用するようになっている．そういったときにデルマトームでデファッティングすると，時間も短縮でき，しかもハサミによるデファッティングに比べて組織の挫滅が少ないというメリットもある．以下に手順を紹介したい．

① 鼠径部や鎖骨上窩から型通りに舟形に採皮する．採皮部は単純縫縮する．
② 採皮片を，脂肪織を下にして机の上に置く．
③ 生理食塩水で湿らせたガーゼで血液などをぬぐい取り，乾いたガーゼで水分を除去する．
④ デルマトームに両面テープを貼り，刃，刃当て，刃抑えを装着する．最後に両面テープの裏紙をめくる．実はこの順序が重要で，先に裏紙をめくってしまうと，思わず手がドラムにくっ付いて刃の装着時に手を切ってしまうこともある．
⑤ 左手でドラムを把持し，舟形の採皮片の角から 5 mm ほど残し，採皮片にドラムを押し付ける．10 秒くらいしっかりと固着した後，ドラムを押し付けながら回転させていく．
⑥ 次が重要で，鑷子のお尻側などを用いて，脂肪組織を周囲に広げるようにする（辺縁部の皮膚が内側に内反するのを防ぐ）（図 a）．
⑦ 助手に，刃の向こう側からモスキート鉗子などで，先ほどはみ出させておいた皮膚の端をドラム側へ引っ張ってもらう（図 b）．
⑧ 右手で刃を左右に動かしながらドラムを回転していく（図 c）．デファッティングの完成である．
⑨ デルマトームを架台に設置し，とにかく刃をはずし，ハザードボックスに廃棄する．
⑩ 採皮片をドラムからはずす．両面テープをドラムからめくって捨てると看護師さんに感謝される．

以上が手順だが，最も重要なことは間違っても刃で手を切らないことである．筆者は自傷した人を 3 人見たことがあるが，1 人は手首の腱まで切っていた．

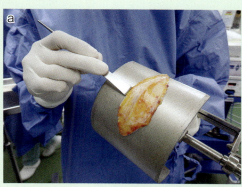

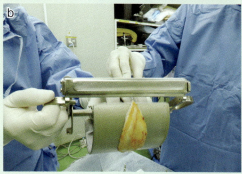

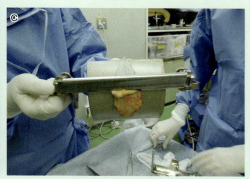

図　パジェットフードデルマトームを用いたデファッティング

Ⅱ章

診　断

■II章 診 断

メラノーマを見逃さないためのダーモスコピーの基本所見を教えて下さい

伊東慶悟
日本医科大学武蔵小杉病院皮膚科・皮膚病理診断室

メラノサイト系病変は部位によりダーモスコピーの基本所見が異なる(図1)

メラノーマを含めたメラノサイト系病変をみる場合は，病変の部位によりダーモスコピーの基本所見が異なるので注意が必要である．良性病変とメラノーマに分けて，それぞれ部位別に解説する．

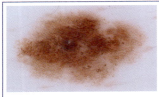
体幹・四肢は pigment network（色素ネットワーク）

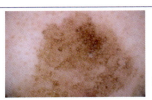
顔は pseudonetwork（偽ネットワーク）

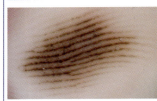
掌蹠は parallel pattern（平行パターン）

爪は色素線条（細線条と線条帯）

図1 メラノサイト系病変は部位によりダーモスコピーの基本所見が異なる

良性メラノサイト系病変（色素細胞母斑など）のダーモスコピーの基本所見

1. 体幹・四肢は pigment network（色素ネットワーク）（図2）

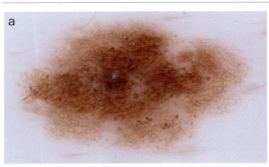
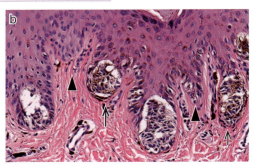

図2 体幹・四肢は pigment network（色素ネットワーク）（体幹の色素細胞母斑）
a．ダーモスコピー像：規則的な色素ネットワーク（typical pigment network）．
b．組織像：表皮突起先端部に母斑細胞の胞巣がある．表皮突起が網（→）に，真皮乳頭が網目（▶）に対応する．

■ダーモスコピー像：規則的な色素ネットワーク（typical pigment network）を形成する．
■組織像との対比：表皮突起先端部に母斑細胞の胞巣があり，メラニン色素が多いので，表皮突起が褐色の「網」に，真皮乳頭が白色の「網目」に対応する．

2. 顔は pseudonetwork（偽ネットワーク）（図3）

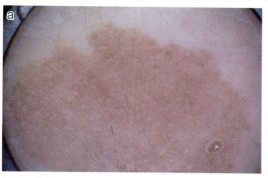
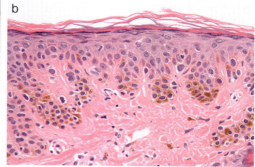

図3　顔は pseudonetwork（偽ネットワーク）（顔の日光黒子（solar lentigo））
a. ダーモスコピー像：規則的な偽ネットワーク（typical pseudonetwork）
b. 組織像：表皮突起が蕾状に budding し，基底層にメラニン色素の増加がある．

■ダーモスコピー像：規則的な偽ネットワーク（typical pseudonetwork）を形成する．顔面は表皮突起の延長が少ないので，pigment network（色素ネットワーク）が形成されない．その代わり，毛包が多いため毛孔部が薄く抜けた「水玉模様」にみえる．
■組織像との対比：基底層にメラニン色素の増加があり，これが背景の褐色斑に対応する．

3. 掌蹠は parallel pattern（平行パターン）（図4）

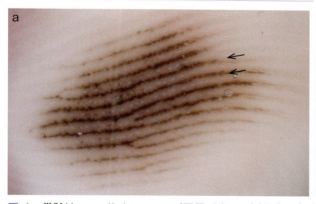
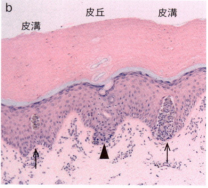

図4　掌蹠は parallel pattern（平行パターン）（足底の色素細胞母斑）
a. ダーモスコピー像：parallel furrow pattern（皮溝平行パターン）皮溝に沿った線状の色素沈着（→），皮丘部に均等に並ぶ白点はエクリン汗管の開口部
b. 組織像：皮丘部の下の表皮突起（crista profunda intermedia）（▶），皮溝部の下の表皮突起（crista profunda limitans）（→），色素細胞母斑では，皮溝の下の表皮突起の上にメラニン柱が形成される．

■ダーモスコピー像：掌蹠では指紋があるため，皮溝と皮丘の関係が明瞭である．そのため掌蹠では parallel pattern（平行パターン）を形成する．色素細胞母斑では，皮溝に沿った線状の色素沈着があり，parallel furrow pattern（皮溝平行パターン）を形成する．
■組織像との対比：表皮突起には，皮丘の下の crista profunda intermedia と，皮溝の下の crista profunda limitans がある．色素細胞母斑では，皮溝の下の crista profunda limitans 部に腫瘍胞巣があり，その上方にメラニン柱が形成されるので，parallel furrow pattern（皮溝平行パターン）に対応する．

《parallel furrow pattern（皮溝平行パターン）の亜型（図5）》

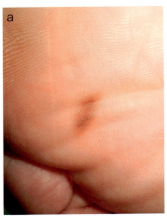
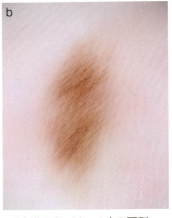
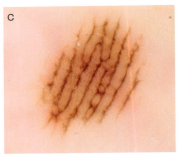

図5 parallel furrow pattern（皮溝平行パターン）の亜型
a. 臨床像
b. fibrillar pattern（線維状パターン）
c. lattice-like pattern（格子状パターン）

① fibrillar pattern（線維状パターン）：基本的には parallel furrow pattern だが，「刷毛ではいた様」に斜め方向に色素沈着がみられるパターン．足底で荷重により斜め方向にメラニン色素がずれるために生じる．
② lattice-like pattern（格子状パターン）：parallel furrow pattern に加え，皮丘を横断して皮溝を結ぶ線が加わって，「あみだくじ様」にみえる．

4．爪は色素線条（図6）

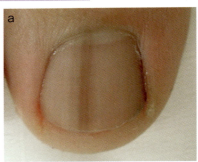
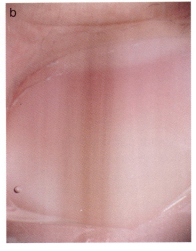

図6 爪は爪甲色素線条（爪の色素細胞母斑）
a. 臨床像：30歳男性．右母趾の爪．
b. ダーモスコピー像：規則的な色素線条．

■ダーモスコピー像：爪の場合，母斑細胞が爪母にあるので，爪の伸長により色素線条が形成される．色調の規則的な細線条と，細線条が集まってできた線条帯で構成される．

5. 色素性 Spitz 母斑（図7）

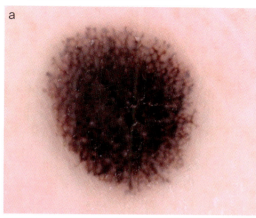
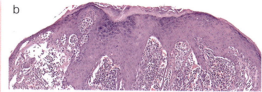

図7 色素性 Spitz 母斑
a. ダーモスコピー像：starburst pattern（星爆発パターン）
b. 組織像：類上皮様あるいは紡錘形の母斑細胞が表皮内で胞巣状に増殖する．

- ■ダーモスコピー像：色素性 Spitz 母斑では，starburst pattern（星爆発パターン）という特徴的パターンを形成する．これは，細い streaks（線条）が全周性に均一にみられ，「ウニがトゲを出している様」にみえる．
- ■組織像との対比：左右対称性の病変で，類上皮様あるいは紡錘形の母斑細胞が，表皮内で胞巣を形成している像に対応する．

メラノーマのダーモスコピーの基本所見

1. 体幹，四肢のメラノーマは atypical pigment network（図8）

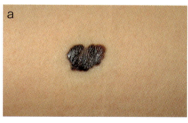
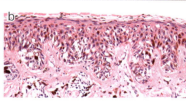
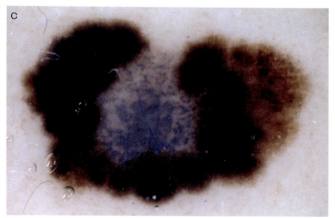

図8 体幹，四肢のメラノーマは atypical pigment network
a. 臨床像
b. 組織像：腫瘍細胞は，胞巣よりも孤立性の増加が目立ち，不規則に増殖する．
c. ダーモスコピー像：atypical pigment network（異型色素ネットワーク）

- ■ダーモスコピー像：色調や太さが不規則な atypical pigment network（異型色素ネットワーク）を形成する．
- ■組織像との対比：腫瘍細胞は，胞巣よりも孤立性の増加が目立ち，表皮内で不規則に増殖するので，pigment network（色素ネットワーク）の色調や太さが不規則になる．

2. 顔のメラノーマは atypical pseudonetwork（図9, 10）

　ダーモスコピー像は色調やパターンが不規則な atypical pseudonetwork（異型偽ネットワーク）を形成する．下記のような特徴的所見がある．

① asymmetric pigmented follicular openings（非対称色素性毛包開孔）（図9）

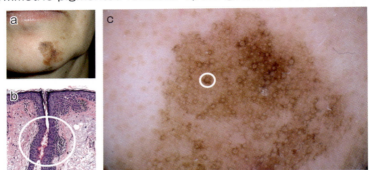

図9　顔のメラノーマは atypical pseudonetwork（早期病変）
a．臨床像：60歳女性．下顎部の黒褐色斑．
b．組織像：腫瘍細胞が毛包上皮内に，左右非対称に浸潤する．
c．ダーモスコピー像：asymmetric pigmented follicular openings（非対称色素性毛包開孔）

■ダーモスコピー像：顔のメラノーマの早期病変にみられる最初の変化で，毛孔部周囲の色素沈着が左右非対称性にみえる．
■組織像との対比：腫瘍細胞が毛包上皮内に浸潤するときに，左右非対称に浸潤するため，メラニン色素の量も左右非対称になることに対応する．

② rhomboidal structure（菱形構造）（図10）

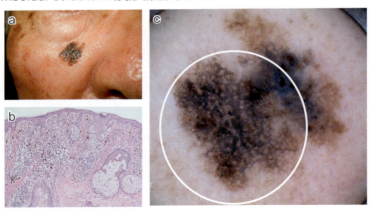

図10　顔のメラノーマは atypical pseudonetwork（進行病変）
a．臨床像：80歳男性．右頬部の黒褐色斑．
b．組織像：腫瘍細胞が表皮内を水平方向に進展する．
c．ダーモスコピー像：rhomboidal structure（菱形構造）

■ダーモスコピー像：顔のメラノーマが進展すると，毛孔部を中心とした菱形にみえる．
■組織像との対比：腫瘍細胞が表皮内で水平方向に増殖し，毛孔をはさんで連続した像と対応する．

3. 足底のメラノーマは parallel ridge pattern（皮丘平行パターン）（図11）

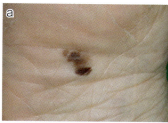
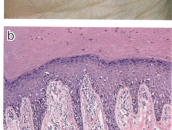
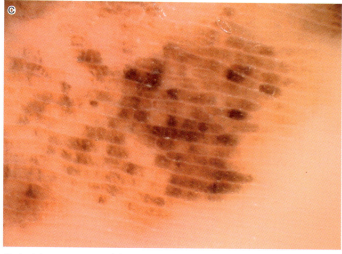

図11 足底のメラノーマは parallel ridge pattern（皮丘平行パターン）
a. 臨床像
b. 組織像：皮丘部の下の表皮突起（crista profunda intermedia）部も含めて，異型メラノサイトが個別性に不規則に増殖している．
c. ダーモスコピー像：parallel ridge pattern（皮丘平行パターン）

- ■ダーモスコピー像：parallel pattern（平行パターン）を形成するが，足底のメラノーマでは，皮丘優位の濃淡不整な色素沈着がみられ，parallel ridge pattern（皮丘平行パターン）になる．
- ■組織像との対比：皮丘部の表皮内エクリン汗管が通過する表皮突起（crista profunda intermedia）部も含めて，異型メラノサイトが個別性に不規則に増殖しているので，皮丘優位に色素沈着し色調も濃淡不整になる．

II章 診断

4. 爪のメラノーマは不規則な色素線条（図12, 13）

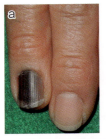
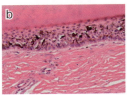
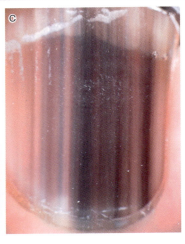

図12　爪のメラノーマは不規則な色素線条
a. 臨床像：67歳女性．右環指の爪．
b. 組織像：爪母部で腫瘍細胞が不規則に増殖．
c. ダーモスコピー像：細線条と線条帯の色調および幅が不規則．

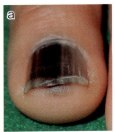
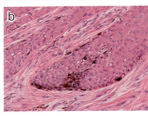
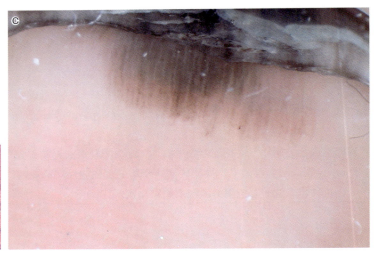

図13　Hutchinson徴候
a. 臨床像：図12と同一症例．爪下皮での色素沈着もある．
b. 組織像：爪下皮で腫瘍細胞が不規則に増殖．
c. ダーモスコピー像：濃淡不整な色素線条がみられる．

> ■ダーモスコピー像：色素線条を形成するが，細線条と線条帯の色調や幅が不規則になる．また，Hutchinson徴候も出現する．Hutchinson徴候とは，爪囲皮膚へ色素沈着が進展する状態である．
> ■組織像との対比：爪母部で腫瘍細胞が不規則に増殖するので，細線条と線条帯の色調や幅が不規則になる．腫瘍細胞は爪下皮へも進展するので，Hutchinson徴候に対応する．

メラノーマを見逃さないためのダーモスコピーのポイントは，全体像の不規則性を見抜くことである（図14）

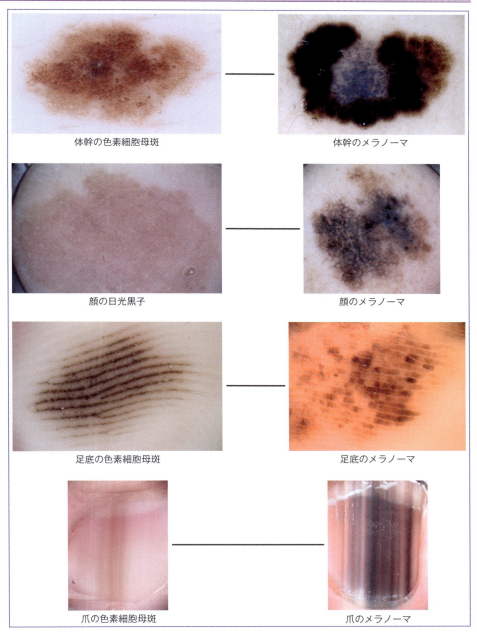

図14　どちらが不規則？

　メラノーマのダーモスコピー像を一言で言うとmulticomponent pattern（多構築パターン）になる．これは3種類以上のダーモスコピー所見が混在している状態である．組織学的には，腫瘍細胞が不規則に増殖し，regression（自然消退）が生じるなど，不規則な組織像を呈することに対応する．ダーモスコピーの基本所見を理解した後は，細かいダーモスコピー所見にこだわることよりも，全体像をみて不規則性を見抜くことが大事である．そ

れには，経験に裏付けられた直感が必要で，その感覚を磨くには色素細胞母斑を含めた多くの良性病変をみることである．規則的パターンをとる良性病変を多数例みるうちに，メラノーマの不規則性に気が付くようになる．不規則なダーモスコピー所見をみた場合，メラノーマを疑って対処するか，セカンドオピニオンを求めたほうがよい．

非メラノサイト系病変のダーモスコピーの基本所見

pigment network（色素ネットワーク）がない場合は，非メラノサイト系病変を考え，下記の所見がないかを探す．

1．脂漏性角化症（図15）

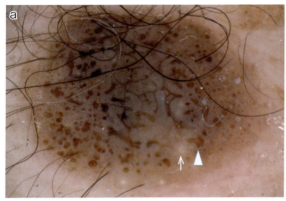
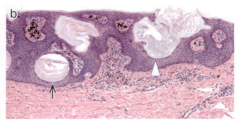

図15　脂漏性角化症
a．ダーモスコピー像：comedo-like openings（面皰様開大）（▷），milia-like cysts（稗粒腫様囊腫）（→）
b．組織像：表皮と連続した pseudohorn cyst（偽角質囊腫）（▷）．表皮と連続しない pseudohorn cyst（偽角質囊腫）（→）

■ダーモスコピー像：
　① comedo-like openings（面皰様開大）：黒褐色で境界明瞭な類円形構造．
　② milia-like cysts（稗粒腫様囊腫）：白色点状構造．
■組織像との対比：脂漏性角化症は毛包漏斗部へ分化する表皮腫瘍なので，毛包漏斗部への分化所見として pseudohorn cyst（偽角質囊腫）が形成される．pseudohorn cyst（偽角質囊腫）が表皮と連続していると，ダーモスコピーで黒褐色にみえるので，comedo-like openings（面皰様開大）に対応する．また，pseudohorn cyst（偽角質囊腫）が表皮と連続せずに表皮内に存在する場合は，ダーモスコピーで白くみえるので，milia-like cysts（稗粒腫様囊腫）に対応する．

2. 基底細胞癌（図16，17）

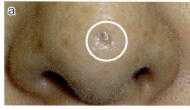
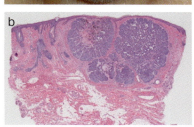
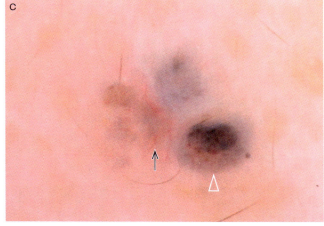

図16 基底細胞癌①
a. 臨床像：54歳女性．鼻尖部の小結節．
b. 組織像：結節型基底細胞癌．
c. ダーモスコピー像：blue-gray ovoid nest（青灰色類円形胞巣）（▷），arborizing vessel（樹枝状血管）（→）．

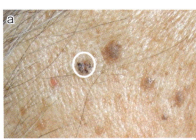
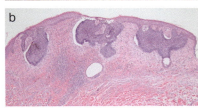
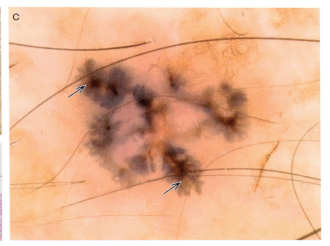

図17 基底細胞癌②
a. 臨床像：78歳男性．右こめかみの黒褐色斑．
b. 組織像：表在型基底細胞癌．
c. ダーモスコピー像：spoke-wheel areas（車軸状領域）または leaf-like structure（葉状構造）（→）．

近年，ダーモスコピーが普及したために基底細胞癌の早期発見が可能となり，生検で取りきれてしまう小さな基底細胞癌が見つかるようになった．

■ダーモスコピー像：
① blue-gray ovoid nests（青灰色類円形胞巣）：青灰色調の円形構造．
■組織像との対比：真皮浅層の腫瘍胞巣に対応する．日本人の場合，基底細胞癌でもメラニン色素を含むため青灰色にみえる．
② arborizing vessels（樹枝状血管）：樹枝状に枝分れする血管．

■組織像との対比：腫瘍胞巣が増殖するにつれて，真皮浅層の毛細血管の進路が妨害される．そのため，迂回して拡張した血管が arborizing vessels（樹枝状血管）としてみえる．白人の基底細胞癌では，メラニン色素がないのでこの所見が唯一の手がかりになることがある．

　③ spoke wheel areas（車軸状領域）または leaf-like structures（葉状構造）：中央から放射状に伸びる線条を形成し，それらが結合して環状領域を形成する．さらに進展すると葉状の構造としてみえる．

■組織像との対比：表在型基底細胞癌でみられる所見である．表皮から蕾状に増殖した腫瘍胞巣を中心として，腫瘍細胞が水平方向へ進展する所見に対応する．

3. 爪の Bowen 病（図18）

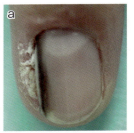
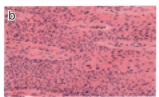
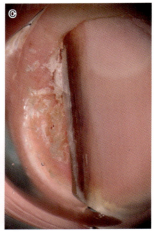

図18　爪の Bowen 病
a． 臨床像：41歳男性．右示指の爪．爪甲の辺縁に黒褐色の色素線条があり，側爪郭に角化を伴う．
b． 組織像：爪上皮内で核異型性のある有棘細胞様細胞が増殖している．
c． ダーモスコピー像：黒褐色の色素線条と白色の角化性領域がある．Hutchinson 徴候はない．

　爪の Bowen 病では，爪のメラノーマのような爪甲色素線条が出現するので，鑑別に迷うことがある．メラノーマとの鑑別は爪の Bowen 病の爪甲色素線条は，爪の辺縁に生じる点と，周囲の皮膚に過角化を伴う点である．理由としては，爪の Bowen 病の病因として，ヒトパピローマウイルスが関与しており，ウイルスが爪の辺縁部より侵入するためと考えられる．

■ダーモスコピー像：黒褐色の色素線条帯と白色の角化性領域がある．Hutchinson 徴候はない．
■組織像：爪上皮内で核異型性のある有棘細胞様細胞が増殖している．

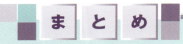

1. メラノサイト系病変は部位によりダーモスコピーの基本所見が異なる．
2. メラノーマを見逃さないためのダーモスコピーのポイントは，全体像の不規則性を見抜くことである．

病理医をあきれさせない病理検査依頼書の書き方と検体の採取を教えて下さい

安齋眞一
日本医科大学武蔵小杉病院皮膚科・皮膚病理診断室

病理報告書は「診断書」ではなく「報告書」である

　現在筆者は，大学内の皮膚病理診断室という組織で，外部の施設で作成された皮膚の病理検体の診断業務を行っている．その数はおおよそ 3,000〜3,500 件/月である．本項では，その業務のなかで日頃感じている臨床医に対する要望，および，こちらが「病理報告書」に書いていることの真意をそれぞれ述べていきたい．

　まず筆者が，一番強調したいのは，「病理報告書は『診断書』ではなく，所詮『報告書』なのであって，患者の疾患に対する最終診断は，主治医が全責任を持たなければならない」ということである．つまり，自分の採取した検体の病理診断は，自分で責任をとるしかない，のである．そうであれば，診断者に対して病理診断のための臨床情報をきちんと伝えること，自分で病理標本の所見を確認するということが，最低限必要なことであることは自明の理である．

正しい病理診断をするための検体の採取方法と提出の仕方

1. 検体採取時の注意事項

a. 電気メスの問題，検体をつまむ問題

　必ず言われることであるが，検体を鑷子などでつまんだり，小さな病変を電気メスで焼き切るように切除したりすると，検体組織が損傷され，正確な診断や切除マージンの判定が阻害される可能性がある．その実例を図1に示す．このような検体での病理診断は難渋を極める．また，しばしば診断の誤りを招くことがあり，さらに正確な切除マージンの評価は不可能であるので，極力避けるようにする必要がある．

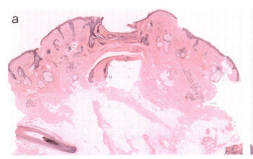 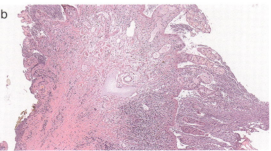

図1　検体採取が不適切で組織が損傷していた例
病変の中央をつまんでしまい，肝腎の病変が大部分わからなくなってしまった検体（臨床診断：色素細胞母斑）(a) と，電気メスにより強く変性し，診断が困難な検体（臨床診断：尖圭コンジローマ）(b)．

II章 診断

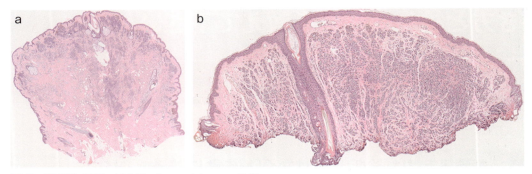

図2　隆起性病変に対する shave biopsy の例
隆起性病変を形成するが，母斑細胞が逆三角形に分布する Miescher 型の色素細胞母斑（a）は，隆起部のみを切除すると，病変下端を取り残してしまう（b）．

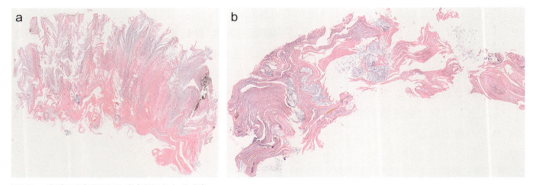

図3　病変の表層のみを採取された例
a については，全く診断不能である．b に関しては，錯角化した角層と正角化した角層が交互に現れるいわゆる pink and blue sign があり，日光角化症を疑うことはできるが，確定はできない．

b．基本的な病変の広がりを理解する

　腫瘍性疾患の場合，しばしば shave biopsy（隆起性病変の隆起部のみを水平方向に採取する）が行われる．病変が周辺部表皮より隆起している部位に限局しやすい脂漏性角化症などには比較的良い方法であるが，色素細胞母斑など他の腫瘍に関しては，その病変の全体構築から考えると適した方法ではない（図2）．取り残しによる再発の危険性があるのみではなく，病変の全体像が確認できないために誤診を招きやすい方法であることを理解しておく必要がある．

　また，しばしば検体採取があまりに浅く，角層しか採取されていない場合がある（図3）．日光角化症 solar（actinic）keratosis などでは，それでも類推的に診断を想像することができる場合もあるが，そうではないことのほうがはるかに多い．悪性腫瘍の臨床診断がついている場合にはより問題が大きい．また，有棘細胞癌などでは，病変の表層のみ採取されていても，その下端まで採取されていないため，上皮内病変なのか浸潤性病変なのか判断できない場合もある．生検はきちんと真皮ないし皮下脂肪組織まで採取することが必要である．生検は，いろいろな意味で患者に大きな負担を強いる処置である．その負担に見合うだけの情報を得られるように最大限の努力をする必要がある．

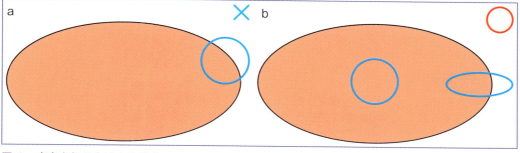

図4 病変を部分生検する場合
aのようなパンチ生検ではなく，bのようなパンチ生検か紡錘形切除による生検が必要である．bのような紡錘形切除による生検の場合，長軸方向へ切り出すことを指示することが必要である．

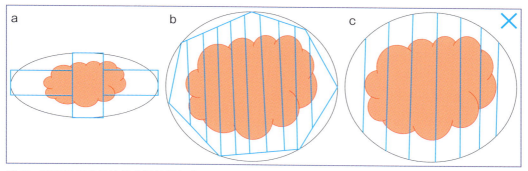

図5 腫瘍性病変の検体の切り出し方
腫瘍性病変の場合，aのように直交する2つの軸で切り出しすると良い．大きな検体の場合，検体の辺縁を切り出した後に病変を切り出す方法も行われる(b)．cのような切り出しは，病変断端の評価が難しいので，避けるべきである．

2. 標本の切り出し

　正しい病理診断を得るためには，検体の切り出し方法は重要な要素である．パンチ生検の場合は，半割して標本を作製することが多い．そのため，正常皮膚をかけてパンチ生検をすると病変が標本にならない場合がある(図4)．したがって，パンチ生検の場合には，病変の中心から採取するべきである．また，小さなパンチ生検の場合，半割できずにそのまま検体を包埋することがある．病変が小さい場合，切り込みが不足すると，病変に到達しておらず，診断に必要な所見が得られないことがある．標本内で病変の病理組織像がはっきりしない場合，検体作成方法を問い合わせて，必要な場合には深切り切片を作成して再度診断を検討するべきである．

　腫瘍性疾患の場合，特に全摘出検体では切除断端の評価が必要になる．そのためには，できるだけ1方向の切り出しだけではなく，最低直交する2つの軸で切り出しを行うべきである(図5a)．比較的広いマージンを取っている大きな検体の場合(悪性黒色腫や外陰部Paget病の場合に多い)には，図5bに示すように検体の辺縁を切り出して標本とした後に病変を切り出す方法も有用である．検体を同一方向にすべて切り出す方法(図5c)は切除断端の評価には向かないので，やめるべきである．

　病変部位によっても切り出しの基準はある．掌蹠の色素細胞病変の場合，病変の中央部は必ず皮溝と直角に切り出す必要がある．掌蹠の色素細胞母斑の診断には，皮溝と直交す

る方向に切り出した病理組織標本が必須である．皮溝と平行に切り出した場合，色素細胞母斑がしばしば悪性黒色腫と誤診されてしまう．

病理検査依頼書の書き方に関する皮膚病理診断医の要望

通常，病理診断は，標本と病理検査依頼書というきわめて限られた情報のみで行う．しかしながら，この限られた情報でさえ，まともに与えていただけないことがしばしばある．筆者は現在病理診断のみではなく，日常の皮膚科診療も行っているため，日常の多忙な診察の合間に「病理検査依頼書を書くのが面倒くさい」という臨床医の気持ちもわからないではない．また，臨床医は目の前に病変を見ているため，しっかりと臨床情報を得ているが，病理診断医はそうではないということを，ともすれば忘れがちである．しかし，前述のように病理診断時には臨床医からの1枚の紙切れ（病理検査依頼書）が頼りである．再確認していただきたいのは，**病理検査は，血算や生化学検査のように，誰がどこで行ってもほぼ同じ結果がでる検査ではなく，診断する人間の能力や経験，与えられる臨床情報によってかなり違ってくるものなのである**．以下に臨床情報を伝えることの重要性を詳述する．

1. 患者の一般的情報はなぜ必要か？

患者の年齢，性別をきちんと記載することは最低限のルールである．男性には子宮癌は起こらないし，女性には，前立腺癌は発生しない．当たり前のことであるが，たとえば，皮膚転移性癌をみたときに性別がわからないとそれらの疾患の除外すらできない．

年齢はさらに重要で，たとえば，Spitz母斑と考える病変を見たときに，小児であれば良性のSpitz母斑と簡単に診断できる例でも，70歳代の患者では悪性黒色腫の可能性がかなり高くなる．つまり，似たような病変を見ても，患者年齢により診断が異なる可能性があるのである．これは，一般検査値でも年齢により正常値が異なることに類似している．

患者の性別，年齢の記載は最低限のルールである！

2. 臨床診断，病変部位，臨床経過や臨床症状の記載はなぜ必要か？

本書を手にとり，本項を読んでいただけるようなまじめな先生には釈迦に説法かもしれないが，病理診断にとって，臨床診断，病変部位，臨床経過，臨床症状の記載は必須である．

a. 臨床診断の記載

臨床診断も，腫瘍性疾患の場合，ただ，「皮膚腫瘍」とか「皮下腫瘍」では何の意味もない．臨床診断が間違っていると「恥ずかしい」と思うのかもしれないが，臨床診断がすべて当たっているのであれば最初から病理検査は不要である．肉眼的に見た病変が「何に類似しているのか」という情報はかけがえのないものである．病理組織診断は，多くの場合4μmの切片1ないし数枚で行われる．そういう意味では病変のごくごく一部しか見ていないわけである．そのため，病変の全体像から導き出される臨床診断は非常に価値があるのである．

ちなみに「皮下腫瘍」というのは皮下脂肪組織内の腫瘍性病変のことであり，真皮内の腫瘍性病変（動かしてみて皮膚と固着しているもの）は，「皮膚腫瘍」あるいは「皮内腫瘍」であるということは医師としての常識である．「皮下腫瘍」と臨床診断された脂漏性角化症をしばしば経験するのはどうしたわけであろう．

最悪，腫瘍性疾患では臨床診断が記載されていなくとも病理診断することは多くの場合可能であるが，炎症性疾患に関しては，ほぼ不可能であることが多い．さらに，臨床診断

できない炎症性疾患を生検しても病理診断は特定の診断がつけられないことがほとんどである．臨床的に特徴がないものは，病理組織学的に特徴がなく，臨床診断の目処も付いていない場合，どの皮疹が一番定型的なものなのかという判断ができないので，特徴的な所見を呈するであろう皮疹の採取が困難だからである．

また，臨床診断の記載であるが，「臨床的に最も疑われる病名」を記載すべきである．ときに，鑑別疾患のなかで，可能性はあまり高くはないのに，最も悪性度の高い病名が記載されていることがある．たとえば，たぶん脂漏性角化症だと思っていても，Bowen病の可能性が否定できないため，生検あるいは切除した場合に「Bowen病」と臨床診断を記載されているような場合である．このように書かれた病理診断依頼書で，さらに臨床情報や臨床所見の記載が不十分，あるいはほとんどない場合，皮膚病理診断医はBowen病の病変を必死になって探すことになる．場合によっては，深切り切片を作製し診断を再検討する場合もある．もちろん，正確な診断をするためには必要なことであるが，多くの場合無駄な労力である．このような場合には，臨床診断に「脂漏性角化症」と記載し，鑑別疾患としてBowen病を挙げておけばよいのである．

b．病変部位の記載

病変部位の記載もきわめて重要である．疾患によって，好発部位があり，さらに発生がほとんどない部位があるためである．場合によっては，発生部位によって診断が変わる可能性もあるのである．

c．臨床経過の記載

臨床経過についても，病変がいつからあったのか，どの程度のスピードで大きくなったのか，など診断に重要な情報は沢山ある．

d．臨床症状の記載

特に腫瘍性疾患における臨床症状の記載については，どんな症状のものを採取したのか，あるいは切除したのかを記載することは絶対的に必要である．また，疼痛や出血の有無などについても，記載が必要である．

何度も強調するが，**病理検査は，採血検査とは違って，何の臨床情報もなしに同じ標本を誰がみてもいつも同じ答えになるというものではない**のである．

3．何を知りたいかを明示する

基本的に腫瘍性疾患の場合には，良悪性を含めた診断，切除断端の評価が知りたいということがほとんどであろう．あるいは，浸潤の深さや，脈管侵襲の有無など，より詳細な情報が必要なのかもしれない．もちろん，すべての要望に応えられるわけではないが，特に「何を知りたいか」という要望は，積極的に病理依頼書に記載すべきである．

病理報告書の読み方

1．診断病名

筆者は通常，腫瘍性疾患の場合，特定した病名で病理診断を記載するようにしている．しかしながら，HE染色のみで診断の特定ができない場合がしばしばある．それは大きく分けて2つの理由による．

1つは，HE染色標本のみでは腫瘍細胞の分化が確認できず，診断が特定できない場合

である．このような場合には，まず暫定診断として「多形細胞新生物」などの記述的な診断名を用いる．この場合，悪性黒色腫，有棘細胞癌，悪性リンパ腫や，他の軟部腫瘍など種々の疾患を考慮しなければならず，その特定には，免疫組織化学染色が必要となる．このような場合，しばしば良性悪性の判断もできないことがある．

もう1つは，病変採取が不十分で，診断が特定できない場合である．上皮性悪性腫瘍の場合，病変の深部断端が取り切れていないと，上皮内病変なのか，浸潤性病変なのかの判断ができない．このような場合には診断が特定できない．

2. 所　見

所見には，通常，病理診断に至る重要所見あるいは根拠となる所見を記載するようにしている．付随的な所見などは「注」として別記している．また，病理診断に対する補足的な説明や鑑別疾患をなぜ否定したのか．あるいは，完全に否定しきれていないのか，依頼者の質問に対する回答なども書かれている．所見欄は，診断医が非常に苦労をして記述しているものである．**病理報告書は，病理診断とともにその所見欄もあわせて1つの完成したものとなる**．病理報告書を受け取ったら，必ず，所見欄まで熟読することが重要である．

3. 切除断端

腫瘍性病変，特に悪性腫瘍においては，病変の切除断端の評価も重要な事項となる．通常全切除検体に関しては，病理組織標本で断端の評価をするが，その評価が必ずしも実際の切除断端とは一致しない可能性があることを知っておく必要がある．その理由としては，1つには，特に大きな検体の場合，標本上は断端が陽性であっても，標本の切り出しや，切片の作成過程で，真の切断面が切り出されていないことがあるためである．また，切除断端が電気メスなどで強く挫滅されると，実際の断端より病変側が断端になったようにみえることもある．当初の病理報告書で，病変残存の可能性を示唆され，追加切除した場合，追加切除標本内に病変の残存がないと記載されてくることがしばしばある．これは，前述のように当初の標本で真の断端を確認できていなかったためと思われる．

逆に，病理標本上断端が陰性であっても実際には病変が取り切れていないこともある．通常，全切除検体のすべての断端を評価しているわけではなく比較的小型の検体の場合には，前述のような切り出し方をするため，切り出されていない断端に関しては厳密に評価できないためである．また大きな検体に関しても前述のような切り出し方で評価をすることが推奨されるが，そうされていないときには，必ずしも病理標本だけで断端の評価が完全に行えるわけではない．悪性疾患で切除断端の特別厳密な評価が必要な場合には，できるだけ臨床医が切り出し方を指示して，確実に断端の評価ができるようにするべきである．

以上，筆者が日頃標本を診断しながら考えていることの一端を述べた．病理検体を提出する際には，診断医はこんなことを考えているのだということを，たまにでも思い出していただければ，望外の喜びである．

ま　と　め

正しい病理診断をうけるために主治医が何をしなければならないかを解説したので，参考にしていただきたい．

マイ アパラート

マッカンドー型極小有鉤鑷子

大久保 文雄
昭和大学藤が丘病院形成外科

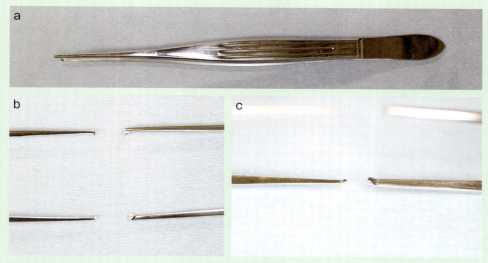

図 極小マッカンドー鑷子
a. 先端を加工し，通常のものより小さくしてある．特に眼瞼などの薄い皮膚を扱うのに都合がよい．
b, c. 左がマイアパラート，右が通常のマッカンドー鑷子

　皮膚外科は文字通り，皮膚の扱いが命である．手術が終わった際に鑷子の跡が皮膚についているようでは失格といえる．そこで，小さい把持力で確実に皮膚を扱える器具が必要とされる．マッカンドー無鉤鑷子はニュージーランド人の Sir Archibald McIndoe によるもので，わが国における形成外科のルーツの一つがニュージーランドにあることから，好んで使われている．「Ⅰ. 基本手技　皮膚外科を始めるにあたって必要な手術器具は？」で述べたように，独特の構造をしており，組織の挫滅が少なく，皮膚外科に有用な手術器具の一つであるが，眼瞼などのごく柔らかい組織を把持する場合，把持力が物足りない．また，通常のマッカンドータイプの有鉤鑷子は鉤が大きく，皮膚に与えるダメージが心配されていた．鉤の小さな鑷子としてはアドソン型鑷子や，眼科の領域ではカストロビエホ鑷子が従来から使われているが，手術器具は重さ，長さにある程度の統一性が必要で，皮膚外科医としては全長が通常使用している鑷子より短く（マッカンドー鑷子：16 cm，アドソン鑷子：12.5 cm，カストロビエホ鑷子：11 cm），やや使いにくい．そこで，この鑷子の先端を極小に加工したものをオーダーメイドし，使用している．軽度な力を与えるだけで，十分な把持力を得ることができ，皮膚の挫滅も少ない．ただし，先端を細く加工しているため，横方向の安定性が悪くなり，固い組織や，厚い組織を把持する場合にはやや使い勝手が悪いので，注意が必要である．また，いかに極小にしているとはいえ，強く把持すれば皮膚を挫滅することに変わりはない．

Ⅲ章

合併症・トラブル

■ Ⅲ章　合併症・トラブル

皮膚外科手術で合併症を避けるために注意すべき神経・血管は？〜頭頸部を中心として

米田　敬

藤田保健衛生大学坂文種報德會病院形成外科

はじめに

　この項を担当するにあたり文献を検索したところ，まとめて記載した書は無かったが，今回ここを蔑ろにせずきちんとまとめるのが編集者の意図であろう．皮下組織より深部に及ぶ範囲の手術については，損傷を起こした場合に高度な障害を残す可能性が高い．そのため外科系各科の手術書には解剖から注意点が詳細に記載される．しかし「皮膚皮下腫瘍摘出術」の範囲においてはわかりやすく注意点をまとめたものは少ない．初心者は事前に手術部位の解剖学書をよく理解して神経や血管の損傷を避けるのが当たり前で，その上に熟練者から実地の中で伝授されていると思われる．振り返ってみれば筆者もそうであった．

　顔面表層の手術において，神経血管系で合併損傷を危惧するものは多くはないが，比較的よく遭遇する注意すべき点を，紙面の許す範囲でまとめた．

皮下剝離の層と血管系（図1）

　古くは McGregor をはじめとした手術書や文献にもよく書かれている．

1. 顔面の皮下剝離（図1a）

　顔面の皮下剝離は脂肪層の中間である細かい脂肪（浅層）と大きい脂肪（深層）の間を狙って行う．この間に浅筋膜が存在するとされるが，ほとんど認知できない．顔面神経の損傷を防ぐための注意点でもあるが，皮膚血行の面からは浅すぎる剝離が広範囲に及ぶと皮下血管網を損傷して，創縁の血行不良から皮膚壊死を起こす可能性が高くなる．眼瞼・外鼻・耳介など皮下組織がほとんどない部位では筋膜・軟骨膜上での剝離となりやすい．

　顔面の血管では浅側頭動脈の損傷を注意するようにいわれるが，耳前部では容易に触知されるし，細かい脂肪の層よりも深いところまで切り込まないかぎり損傷しない．むしろ前額における眼窩上動脈や滑車上動脈のほうが浅い脂肪層内を走行していることが多く出血させやすい．必ずしも一致しないが，目立つ血管を見つけたり出血させてしまった場合には，近傍に神経が存在することがあるので止血の際など注意するとよい．

2. 頭皮の皮下剝離（図1b）

　他部位について，頭皮の場合は帽状腱膜下の疎な結合組織を剝離する．頭皮の血管はこの層よりも表層を走行しているためほとんど出血せず，指による剝離も容易である．

3. 体幹・四肢の皮下剝離（図1c）

　体幹，四肢ではさらに深層の皮下，表在あるいは深在筋膜上で剝離を行う．ただ，小範囲の剝離しか必要ない場合では，浅い脂肪組織内で剝離しても皮下血管網を損傷しなければ問題はない．

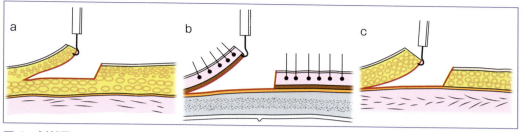

図1　剥離層
a. 顔面：脂肪の中間層で剥離を行う．
b. 頭皮：帽状腱膜 galea aponeurotica の下で剥離を行う．
c. 体幹・四肢：皮下表在筋膜 superficial fascia あるいは深在筋膜 deep fascia 上で剥離を行う．

注意すべき神経(図2～4)

顔面を中心として，遭遇率，危険度の高いものから解説する．神経走行の記載については文献によっても微妙に異なるため参考としていただきたい．

1. 眼窩上神経 supraorbital nerve(図3)

三叉神経第1枝の眼神経から分岐した前頭枝の枝のひとつである．眼窩上孔（切痕）から頭蓋骨外に出て，頭頂に向かう．途中で内側枝 medial branch と外側枝 deep branch に分岐するが，顔面の手術で特に注意しなければならないのは内側枝である．

内側枝は表層枝 superficial branch であり，前頭枝から分岐後直ちに複数の小分枝となり扇状に広がり，それぞれは前頭筋の中央までのさまざまな高さで筋を貫通して筋表層を頭頂に向かう．片側の前額から前頭部の知覚を支配しており，損傷するとこの部の知覚鈍麻～麻痺を生じる．解剖書では筋層上を走行するが，実際は皮下の薄い脂肪層内に存在するようにみえることも多い．前額脂肪腫，（皮膚外科手術ではないしアプローチにもよるが）前頭部外骨腫などの手術では特に注意を要する．前額の皮膚切開は，腫瘍直上付近のしわに合わせることが多いが，不用意に深く切開するとこれだけで切断してしまうこともある．切開は皮膚のみにとどめ，皮下組織からは鈍的に分けて前頭筋表層に到達するのが安全である．結構な頻度で脂肪組織の中から神経を見つけることがある．

外側枝は深層枝 deep branch で，前頭筋の表層に出ることはなく単一神経として頭蓋骨膜と帽状腱膜の間を頭蓋骨冠状線付近まで走行する．顔面の皮膚から皮下の範囲においてはあまり問題にならない(図3)．

2. 顔面神経側頭枝 temporal branch of facial nerve(図2)

顔面神経の枝のなかでも特に注意する必要がある神経である．側頭枝，前頭枝，側頭前頭枝，前額枝などさまざまに表記されている．多くは3枝(前方：眼輪筋上部への枝，中央：前頭筋への枝，後方：前頭頭頂から耳周囲の筋への枝)があるが，最も危険なのは中央の枝である．それは概ね耳垂と眉毛の外側を結んだ線の外側を走行している(図2：赤線：耳垂根部下～0.5 cmの点から眉毛外側縁上方1.5～2 cmを結んだラインの浅筋膜下)．頬骨弓より頭側のいわゆるこめかみの部分であるが，この部分は皮膚も皮下組織も薄いので，トレパンなどによる不用意な皮膚採取だけでも損傷する可能性がある．損傷程度にもよるが不全麻痺に陥った場合でも回復し難い神経であり，前頭筋の下垂によりあたかも眼

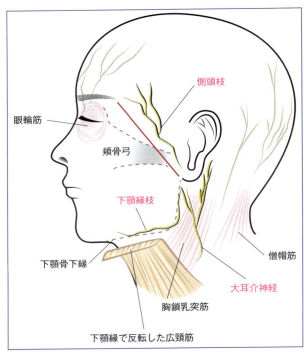

図2 顔面神経（側頭枝・下顎縁枝），大耳介神経の走行

瞼下垂のような症状がでる．この部の手術では今でも緊張してあたるようにしている．

ちなみに頬骨枝や頬筋枝は神経のネットワークが多く，万一末梢の1ヵ所を切断しても障害を残すことはほとんどない．

3. 顔面神経下顎縁枝 marginal mandibular branch of facial nerve（図2）

純粋に皮膚外科領域では，側頭枝よりも損傷する機会は少ないが，下顎角から口輪筋までの間では念頭に置くべき神経である．一般には下顎角部やや下方から回り込み，下顎骨下縁より約5 mm頭側を前方に走行する細い神経である．広頸筋下の深筋膜浅葉下を下口唇に向かって走行し，口輪筋，笑筋，口角下制筋，下唇下制筋に分布する．その走行にはばらつきがあり，下顎骨下縁より尾側のこともあるうえに複数のこともある．頸部の伸展によっても変位するため注意が必要である．ただし，ほぼ100％が顔面動静脈よりも浅層を走行する．末梢での神経吻合はないといわれている．前述のごとく広頸筋の裏面に存在するため，皮膚皮下組織の範囲では基本的に損傷することはないが，広頸筋はこの範囲では薄く，痩せている症例などでは皮下脂肪が薄く広頸筋のすぐ下が深筋膜浅葉となりやすいため注意が必要である．

4. 大（小）後頭神経 greater（lesser）occipital nerve（図4）

頸部の皮下深くまで剝離を要するような腫瘍を摘出する際には注意が必要である．決して細い神経ではないが，境界不明瞭な脂肪腫や炎症などにより癒着している場合は特に注意する（図4b, c）．僧帽筋の腱を正中より数cm離れたところで貫いて皮下に出て，分岐を繰り返して頭頂部あるいはそれを越す部分まで達する．時に後頭動脈が付近を伴走していることがある．

小後頭神経は大後頭神経よりもさらに数cm外下方で胸鎖乳突筋停止付近後縁から皮下

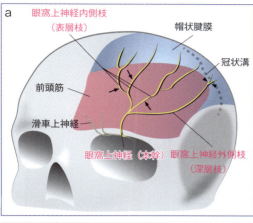
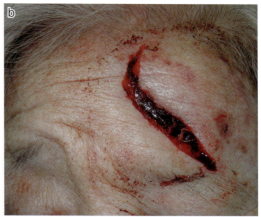
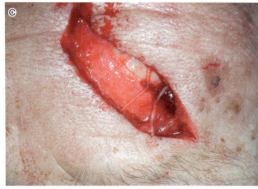
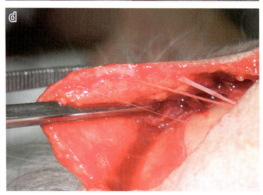

図3　眼窩上神経の走行と眼窩上神経を同定しえた症例

a. 眼窩上神経の走行のシェーマ：図中の矢印，三角はそれぞれ前頭筋，帽状腱膜を貫く部位を模式化し，眼窩上神経内側枝が前頭筋を貫くのはさまざまな高さであることを示している．外側枝は前頭筋下～帽状腱膜下を通過し，かなり頭頂付近で帽状腱膜を貫き皮膚に至る．

b～d．95歳　女性　意識を失って転倒し，サイドボードの角に左前額部を打撲して受傷．救急搬送された症例

b. 受診直後の状態：創内は凝血塊で満たされている．外側に神経（弛緩した状態）が確認できる．眉毛は下垂しており，前頭筋の断裂が疑われる．

c. 血腫を除去したところ：3本の眼窩上神経が確認できる．中央，外側の2本はbでも見られるが，外側は尾側で断裂していた（このため弛緩しており，太く見える）．骨膜が一部切れて骨が露出している．

d. 頭側の皮膚を挙上したところ：3本の神経が（筋層表面ではなく）脂肪層に侵入しているところがはっきり見られる．鑷子の先端奥は断裂した前頭筋断端．

に出て，大後頭神経とほぼ平行に頭側に走行する（図4d）．

5. 大耳介神経 greater auricular nerve（図2）

　頸神経叢の枝で，胸鎖乳突筋の中央付近後縁からこの筋の表面（広頸筋裏面）を上行し，下顎角の高さで前後各1本の終枝に分かれる．その後枝は耳垂から耳後部皮下に向かい，耳垂・耳介後面から側頭部に分布する．耳垂下部から耳後部の皮下腫瘍を摘出する際などに損傷する危険性がある．大耳介神経は顔面神経麻痺の手術に利用されることもあるなど切断しても感覚は回復するとされるが，不用意に傷つけると術後のトラブルにつながる．

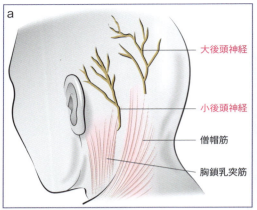
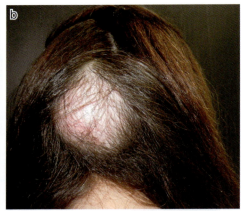
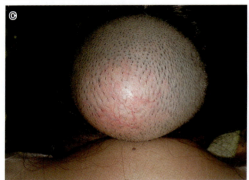
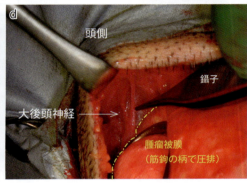

図4　大・小後頭神経の走行と後頭部粉瘤の手術時に大後頭神経を同定しえた症例
a．大・小後頭神経のシェーマ，b．初診時，c．手術直前
d．嚢腫状の腫瘤を剝離し底側に入り込んでいくあたりで，癒着した組織の奥から大後頭神経（→）が表層に表出する部分が露出した．油断して勢いよく剝離していくと切断する可能性があった．大後頭神経を矢印と鑷子で示す．

まとめ

1. 顔面表層の手術において神経血管系で注意すべきものをまとめた．皮膚切開は不用意に深く切り込まず，皮下茎皮弁作成や腫瘍深部の剝離の際に注意して欲しい．
2. 取り上げた神経は比較的浅いところを走行するが，特に顔面神経側頭枝，眼窩上神経，大耳介神経は注意するべきである．顔面神経下顎縁枝は広頸筋裏面を走行する．
3. 浅側頭動脈は耳前部からこめかみまで触知可能で損傷回避は容易である．
4. 各図では，走行についての目印をできるだけわかるように記載した．参考にして不用意に深い皮膚切開や皮下剝離をしないように注意していただきたい．

■参考文献
1) 清水　曉：頭蓋表層の解剖学的要因による頭皮神経痛と頭痛―眼窩上神経痛・後頭神経痛・開頭術後頭痛―．臨床神経学 **54**：387-394, 2014
2) 岩井　大ほか：耳下腺腫瘍切除術における顔面神経下顎縁枝の同定と温存．口咽科 **29**：51-55, 2016

マイ アパラート

タミヤ クラフトツールシリーズ No.92 ヘッドルーペ

出光俊郎

自治医科大学附属さいたま医療センター皮膚科

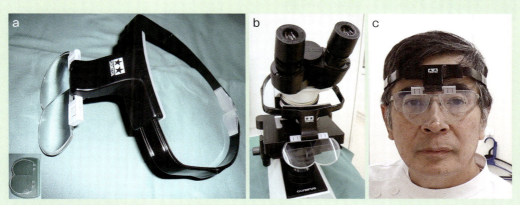

図　タミヤ クラフトツール　ヘッドルーペ
a. 頑丈である．枠内は倍率により交換できるレンズ．タミヤのマークとロゴも気に入っている．
b. 顕微鏡にかけておける．
c. メガネの上から装着できる．

　誰でもいずれは遠近の調節ができなくなる年齢になる．タミヤのヘッドルーペ(図a)は筆者のお気に入りの道具で，最近はこれなしでの正確な外来診療はおぼつかないくらいの必須アイテムになっている．本製品は本来の手術で使用するものではないが，外来処置には必須の便利なツールである．値段も6,000円程度であるが高く感じない．老眼が始まり抜糸や詳細な皮疹の観察がしにくくなった50歳を過ぎた頃，防衛医大の清澤教授から勧められた．名前からわかるようにもともとはプラモデルなどの工作用のメガネである．抜糸，伝染性軟属腫，鶏眼，胼胝処置，液体窒素凍結療法，面皰圧出，稗粒腫の小切開，各種フットケア，ワイヤー法などの爪処置にも威力を発揮する．レンズはアクリル樹脂製でキズ防止コーティングされている．1.7倍，2倍，2.5倍と倍率が各種あり，差し込み方式でレンズ交換する．跳ねあげられる点とメガネの上からもかけられる利点があり，しかも，何度も着脱しているが，弾力もしっかりとしてかなり頑丈なつくりである．自分の頭，首はもちろん顕微鏡にもかけることができる(図b)．滅菌していないので長時間の手術で有用とはいえないが，短時間で終了する簡単な切開やパンチ生検にはいまや欠かせないアイテムとなっている(図c)．かたわらの字の小さい，医薬品集などの本を読むのにも便利である．さらに筆者は患者の鱗屑や爪などの検体採取や真菌培養の際にも利用している．本来の目的であるプラモデルの作成や釣りの仕掛けをつくることに使用したいが，いまだ，夢はかなっていない．もちろん，刺繍や針仕事にも有用と思われる．

■ Ⅲ章　合併症・トラブル

手術時の針刺し事故の予防と起きたときの対策は？

久保　諭
防衛医科大学校病院形成外科

手術時の針刺し事故の予防

　針刺し事故の発生率はわが国における大規模調査等によると，100病床あたり6.4件であり[1]，感染率はHIV 0.3%[2]，HCV 3.3%，HBV 30%程度である[3]．針刺し切開は，血液媒介病原体への感染リスクがあるものと認識し，その対策に取り組む必要がある．

　まず，当該患者の感染症の有無を確認しておく．手術中は共同作業者をあわてさせるような言動は避け，チームワークでの作業を心がける．レイアウトに関しては，血液の付着した鋭利器材・縫合針・注射針等の流れや受け渡しの可能性などをあらかじめ考慮して，各作業者の立つ位置や，器具の保管場所，専用廃棄容器の配置場所を決める．感染症が明らかな場合は，特に注意して作業する．例えばHIV陽性患者の場合は，術者の手袋を二重にすることや，針のついた器具の受け渡しは，台の上に一旦置き直接手渡ししないようにすることなどの工夫が必要である．どうしても縫合針のついた持針器を共同作業者に手渡しする場合には，あらかじめ，手渡し方法を話し合い，確認しておく．また，使用後の縫合針等を手渡ししないですむ方法を確認する．使用後の注射針や縫合針を共同作業者に手渡す場合や，やむをえず，その注射針等を一時保管する場合には，その旨，必ず共同作業者に声掛けする．

針刺し発生時の対応

　万が一，針刺し切創や，粘膜や傷のある皮膚への血液・体液曝露（以下，曝露と略す）が発生した際は，直ちに手を下ろして対応するルールを確立する．

　応急処置として，まず針刺し・切創部位を石けんと流水で十分に洗う．次に患者の感染症（HBV，HCV，HIVなど）を確認する．また，自分の健診結果（HBs抗原・抗体，HCV抗体など）も確認する．その後，各所属長に報告し，フローチャートに従い行動する（図1）．

　上司への報告や書類の記載など，多くの実施事項があるが，最初にやるべきことは医学的な対処である．まず傷口の洗浄を行い，当該科に相談する．HIVの予防内服やB型肝炎のガンマグロブリン接種などが必要な場合は，できるだけ早く開始したほうがよいので，無駄に時間を遅らせないことが大切である．報告書の記載などはその後でよい．

　HCV患者に曝露された場合，HCV抗体とAST，ALTを1，3，6，12ヵ月目に検査する．

　HBV患者に曝露された場合，HBIG（グロブリン製剤）を48時間以内に接種し，HBワクチンを接種する．HBs-Ag，HBs-Ab，AST，ALTを1，3，6，12ヵ月目に検査する．

　HIV患者に曝露された場合，可能であれば2時間以内にツルバダ®とアイセントレス®の内服を開始する．曝露直後，6週間後，3ヵ月後，6ヵ月後および12ヵ月後にHIVス

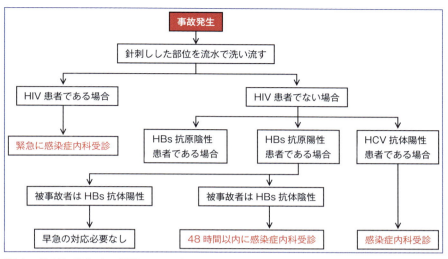

図1 針刺し発生時の標準フローチャート

クリーニング検査を行う．

まとめ

1. 器械受け渡し時では，職員間の声かけや，目視確認を徹底するように指導する．
2. 針を持ったまま，他の行動を行わない．
3. 使用後の針は手渡ししない．
4. あわてないで冷静に取り組む．
5. 針刺し発生時，まずは医学的な対処を行う．

■文　献
1) 木戸内清：職業感染一次予防活動のための指標とシステム．Infection Control **23**：820-822，2014
2) 防衛医科大学校病院安全管理委員会ほか：感染対策．安全管理ハンドブック，p.35-44，2016
3) 赤羽賢浩：肝炎ウイルス臨床の進歩 針刺し事故の肝炎感染率と経過，予後．綜合臨床 **45**：2493-2495，1996

■ Ⅲ章　合併症・トラブル

皮膚外科で必要なアレルギーの知識と対処法について教えて下さい

梅本 尚可
自治医科大学附属さいたま医療センター皮膚科

皮膚外科医が遭遇する即時型アレルギー

　蕁麻疹，血管性浮腫，アナフィラキシーといった即時型アレルギーは，急速な経過をたどり時に致命的であるため早急な対応を要する（表1）．痒み，発赤，膨疹，悪心，嘔吐，呼吸苦，血圧低下などが発症すればアレルゲンの可能性のあるものを速やかに取り除く．周術期の即時型アレルギーの原因として最も多いのは筋弛緩剤（ロクロニウム，スキサメトニウム，アトラクリウムなど）であるが，これは麻酔科管理で使用されるのでここでは触れない．即時型アレルギーを念頭に問診を行い，患者のアレルギー歴，既往歴から起こりうるアレルギーを予測，回避することが最も重要である．

1．ラテックスアレルギー

　ラッテクスアレルギーは天然ゴムによる即時型アレルギーを指し，遅延型アレルギーは含まない．医療現場にはラテックスを含有するものが多数存在する（表2）．周術期のアナフィラキシーでラテックスアレルギーは筋弛緩剤に次いで2番目に頻度が高い．ラテックスに接触した皮膚に紅斑，膨疹を生じ，反応が強いと接触した部位を超えて皮疹が広がり，まれにアナフィラキシーショックに進展する．ラテックスに直接接触しなくてもラテックスを吸着した手袋のパウダーを吸入して発症する例もある．ラテックスアレルギー患者の35％は口腔アレルギー症候群 oral allergy syndrome（OAS）を合併する．ラテックスと共通抗原を有するアボカド，バナナ，栗，キウイ，イチジクの OAS を有する患者はラテックスアレルギーを発症する可能性がある．また，ラテックス手袋を頻回に使用する職業に

表1　即時型アレルギー発症時の対応マニュアル例

①瘙痒，膨疹など皮膚症状の出現
1）人を呼ぶ，救急カート準備，バイタル測定，静脈ライン確保
2）ポララミン 5 mg/A 静脈注射
3）生食 500 mL またはヴィーン F 輸液の点滴静注開始
4）ソル・メドロール 125 mg＋生食 100 mL の点滴静注
アスピリン不耐症の場合は
リンデロン 4 mg（1A）＋生食 100 mL の点滴静注
②くしゃみ，咳嗽，咽喉部の違和感，吐き気など
1）アドレナリン注 0.1％（1 mg/mL）0.3 mg 筋注
2）酸素 10 mL/mL 開始
③呼吸困難，高度喘鳴，血圧低下，意識消失，不整脈，痙攣
1）アドレナリン注 0.1％（1 mg/mL）0.3 mg 筋注

表2　天然ゴムを含む可能性がある医療器材

手袋，駆血帯，止血帯，絆創膏，蘇生用のマスク・バッグ回路，カテーテル類，ドレーン類，血圧測定用カフ，聴診器，経口・経鼻の吸引管，歯科用ラバーダム，超音波検査機器のプローブカバー，特殊な気管チューブ，シリンジ，電極パッド，注射ボード，薬液バイアルのゴム蓋，エプロン，輪ゴムなど

表3 局所麻酔，伝達麻酔に適応のある局所麻酔薬

分類	一般名	商品名
エステル型	プロカイン塩酸塩	プロカニン，ロカイン
	テトラカイン塩酸塩	テトカイン注用
	パラブチルアミノ安息香酸ジエチルアミノエチル塩酸塩	テーカイン原末
アミド型	リドカイン塩酸塩	キシロカイン注
	メピバカイン塩酸塩	カルボカイン注
	ブピバカイン塩酸塩水和物	マーカイン注
	レボブピバカイン塩酸塩	ポプスカイン注
	ジブカイン塩酸塩	ジカベリン注，ペルカミン原末

従事している者，繰り返す医療処置または手術歴のある者，アトピー性皮膚炎患者はハイリスク群である．

2. クロルヘキシジングルコン酸塩による即時型アレルギー

クロルヘキシジングルコン酸塩（CHG）はヒビテン®，ヘキザック®として販売され，医療現場で消毒薬として頻用されている．高濃度の使用，粘膜への使用で即時型アレルギーリスクが高くなる．CHGは開放創，皮下組織，結膜以外の粘膜への使用を避け，規定の濃度を厳守する．また，市販の医薬部外品，一般医薬品のなかにはCHGを含有する製品が多数あり，これらに対するアレルギー歴についても問診しておく．

3. 局所麻酔薬による即時型アレルギー

局所麻酔薬のアレルギーを訴える患者は少なくない．実際，局所麻酔薬投与時の異常反応は投与患者の0.5～10％で認められるとの報告があるが，その80～90％は心因性反応，血管迷走神経反射，過換気症候群，添加されているアドレナリンによる循環器系反応などであり，局所麻酔に対するアレルギーは非常にまれと考えられる．局所麻酔薬はエステル型とアミド型に大別される（**表3**）．交差反応は同型内では起こりやすいが，両者間の交差反応は報告されていない．局所麻酔薬に対するアレルギーの多くはエステル型局所麻酔薬に対するものである．エステル型局所麻酔薬は分解され高い抗原性を有するパラアミノ安息香酸（PABA）を生じる．このPABAがアレルギーの原因と考えられている．また，麻酔薬そのものではなく添加物であるメチルパラベン，ブチルパラベンなどの防腐剤や酸化防止剤のピロ亜硫酸ナトリウムに対するアレルギーの可能性もある．前者のパラベン類はPABAと類似の構造をしており，エステル型局所麻酔薬のアレルギー患者には，これらの添加物を含まないアミド型局所麻酔薬を使用する必要がある．局所麻酔薬のアレルギーを申告する患者に対して，あらかじめキシロカイン®およびエピネフリン入りキシロカイン®のプリックテスト，皮内テスト，漸増皮下注射検査を行うとよい（**表4**）[1]．

4. 抗菌薬による即時型アレルギー

抗菌薬は周術期のアナフィラキシーの原因として3番目に多い．抗菌薬の即時型アレルギー歴のある患者では交差反応も考慮して慎重に選択する．手術部感染症に対する抗菌薬の予防投与は皮膚常在菌を対象としペニシリン系，第1世代セフェム系抗菌薬が主流であ

Ⅲ章　合併症・トラブル

表4　塩酸リドカインに対する即時型アレルギーの有無判定のプリックテスト・皮内テスト・漸増皮下注射検査プロトコール

step	test	量(mL)	希釈
1	プリックテスト	―	1/100
2	プリックテスト	―	等倍
3	皮内テスト	0.02	1/100
5	皮下注射	0.1	1/100
6	皮下注射	0.1	1/10
7	皮下注射	0.1	等倍
8	皮下注射	0.5	等倍
9	皮下注射	1	等倍

＊各ステップの間隔は20分.
＊生理食塩水を対照とし, 皮膚反応5mm以上または生理食塩水の2倍以上を陽性.

（文献1）より引用）

る. ペニシリン系またはセフェム系抗菌薬のある種に即時型アレルギーの既往があれば, 同系抗菌薬は原則使用禁忌である. ペニシリン系とセフェム系間の交差反応の起こりやすは側鎖構造の類似性にある. アンピシリン, アモキシシリンとセファクロル, セファレキシンは側鎖構造が類似しており交差反応が起こりやすいため, ペニシリンアレルギーがある場合は第1世代より第2, 3世代セフェム系抗菌薬を選択する. βラクタム系抗菌薬以外の手術部位感染症の予防代替薬としてクリンダマイシン, MRSAの保菌が疑われる場合はバンコマイシンなどが推奨されている.

5. 鎮痛解熱剤による過敏症

　非ステロイド系消炎鎮痛薬(NSAIDs)内服後数時間以内に鼻炎, 喘息, 蕁麻疹, 血管性浮腫, 結膜炎などの症状が出現することがある. 即時型アレルギーを疑わせる症状であるが, NSAIDs不耐症(アスピリン不耐症)の可能性を考える必要がある. NSAIDs不耐症はシクロオキシゲナーゼ1(COX-1)阻害によってもたらされるロイコトリエン過剰産生が原因と考えられている. COX-1阻害作用を有する構造の異なる複数のNSAIDsで誘発歴があればNSAIDs不耐症の診断は確定である. プリックテストなどの皮膚テストで陽性所見を得られればNSAIDs不耐症ではなく即時型アレルギーと診断できるが, 陰性であってもNSAIDs不耐症と診断することはできない. その場合, 診断には内服負荷テストが必要となる. NSAIDs不耐症の代替薬としてはCOX-1選択性阻害作用の弱いアセトアミノフェン, 塩基性消炎鎮痛薬の塩酸チアラミド(ソランタール®), COX-2選択性阻害薬であるセレコキシブが候補に挙げられる(表5)が, これらの薬剤でも過敏症状をきたすことがある. NSAIDs不耐症ではコハク酸エステル型ステロイド製剤のヒドロコーチゾン(ソルコーテフ®), メチルプレドニゾロン(ソル・メドロール®)の使用で症状が悪化する可能性があり, リン酸エステル型製剤のデキサメサゾン(デカドロン®), ベタメサゾン(リンデロン®)を1～2時間かけて点滴静注する必要がある(表1).

表5　NSAIDs 不耐症における危険薬

危険	NSAIDs 全般（湿布を含む）
やや危険	アセトアミノフェン 500 mg/ 回以上 NSAIDs の塗布薬，点眼薬 ハイペン®，モービック®
ほぼ安全	アセトアミノフェン 300 mg/ 回以下 ソランタール®，セレコックス®
安全	トラマール®，ペンタジン®

皮膚外科医が知っておくべき接触皮膚炎

　テープかぶれのようにアレルゲンが接触した部位に限局して紅斑，丘疹が出現すれば接触皮膚炎の診断は容易であるが，なかには接触皮膚炎とわかりにくい例もある．接触皮膚炎症候群は皮膚炎などアレルゲンが接触した部位を越えて皮疹が出現し，しかもアレルゲンとの接触部位の症状が軽微である場合は診断が難しい．全身性接触皮膚炎にはアレルゲンが経皮以外のルートで体内に投与され，全身に湿疹性病変が出現する．また，難治性潰瘍，蜂窩織炎様紅斑でも接触皮膚炎の可能性がある．

1．消毒薬・外用剤による接触皮膚炎

　消毒薬の接触皮膚炎は非常に多い．消毒薬を表皮が欠損した部位に用いる場合は，接触皮膚炎といっても通常の湿疹型の反応を示さず，本来の創の治癒の遷延，拡大を生じる．難治性潰瘍では消毒薬の接触皮膚炎の可能性を考える必要がある．ポピドンヨード（イソジン®）はアレルギー性接触皮膚炎に加え，刺激性接触皮膚炎の原因になる．手術野に使う場合，体の下に回り込み長時間の接触で皮膚炎を惹起する．

　ジャパニーズスタンダードアレルゲンの全国集計の結果をみると，硫酸フラジオマイシンの 2014 年度陽性率は 7.7％で 25 試薬中 4 番目，2005 年以降，常に 8 位以内である[2]．フラジオマイシンとゲンタマイシンには交差反応があり，フラジオマイシン陽性症例のほとんどはゲンタマイシンにもアレルギーをもつ．ゲンタシン軟膏を慣習的に創部の保湿，保護目的で使用する傾向があるが，再考が必要である．

2．局所麻酔薬による接触皮膚炎

　局所麻酔薬は鎮痛，鎮痒のために多くの市販薬に配合され，その接触皮膚炎は珍しいものではない．塩酸リドカインは他の麻酔薬に比べ感作性が低く安全性が高いと思われていたが，近年，リドカインの接触皮膚炎が増加し，ペンレステープ®，リドカイン局所注射による報告もある．痔疾患治療薬，外用剤，テープ剤に含まれる局所麻酔薬による接触皮膚炎の多くは接触部位に限局した紅斑，丘疹であるが，痔疾患治療薬では接触皮膚炎症候群が多く，リドカイン局所注射の報告では全身性接触皮膚炎の臨床像を呈している．リドカインの接触皮膚炎が増加した原因は，塩酸リドカインを配合した市販薬が多数流通するようになったためである．今後，リドカインのアレルギーはさらに増えると予想される．

3．手術材料によるアレルギー

　医療用ステープラーは頭部の閉創や裂創にしばしば使用される．ステープル（針）はニッケル（Ni），クロム（Cr），鉄を含む合金で，添付文書には Ni，Cr の金属アレルギーのある

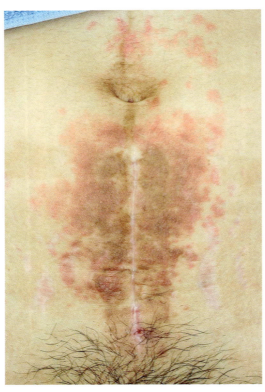

図1　ダーマボンドによる接触皮膚炎症候群（37歳女性）
帝王切開術後1ヵ月を経過して，下腹部正中創を中心に痒みを伴う丘疹が出現，ダーマボンド接着部位を越えて拡大した．

患者への使用は禁忌になっている．ステープルによる接触皮膚炎の報告は少ないが，すべてNiを含む金属のアレルギーのある患者に発症しており，ステープル刺入部，創周囲の紅斑，漿液性丘疹，小水疱といった接触皮膚炎の症状のほか，ステープル刺入により生じた小潰瘍の治癒の遷延が報告されている．

中縫いに高頻度に用いられるPDS®Ⅱの接触皮膚炎では，通常の接触皮膚炎のように漿液性丘疹は認めず，蜂窩織炎様の発赤，浮腫を生じる．PDS®Ⅱが吸収される6ヵ月を過ぎた頃に自然に消退する．ナイロンアレルギーの患者にナイロン糸で同じような蜂窩織炎様症状を呈した報告もある．

ダーマボンド®はシアノアクリレート系接着剤で皮膚表面に接着後すぐに重合し分子量が大きくなるため感作性が少ないといわれていたが，睫毛エクステ，つけ爪の接着での使用とともに女性で接触皮膚炎の報告が増加した（図1）．ダーマボンド®は通常は10日ほどでフィルムが脱落するが，長期に遺残した症例で貼付後20日以降経過して発症する．積極的にフィルムを除去することで予防できる．

ヒトアジュバント病

ヒトアジュバント病は美容外科手術で用いるシリコン，パラフィンなど注入後，数年後に異物によって生じる自己免疫疾患様病態である．病理組織学的に異物注入部，所属リンパ節に異物肉芽腫が認められ，自己免疫疾患様の血清学的異常を伴うが，異物の除去によって症状は改善する．豊胸術の既往などは患者が故意に隠すこともあり，医療者側が積極的

に疑わなければならない．シリコンインプラントが薬事承認を得て，乳癌術後のインプラント挿入は増加する傾向にある．承認されたインプラントは破損しにくく，術後のチェック体制もあるが，発症までに長い年月が経過することもあり注意が必要である．

ま と め

1. 丁寧に問診を行い，ラテックス，消毒薬，局所麻酔薬，抗菌薬，鎮痛薬などのアレルギーの可能性がないか確認しておく．
2. 原因にかかわらず即時型アレルギーの対処法は同じなので，マニュアルを用意しておく．NSAIDs 不耐症の可能性があれば，コハク酸エステル型ステロイド製剤は使用しない．
3. 消毒薬による難治性潰瘍，縫合糸による蜂窩織炎様紅斑，局所麻酔注射による全身性湿疹など非典型的な接触皮膚炎が存在する．

■文　献
1) Schatz M：Skin testing and incremental challenge in the evalution of adverse reactions to local anesthetics. J Allergy Clin Immunol **74**：606-616, 1984
2) 鈴木加余子ほか：ジャパニーズスタンダードアレルゲン(2008)2013 年度・2014 年度陽性率．J Environ Dermatol Cutan Allergol **11**：234-247，2017
■参考文献
日本アレルギー学会：アナフィラキシーガイドライン．メディカルレビュー，2014(https://anaphylaxis-guideline.jp/pdf/anaphylaxis_guideline.PDF)〔accessed：2017.11.30〕

■ Ⅲ章　合併症・トラブル

皮膚外科・美容外科トラブル例（訴訟事例）からの教訓を教えて下さい

臼田 俊和
前・名古屋大学皮膚科臨床教授，前・中京病院皮膚科

医療訴訟における社会的背景

　社会環境の変化を要因として，2000年代の初め頃から医療訴訟は急激に増加してきた[1,2]．その後，示談による解決の増加や弁護士の諸事情により減少を示していた件数は，このところ再び増加傾向をみせており，要注意であることが指摘されている[1,2]．皮膚科は診療科のなかでリスクは最も低い診療科に属しているが，形成外科は医師数に対する件数において，産婦人科以上に高いリスクを示している[1]．皮膚外科としてのデータは現時点ではまだ見当たらないが，手術に関与する科が全般的にハイリスクを有していることを考えれば，皮膚外科医としても手術に携わる以上は，注意を払っておかなければならない．

　医療訴訟に関してもう一つの重要な点は，医師と患者の人間関係であり，医療の内容よりも"患者が納得しているかどうか"も重要な要素と考えられている[2]．また，医療界と司法界の考え方には乖離した部分もあるので，医療関係者の常識が通用しない場合があることも[1]，念頭に置いておくべきである．いずれにせよ，訴訟になった際には，たとえ勝訴したとしても時間や費用に多大な負担を強いられてしまうので，"転ばぬ先の杖"を心掛けることが何よりも大切である．

トラブルを防ぐ"基本のキ"は説明と診療録記載

　インフォームドコンセント informed consent（IC）は，外科的処置や手術を行う際には不可欠であり，懇切丁寧な IC が必要である．特に美容的な医療においては，より厳格で高度な説明が必要とされている[2~4]．最高裁は診療における説明事項として，①診断内容（病名と病状），②実施予定の治療内容，③治療に付随する危険性，④ほかに選択可能な治療法があれば，その内容と利害得失や予後，の4点を示しているので，最低限はこれに沿って説明することが必要になる[4]．難解な医療用語は避けて，平易な言葉でわかりやすく説明するとともに，説明の要点を診療録（カルテ）に記載することも忘れてはならない．ちなみに，保険診療における「療養担当規則」においても，懇切丁寧な説明と診療録への記録が義務付けられている．

　皮膚外科に限らず診療に際して最も基本的なことの一つは，診療録の記載である．診療録に記載がなされていなければ，第三者には診療の可否を判断することは不可能であり，結局は当事者間のいわゆる"水掛け論争"になってしまうだけである．診療録には誰にでも読める字で"要点"を記載することがポイントであり，所見のみならず「診療時の思考プロセス」の記載も重要とされている[3]．また，前医の治療についての批判的コメントを記載しないことも大切である．いずれにしても，「診療録が事実関係を確定させるうえで最も

重要な証拠の一つである[3]」ことを忘れてはならない．

トラブル・医療訴訟に至った代表的事例

トラブルや訴訟に至った代表的事例を中心に提示してみたい．

1. 説明の不足

事例1　10歳代後半の女性
手術後に生ずる瘢痕についての適切な説明がなされていなかったため，臀部の採皮部瘢痕について「こんなことになるとは思わなかった」というトラブル（主に保護者から）になった．

マスコミやインターネットの情報を鵜呑みにして，「跡形なく消える」，「すぐにきれいになる」と誤解している一般人もまれではないので，手術後の予想される経過や，施術に伴って必然的に生ずる瘢痕や色素沈着についても，説明しておくことが大切である．美容的要素を含む手術では，時には2～3回の修正手術を要する場合もあることを，術前に説明しておくことが賢明である．

2. 説明はわかりやすい言葉で

医学用語は漢字の音読が主体で，同音異義語も多い．そのため，患者が意味を理解できないまま雰囲気に押されて同意してしまったり，思いもよらない誤解を生じてしまうこともある．理解しやすい言葉にできるだけ置き換える工夫が，説明の際には必要である（瘢痕→キズ跡，創傷治癒→キズが落ち着く，予後→病気の経過，など）．インターネットやテレビドラマの影響で，医学用語が一般化している部分はあるものの，意味を正しく理解して使っているかどうかは，全く別次元のことである．"アレルギー"は広く日常的に使われているものの，医学的意味を正しく説明できる一般人はきわめて少ないであろう．膠原病を「高原病」や「抗原病」と誤解していた事例を，筆者は経験したことがある．

3. "初診→即手術"は避けるのが賢明

「初診したその日に手術」というケースを時に見かけるが，賢明なことではない．患者に考えたり相談する機会を設けておくことは，トラブルを減少させるだけではなく，自身やスタッフの感染症対策のうえからも重要である．"間"を設けることで，迷いのある患者やクレイマー的要素が潜んでいる患者は，手術予約日までにキャンセルしてくることもまれではない．

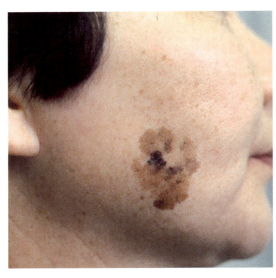

図1 事例2の臨床写真

4. 思い込み診断の危険性

> **事例2** 50歳代半ばの女性（図1）
> 　右頬の色素斑を視診のみで老人性色素斑と診断し（思い込み），保存的治療が前医で年余にわたり行われていた．後医での病理検査結果は悪性黒子で，全摘手術により軽快・安定状態が得られている．

　ホクロが生来多かったり脂漏性角化症を生じやすい年齢の場合には，悪性黒色腫の見落としによる訴訟が多い[5]．診察医は一度思い込むと，そこから抜け出せなくなりやすい傾向にあるようである．さらに，患者から「悪性の心配はないか？」と繰り返し尋ねられると，医師が"意地になって良性に固執した"としか思えないような事例も見受けられる．常にダーモスコピーや病理検査を活用して，客観的かつ冷静に診療を行うことが肝要であろう．

5. 安易な外科的治療（レーザー治療）は危険（悪性腫瘍を見逃さない）

> **事例3** 50歳代前半の女性
> 　腰部に赤黒色でグミのような固まりができて出血しやすくなったため，「切らずに治る．通院は不要」の看板に誘われて，オフィスクリニックを受診．炭酸ガスレーザーによる治療を受け，その後は自宅治療で2～3週間後には上皮化治癒した．2年ほど後に検診で胸部異常陰影を指摘されたため，総合病院を受診した．精査の結果悪性黒色腫の全身転移であることが判明したが，ほどなくして死に至った．残された遺族が，悪性黒色腫の見落としであるとして，レーザーを行ったクリニック相手に裁判を起こした．

　「日帰りで手軽にできる」を謳い文句に，レーザーによる蒸散や高周波による焼灼を奨める広告をよく目にする．その際に病理検査が行われていない場合は，非常に危険な治療法であると考えられる．悪性である確率は高くないものの，結果的に基底細胞癌やメラノーマであった場合には，患者にもクリニックにも大きな負担となってしまう．

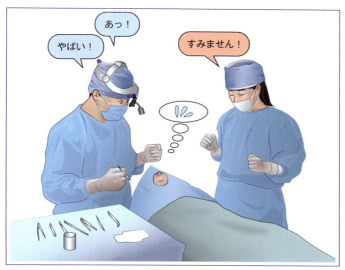

図2　手術中の会話に注意

6. 手術中の会話（図2）

局麻手術中には，ドレープによって患者の視界は遮られており，聴覚のみは残っているので，術者や助手の何気ない会話にも注意しなければならない．糸結びを失敗したり，物を落としたりした際には，助手が思わず「あっ」とか「すみません」と言ってしまいがちであるが，患者は状況が見えていないので「何か重大なミスをしてしまったのではないか」と思いやすい．ことに，術後の経過に不満足な点があると，術中の言葉がトラブルの原因となりやすい．

7. 医師法17条（無資格者による医療行為）[6]

資格がない従業員に医療行為（医業）を行わせたとして逮捕される事例が，しばしば新聞やテレビで報道されている．医師法17条の違反は犯罪であり，警察の介入を招きやすい．医師法をはじめ医療に関係する法律は数多くあるが，普通の医師はその詳細な内容を知らないのが実情である．しかしながら，「知らなかった」は通用せずに「知っているもの」として扱われるので，コンプライアンスには十分に留意しなければならない[6]．

8. 術後の創傷処置と経過観察

手術翌日または翌々日の創傷処置は必ず行うべきであり，抜糸も特別な理由がない限り術後1週前後には行うべきである．術後の診察がなされていないと，トラブルになった際に不利（術後の予見に誤りがあったと解釈される）になりやすいので，励行することが望ましい．術後の経過観察（2～3週後と数ヵ月後）も，病理検査結果を患者に伝えるほか，手術について検討・自省するためにも，当然行うべきであろう．さらに，悪性の場合には少なくとも数年間は経過観察の必要があることを，患者や家族に伝えておくことは自明であろう．

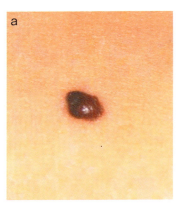 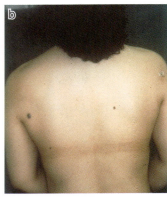

図3 事例4の臨床写真(文献5)より引用)
a. 右上腕の悪性黒色腫の原発巣(33歳時)
b. 悪性黒色腫の播種状転移が全身に認められる(38歳時)

9. 病理検査結果を過信しない

事例4 38歳の女性(図3)[5]

　小児期より"ほくろ"が多数あった．33歳時，右上腕に他の「ほくろ」とは少し変わった黒色腫瘍があるのに気付いた．痒みを伴って増大してくるため，病院皮膚科を受診して小切除術が施行された．病理専門医の病理診断は「compound nevus」であり，その後の経過観察も特に行われなかった．手術から約5年後の38歳頃から，黒色の皮下腫瘤が顔面，躯幹に汎発してきた．生検組織所見より悪性黒色腫の汎発性転移と考えられた．

　皮膚悪性腫瘍の診断に際しては，病理組織検査が確定診断には不可欠であるが，組織学的に良性との鑑別がしばしば困難な場合があることも，また事実である．病理医からの「良性のように思われるが要経過観察」という返事の場合はもちろんのこと，臨床的に悪性が除外できない場合には，病理診断結果が良性であっても，病理診断医への再確認を考慮すべきである．臨床医と病理医が，相互に疑問点をキャッチボールする(質問し合う)ことが最も大切なことである．少しでも不安を感じた際には，患者に数ヵ月後の受診を指示しておくべきであろう．少なくとも「何か変わったことがあれば，また受診して下さい」と伝えておくことは必須である．

10. 医者は後手必勝！

事例5 30歳代の女性

　顔の瘢痕や色素斑に対して，皮膚科クリニックでケミカルピーリングを受けた．色素沈着が気になったので，別の美容クリニックを受診したところ，「ケミカルピーリングのような古い方法ではシミは消えない．新しいレーザー治療をしましょう」と言われたため，前医に謝罪と治療費の返還を求めた．レーザー治療でも色素沈着はあまり軽快してはいないが，「前の治療の影響で時間がかかる」と説明されている．

　"後医は名医"といわれるように，症状や経過が明確になってから診療を行えば，診断や治療法の選択が前医よりも容易であることは言うまでもない．前医の診療に関する批判めいた言葉や何気ない一言によって，患者と前医の間でトラブルを生じてしまうこともある．

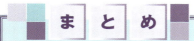

1. 2000年代になってから医療訴訟は急激に増加してきている．なかでも手術に関与する診療科は全般的にハイリスクであり，皮膚外科・美容外科としても留意する必要がある．
2. トラブル防止の最も基本的なことは，丁寧でわかりやすい説明と，診療録への記載である．診療時の思考プロセスがわかる記載が望ましく，他医への批判的コメントは避けなければならない．
3. 思い込みによる診断・治療は最も危険であり，ダーモスコピーや病理組織検査は必ず行うべきである．しかしながら，検査結果の過信もまた禁物である．

■文　献
1) 田辺　昇：皮膚科セミナリウム第89回．皮膚科と社会3 法律と皮膚科診療．日皮会誌 **122**：2475-2480，2012
2) 小林弘幸：医療訴訟の現状と対策．J Visual Dermatol **14**：720-722，2015
3) 坂本大蔵：皮膚科関連の医療訴訟では何が問題になっているのか．日臨皮会誌 **32**：686-690，2015
4) 宮﨑孝夫：医事紛争から身を守る最低限の知識．J Visual Dermatol **12**：681-683，2013
5) 岩田洋平，臼田俊和：悪性黒色腫とMRM（メディカルリスクマネジメント）．皮膚臨床 **49**：299-305，2007
6) 田辺　昇：医師法17条って何？最低限知っておくべき判例を教えて下さい．J Visual Dermatol **12**：678-680，2013

■ Ⅲ章　合併症・トラブル

皮膚外科・美容皮膚科・美容外科に役立つ 心身医学の知識と面談技術を教えて下さい

池田政身
高松赤十字病院皮膚科

医療面談について

　皮膚外科・美容皮膚科・美容外科を受診する患者は通常の皮膚疾患で受診する患者とやや異なる．皮膚外科では多くが腫瘍や母斑などの手術が目的で受診し，自らが美しくなるためさまざまな施術を行ってもらうために美容皮膚科を受診し，そして手術手技を用いて美しくなるために美容外科を受診する．これらの患者の満足度を高めるためにはどのような医療面談を用いればよいのであろうか？ 皮膚外科および美容皮膚科と美容外科の2つに大別して医療面談技法について考察するとともに皮膚悪性腫瘍や醜形恐怖症，自己臭恐怖症などの患者への対応についても述べていきたい．

心身医学的な基本的医療面談技法について [1]

　患者と円滑なコミュニケーションをとることはすべての診療科に共通である．初めて患者と会うときは，基本的に相手の目を見て笑顔で自らを名乗り，挨拶する．できれば診察室の外まで出て自ら患者を呼び込むことが望ましい．医療者が笑顔で接すると，患者は緊張が解け，話しやすくなる．最初は患者と正面から向かい合い，患者の服装，表情，話し方などを観察する．患者が子どもや高齢者で難聴などがあり付き添い人がある場合は付き添い人にも挨拶を行う．患者との距離は1 m程度とする．面談の最初には症状や一番困っていることから聴取を開始する．そしてそれらの症状によって生活への支障があるかどうか，そしてどのような希望があるのかを聴取していく．不安や緊張の強い患者では思うようにしゃべれなかったり，手が震えたり，額に汗をにじませたりすることがあるので，その際は緊張をほぐすための言葉を投げかけたり，雑談をするような配慮も必要となる．患者に質問する際は「はい」「いいえ」で答えが終わってしまうclosed questionよりも，患者が自由に語ることができるopen questionを多く用いたほうが患者から多くの情報を引き出すことができる．患者が語りだしたら，できるだけ話は遮らずに黙って話に聞き入るように心がける．そして「それは大変でしたね」「つらかったですね」など相手の身になって言葉を掛けながら話を聞くようにすると患者は心を開きやすくなり，不安も軽減する．それから，患者の話した内容をタイミングよく繰り返すことにより会話が促進される（図1）．そして診察室を出るとき患者は最も伝えたかったことを最後に話すことがあるので，その会話を大切にし，患者の真意を聞き漏らさないように心掛ける．

　多くの患者は自分の病気に対する不安があり，もしかしたら重い病気で治らないかもしれないなどと思っており，自らの病気を軽く見せようとしたり，場合によっては真実を隠すことさえある．医師はそのことを念頭において，客観的に患者から話を聞く必要がある．

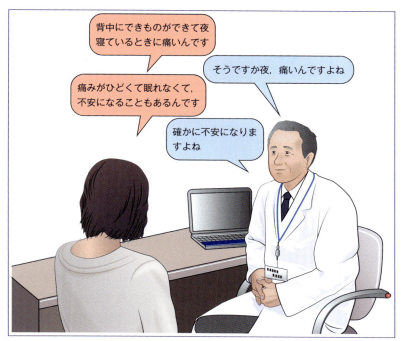

図1 患者の心を開きやすくする会話の例

皮膚外科における医療面談について

　皮膚外科で扱う疾患は主に腫瘍と母斑などである．腫瘍は良性のものと悪性のものがあるが，母斑はほとんど悪性のものはなく，むしろ美容的な側面が大きいといえる．良性の腫瘍や母斑などの患者では通常の面接技法で臨めばよいが，患者の希望を見極めることが肝要である．良性か悪性か迷う場合は皮膚生検などを行い，精査する必要がある．良性の腫瘍であれば，現状では生活に支障はきたしていないが，将来的には大きくなって，日常生活の妨げとなるかもしれないので，予後についてもわかる範囲で十分に患者に説明して，手術後の瘢痕など，手術のメリット，デメリットを伝えたうえで，患者および家族に手術を行うか否かを決めてもらう必要がある．皮膚悪性腫瘍の患者に対する医療面談についてはサイコオンコロジーの項目で述べる．

美容皮膚科および美容外科における医療面談について

　美容皮膚科および美容外科においての医療面談技法も大きく異なるものではない．しかし扱う疾患が保険診療ではないことが多く，医学的には医療が必要とは必ずしもいえないが，患者の希望が強く美容的には医療が必要な場合が多い．また，常に患者の希望通りの結果が得られるとは限らないので，面談の際には患者の希望を十分に聴取し，それに対しどこまで希望に沿ったような結果がだせるか，施術後や手術後の状態を十分に伝え（できれば写真などを見せて），できるだけ患者に結果について理解してもらい，最終的な満足を得られるように努力する必要がある．美容を望む患者は，現状の自分には満足できず，

Ⅲ章　合併症・トラブル

治療を受けに来ているのであり，治療後に心理的な満足が得られなければトラブルになったり，訴訟にいたるケースもある．美容外科を受診する患者で，トラブルになりやすい疾患に醜形恐怖症や自己臭恐怖症があり，注意を要するので，これらについては以下で述べる．

1. 醜形恐怖症

醜形恐怖症とは自分自身の身体の形態に関してその一部あるいは全部が醜いと訴えるもので，顔の一部あるいは全部に固執するケースが70％以上といわれている[2]．自らの醜さに関し，妄想に近いくらい確信しており，美容外科的手術を強く求めることが多い．疾患概念としては強迫症関連症群に位置付けられている．病識の程度を，「病識十分」，「病識不十分」，「病識欠如・妄想的」の3段階に分けるが，病識のないものが多い．当然精神科で扱うべき疾患であるが，自ら精神科に受診することはきわめてまれであり，多くは形成外科や美容外科を受診し，美容手術を求める．家族は手術に反対しているケースが多いが，患者本人は家族が手術について理解してくれないなどと主張する．この患者の医療面談ではできるだけ，家族などの関係者を同席させるようにする．なぜなら，手術をしないようにした場合，患者の苦悩の強さによってはその後自殺するおそれがあるので，家族などによる関与が必要となる．また手術を行っても患者の苦悩が改善される可能性は低く，手術を行うにしても，機能を回復させたりするような目的をはっきりさせて，患者の了承を得てからすべきである．手術後の経過でも患者が満足することは少なく，さらなる手術（ポリサージェリー）を希望してくることも多いが，さらなる手術は避けたほうがよい．そのためには手術を行うことにより，機能や感覚が変わり，生活に支障がでるおそれがあるなどと説明し理解を求める．

醜形恐怖症は精神科においても治療が困難な疾患であり，患者の不安を少しでも軽減するような対応が望ましい．薬物療法としては対症的に抗うつ薬や抗不安薬を使用することもあるが，効果は限定的である．

2. 自己臭恐怖症

自己臭症（腋臭症）は白人に比べると日本人では少なく，逆に少ないからこそ自己の臭いが気になり，自己臭恐怖症となる人がでてくる．自己臭症患者は皮膚科や形成外科を受診するが，診察室に入っただけで臭いのわかるほど臭いが強い患者もいるが，客観的にほとんど臭いのしない患者も多い．自己臭恐怖症は客観的には臭いがないか，ほとんどないにもかかわらず，自分の身体から嫌な臭気が発散し，周囲の人に不快感を与え，他人から嫌がられていると確信し，悩む病気である．小川[3]によると腋臭の程度と手術を受けた人の関係をみると，腋臭の強い患者は手術を受ける確率が高いが，臭いがわずかの患者で手術を受ける比率が約70％，ほとんど臭いのない患者でも手術を受ける比率が14％ほどあり，腋臭を訴えて受診する患者のうち約7割は腋臭がないか，ほとんどない人たちである．小川は腋臭症の手術適応は，①1mくらい離れても臭うかそれ以上強い臭い，②臭いは少ないが下着の黄染や多汗のある場合，③臭いは少ないが本人の手術希望が非常に強く，手術によって劣等感が除かれると推測される場合としている．客観的にほとんど自己臭のしない患者の診察に際しては，「異常はない」「臭いはしない」と説明しても患者は受け入れることはないが，「臭いがある」と受け入れてしまうと手術をしないといけなくなる．手術適応の③のように，臭いのほとんどしない患者でも手術を行うことにより，劣等感がとれ，満

足する場合があるが，手術を行っても臭いがとれず，満足しないことも多い．自己臭恐怖症では患者の不安，緊張，恐怖を取り，正常な社会生活を送れるようにすることを目標にしなければならない．手術が奏効する場合もあるが，そうでない場合は精神科や心療内科への紹介が必要となる．

サイコオンコロジー（精神腫瘍学）[4]

　皮膚外科でも悪性腫瘍の患者の診療を行うのは当然である．悪性腫瘍の患者は再発・転移の不安，将来に対する漠然とした不安，死を意識，精神的動揺・絶望感などの悩みをもつことが多く，抑うつ気分や不安を伴う適応障害，大うつ病やせん妄などの精神症状を伴うことがある．適応障害とは不安や落ち込んだ気分などで，仕事や家事が手につかないといった日常生活に支障をきたす程度の精神状態のことで，うつ病の診断基準を満たさないものをいう．うつ病の場合は抑うつ気分，興味・喜びの喪失，不眠，食欲不振，体重減少，全身倦怠感，集中力低下などの症状が現れる．これらは患者のみでなくその家族にも生じることが知られている．そのために QOL の全般的低下，判断能力や思考能力の低下による自己決定能力の障害，治療コンプライアンスの低下などが生じる．一般的に癌告知直後の通常の心理的反応として，強い衝撃を受け否認しようとしたり絶望感に陥り，次に不安，抑うつ，不眠などが起こり，その後2週間ほどして現実を受け止め，癌を抱えて新たな状況への適応の努力が始まるといわれている．患者およびその家族は診療の全経過でさまざまなストレスを抱えているので，皮膚悪性腫瘍を扱う医療者は術前，術後を通して患者およびその家族の心の状態を理解し，共感し，対応し，支えていかなければならない．適応障害に対する治療としては主にアルプラゾラム，ロラゼパム，ロフラゼプ酸エチルやエチゾラムなどの抗不安薬が用いられ，うつ病に対する治療としては主に選択的セロトニン再取り込み阻害薬（SSRI）やセロトニン・ノルアドレナリン再取り込み阻害薬（SNRI）などの抗うつ薬などが用いられる．その他の精神療法として支持的精神療法，認知行動療法，リラクセーション法，グループ療法などがあり，これらは適宜精神科医や臨床心理士の力を借りたほうがよい場合がある．その他，自殺の危険性がある場合，高度の不安・抑うつがみられ不眠を生じている場合，それまでみられなかった表情や行動の変化，異常行動が出現した場合などは精神科や心療内科へ紹介すべきである．

　現在では患者に悪性腫瘍の病名を告げることが一般的になっており，その際に注意すべきことはたとえ予後が悪いとしても患者に対し希望の小窓を開けておくことである．もちろん手術を行って，治癒が望める状態であったり，余命が大幅に延長できる場合はよいが，手術不能であったり，延命すら望めないような状態であっても，患者の苦痛を取り除き，不安を軽減することにより少しでも長く生きる希望を持たせるように努力すべきである．

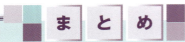

1. 基本的な医療面談技法は，患者の不安を取り去り，必要な情報を十分に得られるようにすることである．
2. 皮膚外科における医療面談では患者の希望を見極め，手術のメリット，デメリットを十分伝え，患者および家族に手術をするか否かを決めてもらう．
3. 美容皮膚科および美容外科の患者では常に患者の希望通りの結果が得られるとは限らないので，施術や手術による予想される結果をできるだけ伝え，最終的な満足が得られるようにする．
4. 醜形恐怖症では手術を行っても患者は満足が得られることは少なく，手術は避けるほうが望ましい．
5. 自己臭恐怖症では臭いが強い場合と少ない場合があり，少ない場合は手術適応につき考慮すべきである．
6. 皮膚悪性腫瘍の患者の診療に際しては適応障害やうつ病が併発する場合があり，患者の不安や悩みを理解し，支えていかなければならない．

■文　献
1) 芝山幸久編：心身医療のコミュニケーション技法：日常診療に心身医学を取り入れてみよう．初版，南山堂，p.19-25, 2004
2) 小川　豊：自己臭症(腋臭症)．皮膚心療内科．初版，宮地良樹，久保千春編，診断と治療社，p.213-216, 2004
3) 島　彰：サイコオンコロジー．心身医学標準テキスト，第3版，久保千春編，医学書院，p.222-230, 2009
4) 宮地英雄：醜形恐怖症．臨床精神医学 45：245-247, 2016

IV 章

皮膚良性腫瘍

■ Ⅳ章　皮膚良性腫瘍

顔面の黒子の取り方は？

木村　中
函館中央病院形成外科

顔面の黒子切除手術

　黒子は基本的に外科的に切除する．炭酸ガスレーザーやラジオ波などで蒸散させる方法，Qスイッチレーザーで色を薄くする方法があるが，切除標本の病理組織学的検討が必要であるため，基本的には外科的切除が望ましいと考える[1]．基本的には縫合した線がしわに一致するように切開線の方向を設定するとキズが目立たない．
　切除して縫合しない方法（オープントリートメント）もあるが別項で詳しく解説される．

眼瞼縁での切除

　眼瞼のグレイライン（gray line）に腫瘍がかかっている場合には，眼瞼の前葉・後葉を全層で切除しなければならない．そのときに通常のように三角形に切除すると，眼瞼縁にnotchを作ってしまうので，切除ラインを眼瞼縁に垂直にする必要がある．欠損部分は野球のホームベースのような形になる[2]．
　縫合に際しては，結膜側を縫合する際には糸が眼球を刺激しないように結び目を結膜側から眼球面に出さないような配慮が必要である（図1，2）．

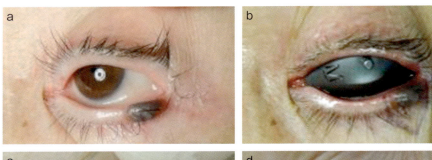

図1　左下眼瞼縁の黒子
a．下眼瞼縁，グレイラインにかかる黒子，b．前葉・後葉を含めてホームベース型に切除
c．手術終了時，d．術後3ヵ月：眼瞼縁には乱れがない．

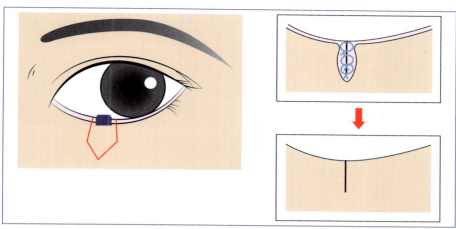

図2 眼瞼縁の腫瘍の切除のシェーマ
眼瞼縁に垂直に切開線を設定する．切除する形はホームベースのような形になる．結膜側は結び目が眼球を刺激しないように創内に結び目を作る．

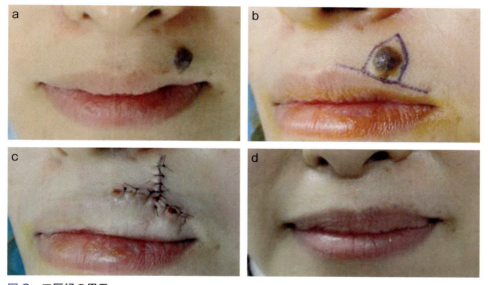

図3 口唇縁の黒子
a．口唇縁の黒子，b．赤唇には切開線が延びないように腫瘍外側の皮膚を伸展させる
c．手術終了時，d．術後6ヵ月：口唇縁の形態に左右差はなく瘢痕も目立たない．

口唇縁での切除

1. 赤唇・口唇縁 vermilion border にかかっていない場合

vermilion border に切り込んで白唇と赤唇を直線に縫合すると，vermilion border に陥凹ができて目立ってしまうので，白唇側だけで手術操作を終えるとよい．

vermilion border 直上に横切開を加えて，両側から皮膚を伸展させて縫合する（図3）．

2. vermilion border にかかる場合

直線的に縫合せずに，white skin roll に小三角弁を入れて縫合すると，white skin roll がふっくらして，術後の口唇形態が保たれる（図4）．

Ⅳ章 皮膚良性腫瘍

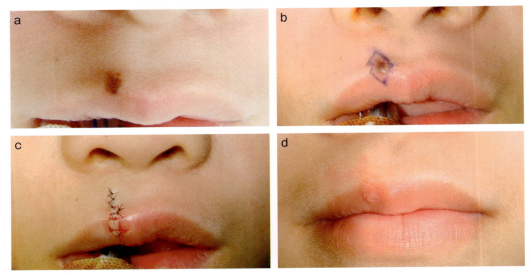

図4　口唇縁 vermilion border にかかる黒子
a. 口唇縁 vermilion border にかかる黒子，b. white skin roll に小三角弁を入れて切除するデザイン
c. 手術終了時，d. 術後3ヵ月：口唇縁の乱れはみられない．

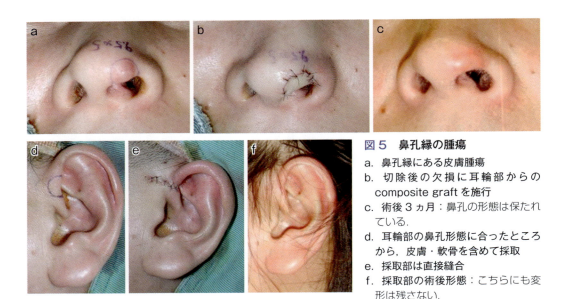

図5　鼻孔縁の腫瘍
a. 鼻孔縁にある皮膚腫瘍
b. 切除後の欠損に耳輪部からの composite graft を施行
c. 術後3ヵ月：鼻孔の形態は保たれている．
d. 耳輪部の鼻孔形態に合ったところから，皮膚・軟骨を含めて採取
e. 採取部は直接縫合
f. 採取部の術後形態：こちらにも変形は残さない．

鼻孔縁での切除

　小さなものではオープントリートメントが適しているが，ある程度の大きさになった場合には耳介からの皮膚と軟骨の複合皮弁移植が用いられる．
　欠損の大きさ・形態に合わせて耳輪前方から皮膚と軟骨を一塊として採取する．軟骨は皮下に引き込むようにするため，皮膚よりは大きく採取する．皮膚・軟骨採取部は直接縫縮する(図5)．

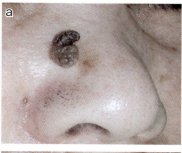
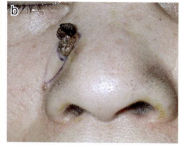
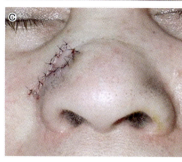
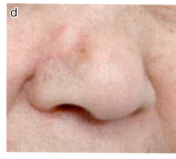

図6 鼻側面の皮膚腫瘍
a. 外鼻側面の皮膚腫瘍
b. 直接縫合せずに下方からの皮下茎伸展皮弁で再建
c. 縫合直後
d. 術後3ヵ月：外鼻形態には変形はない．

外鼻部での切除

外鼻部でオープントリートメントが適さず，単純縫縮すると外鼻の変形をきたす場合には局所皮弁での再建が選択される．

鼻根部では眉間からの横転皮弁（transposition flap）や双葉皮弁（bilobed flap）が適応される．鼻背部では横転皮弁に加えて鼻根部方向に延ばした前進皮弁（advancement flap）が適応される．側部では皮下茎皮弁が適応される（図6：症例は黒子ではなく，脂漏性角化症）．

まとめ

1. 顔面の黒子に対しては外科的切除を基本とする．
2. しわのラインに合わせての単純切除が基本である．
3. 眼瞼縁でグレイラインにかかっている場合には前葉・後葉をあわせてホームベース状に切除する．
4. 口唇縁では赤唇・vermilion border に切り込まないようにする．
5. 口唇縁で vermilion border にかかっているときには white skin roll に小三角弁を入れる．
6. 鼻孔縁では耳介からの複合皮弁移植が適する．
7. 外鼻部で単純縫縮できないときには局所皮弁での再建を要する．

■文　献
1) 百束比古（編）：アトラス―形成外科手術手技．中外医学社，2011
2) 大浦武彦ほか：外傷性眼瞼欠損．形成外科 **27**：286-295，1984

■ IV章　皮膚良性腫瘍

オープントリートメントとは？

臼田俊和

前・名古屋大学皮膚科臨床教授，前・中京病院皮膚科

オープントリートメントの利点

　オープントリートメントとは，切除後に縫合せずオープンのままで，自然な創収縮による瘢痕治癒にゆだねる方法である[1～3]．手技が簡単なので，短時間に手術を完了できる．創痕は時間経過とともにほとんど目立たなくなっていくので，特に顔面の小腫瘍においては，きわめて有用な手術方法となる．

オープントリートメントの適応

　いわゆる"ホクロ"と称される色素性母斑（母斑細胞母斑）[4]や黒子 lentigo，皮膚線維腫などがよい適応になる．部位としては眼瞼周囲，耳，鼻や口囲などが好適であり，特に凹面状を呈する部位では満足な結果を得ることが期待できる[1]．腫瘍の大きさは，径5～6 mm までが最も適しており，一般的に上限は径10 mm 程度までとされるが，巾着縫合を必要とする場合もある．適応に際して大切なことは，術前に必ずダーモスコピーによる観察を行って，基底細胞癌や悪性黒色腫などとの鑑別を，確実に行っておくことである．

トラブルを防ぐための患者への説明と注意点

　一部のマスコミやインターネット情報の影響のためか，施術後すぐに腫瘍や傷跡が跡形もなく消失してしまうように錯覚している患者もいるので，目立ちにくくはなるものの瘢痕が必ず残ることを，しっかりと説明しておくことが不可欠である．さらに，傷跡の安定には数ヵ月～半年はかかることも，十分に説明しておくべきである．また，体質によっては肥厚性瘢痕（ケロイド）を生じることがあること，時には病変が再発する可能性のあることを，わかりやすく説明しておいたほうがよい．術後の創ケアや遮光療法についても，平易な言葉で説明しておく．術後の経過観察は，少なくとも半年～1年間は行うようにすることが，トラブルを避けるうえでも大切である．

　抗凝固薬（アスピリン，ワーファリンなど）を内服している症例では出血が遷延しやすいので，内服の一時休薬や圧迫止血時間を少し長くするなどの配慮が必要になる．

　皮膚悪性腫瘍が疑わしい場合には，小腫瘤であっても適切なマージンを含めての切除を要するので，高齢者などで特殊な状況[5]を除けば，オープントリートメントの適応は慎重にするべきであろう．

　また，術前の臨床診断と病理組織所見が，異なっていることもしばしば経験する．思い込みによる誤診やトラブルを避けるためにも，小病変といえども病理組織検査は必ず（可

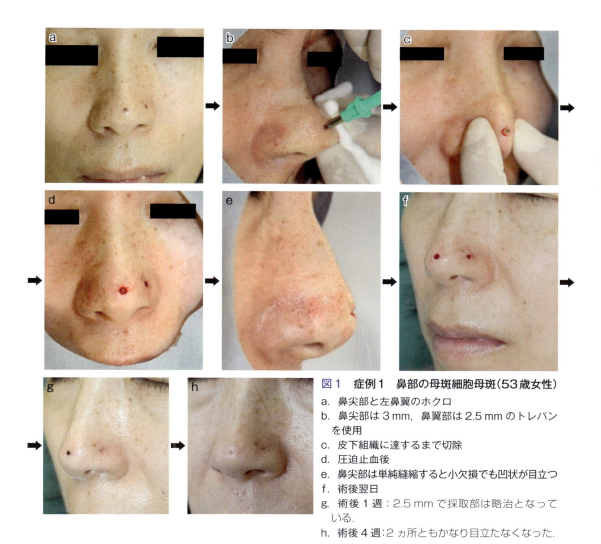

図1 症例1 鼻部の母斑細胞母斑（53歳女性）
a. 鼻尖部と左鼻翼のホクロ
b. 鼻尖部は3mm，鼻翼部は2.5mmのトレパンを使用
c. 皮下組織に達するまで切除
d. 圧迫止血後
e. 鼻尖部は単純縫縮すると小欠損でも凹状が目立つ
f. 術後翌日
g. 術後1週：2.5mmで採取部は略治となっている．
h. 術後4週：2ヵ所ともかなり目立たなくなった．

能な限り）行うように心掛けておくべきである．

オープントリートメントの実際

創の収縮閉鎖を利用するので，切除の深さは脂肪織に達している必要があり，形もできるだけ円形になるように切除する[1, 2]．トレパンを用いる方法が最も簡便であるが，大きい病変でメスを用いる場合にも，なるべく類円形になるように摘除することが本法のポイントである．

症例1：53歳，女性（図1）

鼻部の"ホクロ"の切除を希望して来院．1％エピネフリン入りキシロカイン®局麻下にて鼻尖部は3mmトレパン，左鼻翼は2.5mmで切除し，創はワセリン基剤の抗菌薬軟膏

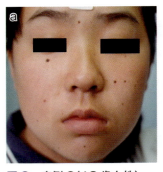 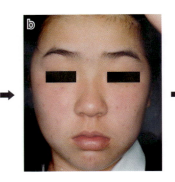 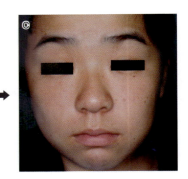

図2　症例2（18歳女性）
a．術前：7ヵ所の色素性母斑を切除．
b．術後3ヵ月：軽微な凹状痕が残存している．
c．術後1年：凹状痕はほとんど消失して目立たない．

とガーゼで軽く被覆した．左鼻翼は1週間後，鼻尖部は2週間後には略治となった．術後の色素沈着を抑制するため，遮光療法を行いつつ経過観察中である．病理検査結果は，両病変とも色素性母斑で断端は陰性であった．

症例2：18歳，女性（図2）

顔面の"ホクロ"の切除を希望して来院．4 mmトレパンと3 mmトレパンで7ヵ所の切除を行い，術後経過良好である．病理検査結果は，いずれも色素性母斑であった．

まとめ

1. オープントリートメントは自然な創収縮による瘢痕治癒を利用する手術法であり，最も良い適応は顔面の良性小腫瘍である．
2. 予想される治療経過についての術前説明と術後経過観察は，他の皮膚外科手術と同様に必要不可欠である．
3. 術前のダーモスコピー検査，摘除した腫瘍の病理組織検査は必ず行うべきであり，悪性腫瘍を見逃さない心掛けが大切である．

■文　献

1) 竹中秀也，岸本三郎：第3章/外科処置の基本．22．オープントリートメント．皮膚外科学，日本皮膚外科学会監修，秀潤社，p.236-241，2010
2) 大原國章：8．開放療法．大原アトラス4・皮膚外科手術アトラス，秀潤社，p.46-51，2017
3) 是枝　哲：顔面腫瘤に対する外科的治療．MB Derm 199；57-62，2012
4) 熊切正信：小さな"ホクロ"のなかにも悪性黒色腫（in situ）との鑑別に悩む症例がある．日臨皮会誌 32；664-669，2015
5) 三井田博，結城大介：オープントリートメントを施行した顔面の皮膚悪性腫瘍の臨床的検討．皮膚臨床 58；1674-1678，2016

■ IV章　皮膚良性腫瘍

先天性巨大色素性母斑の外科的治療について教えて下さい

加茂 理英
大阪市立大学医学部附属病院皮膚科

定義

　先天性色素性母斑は，出生時あるいは生後1年以内に生じる色素性母斑である．よく用いられているKopfらの分類では，成人したときのサイズを元に長径1.5 cmまでを小型，1.5 cm以上から20 cmまでを中型，20 cm以上を大型あるいは巨大と定義している[1]．成人したときのサイズは，出生時サイズのおおよそ下肢では3.3倍，上肢と体幹では2.8倍，頭部では1.7倍となる．つまり出生時に頭部の長径12 cmの母斑や体幹の長径7 cmの母斑が，成人すると長径20 cmの大きさになる[1,2]（表1）．Krengelらは，悪性黒色腫発生の危険性や中枢神経メラノーシスによる合併症の危険性を加味し，2013年に新分類を提唱した．長径1.5 cmまでを小型，1.5 cm以上から20 cmまでを中型，20 cm以上から40 cmまでを大型，40 cm以上から60 cmまでを巨大と分類した．3ヵ所以上の中型先天性色素性母斑があるものを特に多発中型として別に区別している．従来はサイズのみを分類していたが，ほかに母斑の部位，色調，表面の性状，結節の程度，硬毛の有無，衛星病変の数を付記する項目を追記した（表2）[3]．

メラノーマの発生頻度

　先天性色素性母斑にメラノーマが発生する頻度は0.7%で，20 cm以上の大型先天性色素性母斑では2.5%にメラノーマが発生している[4]．メラノーマと診断されたときの平均年齢は15.5歳（中間値7歳）である[4]．メラノーマ症例の70%が10歳までに生じる[2]．また，73%が40 cm以上の巨大先天性母斑に生じる[4]．特に脊柱を横切る病変や多数の衛星病巣を伴う病変で生じやすい[2,4]．一方，母斑内にメラノーマが生じた症例は67%であるが，14%が原発不明の症例や8%で母斑外の症例もみられる[4]．

メラノーマを疑う所見（図1）

　先天性色素性母斑は，褐色から青黒色の局面で，表面は平坦から丘疹，粗糙，疣状，脳

表1　成人時20 cmとなる部位別の出生時サイズとおおよその倍率

部　位	出生時サイズ(cm)	倍率
頭部	12	1.7
体幹・上肢	7	2.8
下肢	6	3.3

表2 Krengel 先天性色素性母斑の新分類

項目	用語	定義
サイズ（成人時換算）	小型	<1.5 cm
	中型	1.5 ～ 20 cm
	大型	20 ～ 40 cm
	巨大	40< cm
	多発中型	中型3≦
部位		
頭部	顔面，頭皮	
体幹	頸，肩，上背，中背，下背，胸，腹，側腹，臀，外陰	
四肢	上腕，前腕，手，大腿，下腿，足	
衛星病巣の数	S0	0
	S1	<20
	S2	20 ～ 50
	S3	50<
形態学的特徴		
色調	C0, C1, C2	なし，中等，著明
表面の正常	R0, R1, R2	なし，中等，著明
結節の状態	N0, N1, N2	なし，散在，著明
硬毛の有無	H0, H1, H2	なし，顕著，著明

（文献3）より改変）

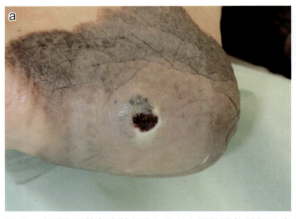 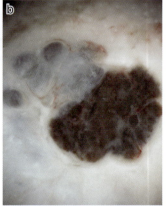

図1 中型先天性色素性母斑に生じた悪性黒色腫（72歳女性）
a．臨床像：踵を覆う先天性色素性母斑内に濃淡のある灰黒色から黒色の局面がみられる．
b．ダーモスコープ：不均一な大小の不規則な色素小球がみられる．

回転状をとり，境界は明瞭，硬毛を有する[2]．先天性色素性母斑は臨床像が多彩であることから，サイズ変化，母斑表面の変化に注意が必要で，著しい隆起病変や結節，色調の変化[5]があれば，メラノーマを疑うべきである．

手術時期と手術法（植皮・皮弁・tissue expander か連続縫縮）

　巨大先天性色素性母斑の治療は，患者の年齢，母斑のサイズ，部位と深さ，メラノーマ発生の危険度だけでなく，整容的な面や心理的な面も考慮する[5]．メラノーマ発生リスクの高い巨大先天性色素性母斑は 10 歳までに母斑を切除することが望ましいが，完全切除は難しい[5]．手術法は，全層切除を目的とする植皮，皮弁，tissue expander，連続縫縮がある．一方，母斑表層への治療として，デルマトームによる表層切除，皮膚剥削術やキュレッティング，レーザー治療（Q スイッチルビーレーザー，Nd：YAG レーザー，アレクサンドライトレーザー），ケミカルピーリングが行われている．巨大先天性色素性母斑では，完全切除することが難しく手術後もメラノーマ発生に対する定期的な経過観察が必要である[5]．

　キュレッティングは表層の母斑細胞が除去され，早期治療では比較的瘢痕形成が少ない．レーザー治療は比較的広範囲の治療が可能で，整容的にも比較的良好である．母斑表層への治療では，母斑細胞は残存し色素の再発や悪性黒色腫発生の危険は残る．

手術法

1．植　皮（図2）

　tissue expander や連続縫縮を行っても残存する場合や適応となりにくい顔面や臀部，四肢に植皮を行う．顔面は整容面を優先し全層植皮術が望ましい．

2．皮弁・tissue expander（図3）

　顔面・頭部は，整容的な観点から皮膚の性状，色調を考慮し，皮弁や tissue expander がよく用いられる．

3．連続縫縮（図4）

　切除期間を開けることで，周囲の健常皮膚が伸展され母斑切除が可能となる．しかし，適応部位は背部や腹部に制限される．顔面や臀部，四肢は適応となりにくい．

4．tissue expander か連続縫縮

　皮膚の柔軟性，母斑周囲の健常皮膚のサイズ，母斑の部位，必要とする全治療期間で判断する．いずれの方法においても切除できない場合は，植皮や表層切除やレーザー治療を併用する．

IV章　皮膚良性腫瘍

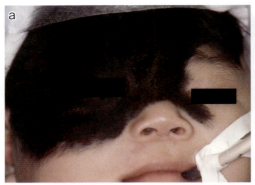
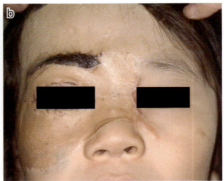

図2　右頭部顔面先天性色素性母斑（1歳女児）の植皮例
a. 手術時臨床像：母斑は頭部の広範囲に及び，硬毛を伴う．
b. 植皮術後（5歳）：眼瞼，頬部，前額に分けて植皮した．眉毛に母斑が残る．

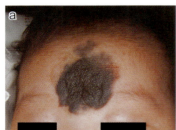
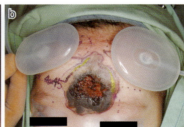
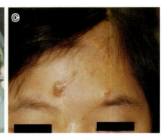

図3　前額部先天性色素性母斑（3ヵ月女児）の tissue expander 使用例
a. 初診時臨床像：生下時より前額に境界明瞭で軽度隆起する黒色斑を認める．母斑の大きさは 4.5×4.0 cm．
b. 手術時臨床像：母斑の右側前額に 4×3 cm，容量 36 mL，左側前額に 6×3 cm，容量 62 mL の tissue expander を挿入した．
c. 母斑切除後の臨床像：左右の眉毛の位置や大きさに左右差に違和感はない．その後，残存母斑切除と瘢痕修正を追加した．
（大阪市立大学形成外科　波多野隆治先生提供）

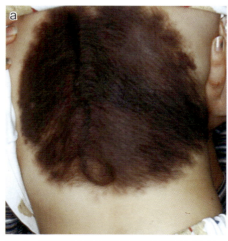
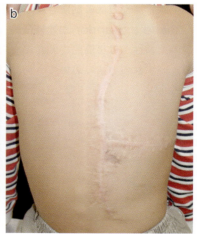

図4　背部巨大先天性色素性母斑（1歳5ヵ月男児）の連続縫縮例
a. 初診時臨床像：生下時より背部に巨大先天性色素性母斑を認める．母斑のサイズは 18×16 cm である．
b. 5回切除後の臨床像（4歳2ヵ月）：ほぼ母斑は切除された．瘢痕の修正を追加した．

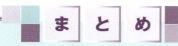

1. 巨大先天性色素性母斑は，40 cm 以上と分類される．メラノーマ発生頻度は，20 cm 以上では 2.5% と高率で，73% の症例が 40 cm 以上の巨大先天性母斑に生じ，70% の症例が 10 歳までに生じる．
2. 治療は，患者の年齢，母斑のサイズ，部位と深さ，メラノーマ発生の危険度だけでなく，整容的な面や心理的な面も考慮して決める．巨大先天性色素性母斑では 10 歳までの切除が望ましいが，不可能なことが多い．
3. 手術法は，植皮，皮弁，tissue expander や連続縫縮を行う．ほかに表層切除や皮膚剝削術，キュレッティングとレーザー治療（Q スイッチルビーレーザー，Nd：YAG レーザー，アレクサンドライトレーザー）が行われている．
4. いずれの方法においても，メラノーマ発生において治療の有無に関わらず定期的な経過観察が必要である．

■文　献
1) Kopf AW, et al：Congenital nevocytic nevi and malignant melanomas. J Am Acad Dermatol **1**：123-130, 1979
2) Viana AC, et al：Giant congenital melanocytic nevus. An Bras Dermatol **88**：863-878, 2013
3) Krengel S, et al：New recommendations for the categorization of cutaneous features of congenital melanocytic nevi. J Am Acad Dermatol **68**：441-451, 2013
4) Krengel S, et al：Melanoma risk in congenital melanocytic naevi：a systematic review. Br J Dermatol **155**：1-8, 2006
5) Ibrahimi OA, et al：Congenital melanocytic nevi：where are we now? Part II. Treatment options and approach to treatment. J Am Acad Dermatol **67**：515.e1-13, 2012

■ IV章　皮膚良性腫瘍

粉瘤（炎症性粉瘤）の手術の仕方は？

笹井　収
あすと長町 皮ふ科クリニック

粉瘤の定義

　皮内に発生する囊腫で，粥状の角質物質を内容に有す．囊腫壁は表皮に類似する．外毛根梢性角化を示す毛包囊腫を合わせた呼称として用いられることもあるが，本項では表皮囊腫に限定する．

臨床像

　腫瘍の被覆皮膚はほぼ正常であるが，菲薄化して青色調あるいは血管拡張像の透見されることもある．中心に黒点状の開口部を伴う．小型のものでは硬く触れるが，数センチ大のものでは波動を触れることもあり，硬さはさまざまである．皮膚とは癒着するが，下床とは可動性がある．切開すると粥状で悪臭を伴った内容物が排出される．壁が破壊されたり二次感染により炎症を伴う場合には，周囲に発赤腫脹を生じる．

エコー像

　臨床所見や触診所見に加え，エコー像を確認することが望ましい．真皮の厚い部位では実際の大きさよりも大きく触れるため，エコーで病変の大きさを正確に評価することは有用である．粉瘤は境界明瞭で内部は低エコー，後方エコーの増強と外側陰影を伴う．皮表との連続部が確認できることもある．内部は均一あるいは層状を呈することが多いものの，変性して液状化すると不均一になる．炎症を伴う場合，境界は不整で不明瞭となり外側陰影は消失し，その周囲には浮腫や血流の増加が観察される．典型的には球状，卵状の囊腫であるが，エコーを用いると術前に三次元的に形状も確認できる．

鑑別診断

　粉瘤や炎症性粉瘤の症例は非常に多いが，症状の類似する他疾患との鑑別は必要である．特に炎症性粉瘤と類似した症状を呈する他科領域の疾患に注意する．
①皮下皮様囊腫 subcutaneous dermoid cyst：眼囲，特に上眼瞼外側や，耳介後部に好発する一種の奇形腫．下床と連続し骨膜に癒着することもあり，皮膚とは可動性のある皮下腫瘍である．組織内に毛包や付属器も混在する．
②石灰化上皮腫：小型の病変では粉瘤と混同されることがある．エコー所見が異なるので鑑別できる．

③皮膚線維腫：粉瘤と同様に皮内に触れる．多くの典型例では鑑別は容易だが，非典型例では注意が必要である．

④神経鞘腫：エコー所見が類似するので皮内発生例では注意する．

⑤毛巣洞：臀部，鼠径部，腋窩に好発する．エコーで瘻孔内に毛髪が線状の高エコーとして確認できる．

⑥癤(毛包炎)，慢性膿皮症，化膿性汗腺炎：症状が類似することがある．

⑦多発性脂腺嚢腫：前胸部，頸部に皮内腫瘍が多発する．

⑧他科領域

・急性涙嚢炎：内眼角部に発赤腫脹をみる．

・外歯瘻：口唇周囲，頤部に生じた炎症性粉瘤との鑑別が必要となることがある．

・異所性子宮内膜症(外性子宮内膜症)：女性の下腹部，鼠径部に生じる．月経時に増大したり，痛みの増強することが多い．

・痔瘻：肛門管と連続しているかがポイントになる．

・滑液包炎：仙骨部，肘関節，足関節部では皮下に嚢腫を触知することがあるが，皮膚とは癒着せず下床と連続している．触診や皮膚エコーで確認できる．

・その他(転移性皮膚腫瘍，間葉系の悪性腫瘍)：筆者には，肺癌の皮膚転移病変が炎症性粉瘤と鑑別がつかずに，他科医師より紹介された経験がある．

解剖学的問題

神経や動脈，静脈の走行については解剖書で術前に確認しておく．特に顔面神経側頭枝と下顎枝，手関節部の橈骨皮神経については注意が必要である．

治　療

治療は嚢腫壁を含めた全摘出が必要であり，嚢腫壁を残すと再発することが多い．また露出部では術後の瘢痕が整容的に満足されることも重要なポイントになる．したがっていかに小さな皮切で，嚢腫壁を取り残すことなく除去することかを考慮する．

摘出には，最も基本となる①紡錘形切除法と，②くり抜き法(へそ抜き法)がある．部位，病変の大きさや術者の力量により①と②の適応は異なる．なお炎症性粉瘤を炎症の極期に全摘出することは，嚢腫壁の剥離が難しいことから，切除範囲を大きくしがちであるので，急性期の手術は避けるほうが無難である．自壊しそうな炎症性粉瘤では，メスあるいはパンチで小切開を加えて排膿，内容物を圧出しておくと，炎症所見の消退が早く，急性期の炎症による疼痛を速やかに軽減できる．

1. 紡錘形切除法(図1)

紡錘型切除をデザインするときには，その長軸をしわと平行な方向とする．しかし顔面や頸部などの露出部の病変で2cmを超えるものを紡錘形切除すると縫合部の瘢痕は長くなり，整容的には好ましくないので，後述のくり抜き法(へそ抜き法)を考慮する．

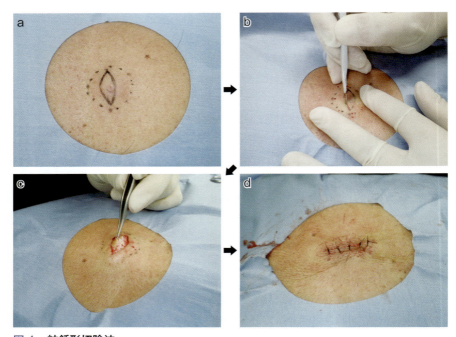

図1 紡錘形切除法
a. デザイン，b. 皮膚切開，c. 腫瘍の摘出，d. 縫合
（編者提供写真）

a. デザイン（図1a）
　腫瘤の頂点を含め紡錘形のデザインをおく．短軸の幅は腫瘤の1/3程度とし，長軸は短軸方向の3倍程度の紡錘形とする．

b. 局所浸潤麻酔
　嚢腫壁を穿刺しないように嚢腫周囲とその下床，さらに皮下剝離の予定範囲に10万倍希釈エピネフリン添加1％リドカインを用いて浸潤麻酔を行う．真皮との癒着部周囲の皮内に水平方向に針を刺し，膨疹を作るイメージで麻酔液を注入すると，嚢腫壁と真皮が分離し，剝離が容易になる．

c. 皮膚切開（図1b）
　嚢腫直上で菲薄化した皮膚を切開するときには，直下の嚢腫に切り込まないよう注意する．

d. 腫瘍の摘出（図1c）
　創縁，周囲皮下組織への損傷を最小限に抑える．創縁の牽引にはスキンフックや双鈎を用いるか，アドソン型有鈎鑷子でひっかけるのがよい．鉗子を用いて鈍的に剝離するが，メスの扱いに慣れていればメスで剝離してもよい．

e. 縫　合（図1d）
　皮下の死腔が大きい場合には皮下縫合，その後真皮縫合，皮膚縫合を行う．縫合部の緊張が強い部では，皮下縫合，真皮縫合時に創縁を隆起させることを意識する．

《注意点》
　背部や臀部など真皮の厚い部位に生じたもので，小型の病変は真皮内に存在することも

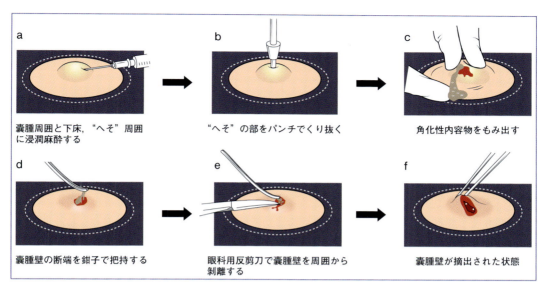

図2　くり抜き法（へそ抜き法）
a. 局所浸潤麻酔，b. 皮切，c. 内容物の圧出，d.〜f. 囊腫壁の摘出

あるが，その場合には全体を紡錘形に切除してよい．また耳垂に生じたものは耳垂の内側面と外側面，両者と癒着していることがあるので注意する．

　一方，病変が大きいものや，真皮の薄い部位に生じたものは，囊腫は孔周囲で皮膚と癒着していても本体は皮下にみられることが多い．そのときには孔を中心とした皮膚癒着部を紡錘形に切除し，囊腫が皮下に存在する部位ではその被覆皮膚を温存する．皮切の短縮と余剰皮膚の切除が可能となる．また炎症後では囊腫壁と周囲組織を容易に剝離できないこともある．万一囊腫壁を切り込んでしまっても，そのまま摘出し，残存した壁を追加切除して対応してよい．

2. くり抜き法（へそ抜き法）（図2）

　足底粉瘤のくり抜き法については次項を参照．

a. 局所浸潤麻酔（図2a）

　局所麻酔薬を囊腫周囲や"へそ"に浸潤させる．この操作で周囲組織と鈍的に剝離され，癒着が解消されやすくなる．

b. 皮　切（図2b）

　ディスポーザブルパンチ（トレパン）で粉瘤の頂点にある孔（いわゆる"へそ"）を中心として皮表から囊腫内腔にまで穴をあける．皮内に局所麻酔薬を注入すると孔が明らかになりやすいが，見つからないときには囊腫を被覆する直上の皮膚で最も菲薄化している部位がよい．囊腫の大きさにもよるが，筆者は顔や頭部，頸部では4 mm，体幹や四肢では5 mm径のものを使用している．

c. 内容物の圧出（図2c）

　指で囊腫を周囲から剝離するよう指で周囲をつまみながら，内容物をパンチであけた穴から圧出する．小型の囊腫ではこの操作で内容物と囊腫壁が反転して出てくることもある．

IV章　皮膚良性腫瘍

d. 囊腫壁の摘出（図2d ～ f）

　穴の断面から白色の囊腫壁を見つけ出し，囊腫壁の断端を鉗子で把持し，牽引しながら周囲組織を眼科剪刀で剝離して摘出する．鉗子で鈍的に剝離してもよい．囊腫壁がすべて摘出できないときには，可及的に剝離，その後鋭匙で内面を搔爬する．

e. 死腔の処理

　死腔が気になるときにはガーゼドレーンを挿入する．

術　後

　メスでの切除後，くり抜き法，どちらも手術翌日からはシャワー浴を許可してよい．創部も洗浄する．入浴しても問題のないことが多いので，手術翌日からはおおむね許可している．数日程度で皮下の死腔は肉芽組織で充塡され，2 ～ 4 週ほどで数 mm 程度の類円形の瘢痕として治癒する．

《注意点》

　報告は少ないが，囊腫壁から発生した有棘細胞癌あるいは基底細胞癌の併発例がある．

まとめ

1. 粉瘤は臨床的に非常にありふれた病変であるが，類似した病状を呈する疾患を鑑別するよう心掛ける．
2. 病変の部位や大きさにより紡錘形切除法とくり抜き法（へそ抜き法）を使い分ける．
3. 炎症性粉瘤では小切開して排膿，内容物の圧出によって炎症を消退させてから治療にあたる．

■文　献
1) 立花隆夫：表在性小腫瘍とアテローマなどの皮下（皮内）腫瘍の摘出術．いますぐできる皮膚小手術・基本手技のテクニック，宮地良樹監修，立花隆夫，田村敦志編集，中山書店，p.38-53，2004
2) 矢野健二：各種の皮膚外科疾患の治療法　Ⅶ-1　1　粉瘤．スキンサージャリーの基本手技，細川　互編，克誠堂出版，p.92-95，2007
3) 上出良一：粉瘤．皮膚科診療プラクティス　4Day Surgery の実際，大原國章ほか（編），p.137-187，文光堂，1998
4) 八代　浩：新・皮膚科セミナリウム　皮膚科医に必要な画像診断　1　皮膚超音波学入門．日本皮膚科学会雑誌 **123**：3067-3076，2013
5) 田村敦志：粉瘤．一人医長のための皮膚外科診療．宮地良樹（編），p.101-104，先端医学社，1996
6) 柴田真一：粉瘤．皮膚外科学，日本皮膚外科学会編，学研メディカル秀潤社，p.482-485，2010

■ IV章 皮膚良性腫瘍

足底粉瘤のくり抜き手術について教えて下さい

出 光 俊 郎
自治医科大学附属さいたま医療センター皮膚科

足底粉瘤くり抜き手術の利点

足底粉瘤にくり抜き手術が推奨される理由は，きわめて簡単かつ短時間で手術を終了できることにある．

手術創が小さいので，術後の歩行復帰も早く，荷重部位に好発する足底粉瘤のくり抜き手術は，患者のQOLの点からも意義が大きい．また，再発もほとんどない[1]．

足底粉瘤について

足底粉瘤は通常の毛嚢炎や痤瘡と関連する粉瘤とは異なる．足底粉瘤の発症機序には外傷性に表皮が迷入して起こる説のほか，汗管を通じてヒト乳頭腫ウイルスが感染して嚢腫を形成するなどの説がある．

好発部位は荷重部位である足底前方であり，尋常性疣贅の好発部位と同様である．症状としては歩行時の疼痛を訴えることが多く，刺激による角質増殖を伴い，しばしば「ウオノメではないか」との主訴で来院する．臨床的には通常の粉瘤でみられる表皮との連続性を示す孔はみられない．

くり抜き手術について

粉瘤では，通常の手術(本書別項参照)のほかに，くり抜き手術が行われる．

実際には，嚢腫壁直上の皮膚と嚢腫壁を数ミリのトレパン(デルマパンチ®)で打ち抜き，嚢腫内容を圧出した後，小さな孔から嚢腫壁を剝離摘出する方法である．

足底の粉瘤は診断が正しければ 嚢腫内容圧出後，嚢腫壁を一塊としてモスキート鉗子できわめて容易に引き抜ける(図1 ～ 3)．これは嚢腫壁が他の部位と比較して硬いこと，毛嚢との癒着がないことなどによると推察される[1]．

また，顔面の粉瘤に対しても，手術創が小さいという利点があるためしばしば施行されるが，顔面では丁寧に剝離するなどコツがあり，きれいに嚢腫を取りきるには熟練を要する．

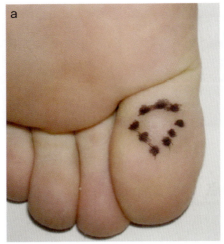
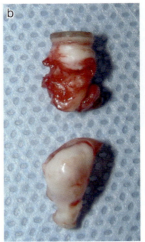
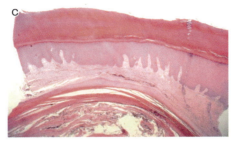

図1　足底粉瘤（14歳男性）
a．臨床像：手には疣贅の既往あり．約4ヵ月前から左母趾腹に鶏眼様結節が認められる．
b．摘出標本：天蓋部分（上）と引き出した囊腫（下）．
c．天蓋部の病理組織所見：表皮下に上皮囊腫がみられる．

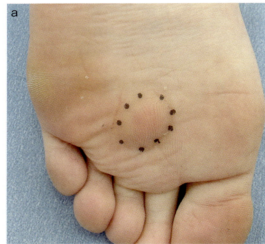
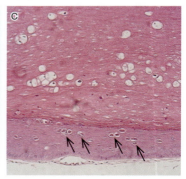

図2　足底粉瘤（16歳女性）
a．臨床像：足底前方に皮内結節がみられる．
b．プレパラート
c．囊腫壁の病理組織所見：囊腫壁と内容の空胞化．HPV60感染を示唆するウイルス封入体もみられる（→）．

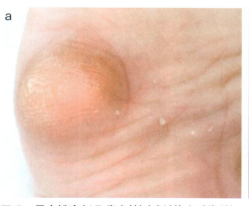
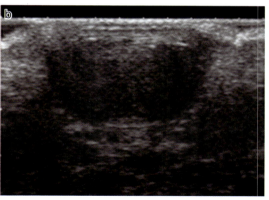

図3　足底粉瘤(45歳女性)(くり抜き手術前)
a. 臨床像, b. 超音波所見

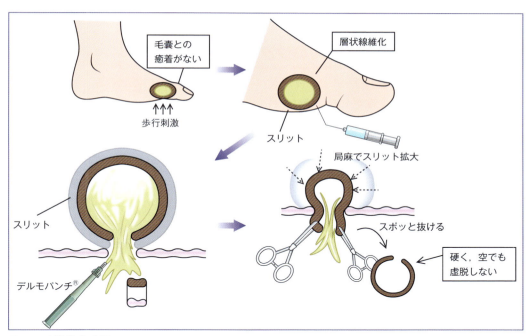

図4　くり抜き手術

足底粉瘤くり抜き手術の実際

　①囊腫壁の外側に局麻剤の注入,②中央を直径4 mmまたは5 mmトレパンで開孔,③内容を圧出,④囊腫壁をモスキート鉗子でゆっくりと引き抜く,⑤縫合,あるいは縫合はせずに抗菌薬の外用のみとする(図4).

　途中で粉瘤でないとわかったときには,生検標本の結果を待つか,通常のメス切除に切り替える.

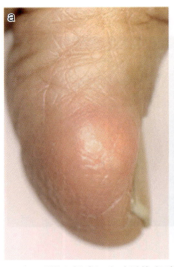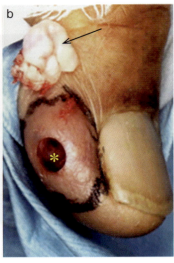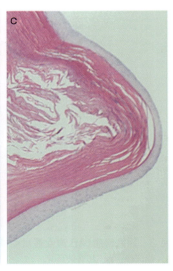

図5　手指の粉瘤にもくり抜き手術は適用できる
a. 術前：左拇指の皮内結節.
b. 手術所見：トレパン孔（＊）から白色の嚢腫壁（→）が容易に引き出された.
c. 病理組織：角質嚢腫がきれいに摘出されている.

くり抜き手術にあたっての注意点

　通常，被覆表皮と嚢腫壁の一部，そして，嚢腫壁を病理組織に提出する．病理組織学的にも表皮嚢腫の診断を確認する．特に癌性変化，嚢腫壁のウイルス感染の有無をみる．多発例や例外的に瘻孔形成をしたり[2]，有棘細胞癌の発生もある[3]．術前にエコー検査を行っておくことが望ましい．

　被覆表皮と嚢腫壁の間に距離がある場合には，2回トレパンで打ち抜くこともある．また，トレパンで打ち抜いたときに，脂肪腫と判明したり，生検の結果神経線維腫とわかることもある．病理組織検査を行うことが必須である．

まとめ

1. 足底の外傷や疣贅の既往について問診を行う．
2. まず直径4mmないし5mmトレパンで中央を穿ち，嚢腫内容物を圧出後，モスキート鉗子2本で引き抜く方法である．
3. 術前診断が重要なのでエコーで診断を確認しておくことが望ましい．
4. 病理組織を必ず提出する．
5. 手術創が小さく，再発も少ない，きわめて有用な方法である．
6. 手指にも応用することが可能である（図5）．

■文　献
1) 出光俊郎ほか：足底表皮嚢腫に対するくり抜き法　自治医科大学附属さいたま医療センター18例のくり抜き症例の経験から．Skin Surgery **23**：120-125, 2014
2) 永島和貴ほか：足背および足底に瘻孔を形成した足底表皮嚢腫の1例．Skin Surgery **24**：166-168, 2015
3) 広藤亜樹子ほか：足底表皮嚢腫から生じた有棘細胞癌．皮膚病診療 **34**：571-574, 2012

■ IV章　皮膚良性腫瘍

皮下脂肪腫（前額部脂肪腫を含む）の手術の仕方は？

南本 俊之
市立函館病院形成外科

脂肪腫の初診時に注意すべきこと

脂肪腫は，日常生活に支障をきたさず，痛みやしびれがない場合は，10年以上放置されている場合もある．病歴の聴取は重要であり，腫瘍に気がついたときからの大きさ，軟らかさの変化や，痛み，しびれが出てきていないかも確認しておく．

腫瘍の存在部位や大きさ，合併症の有無を確認した後に，画像診断を行う．画像診断と，これらの臨床経過や症状に矛盾がないかを確認する．

脂肪腫の画像診断

超音波検査，CT，MRIなどの画像検査では，脂肪腫は周囲の脂肪組織と同じような見え方をする．CTやMRIを行う場合は，腫瘍の存在している部位だけではなく，対側と比較してみるようにすることが望ましい．病歴や触診で違和感を覚えるようであるのなら，画像診断は必要である．また，術中所見や腫瘍の病理所見と照らし合わせるため，術前の画像診断は重要である．

1. 超音波検査

脂肪腫は，等エコー腫瘤，高エコー腫瘤などの脂肪組織に一致するエコー鮮度の所見が多数を占めるとされ，病理診断と画像診断が一致するものが多い[1]（図1b，c，d）．超音波検査は，生検や穿刺と比較すると，より患者に侵襲を与えることがなく適切な治療方針を決めることができる検査法である．一方，検者の技量により病変の描出に差異が生じること，骨病変がある場合は，深部の評価が不十分になることが欠点である[2]．

2. CT

CTは，腫瘍の石灰化や隣接する骨病変の検出に有効であるが，被曝のリスクがあること，MRIより組織コントラストに劣ることに留意しなければならない[2]．CTで脂肪腫は，薄い被膜に覆われた，内部が皮下脂肪や内臓脂肪と同様な吸収値を示す，境界明瞭な，辺縁が整な腫瘍として描出される（図2b）．

3. MRI

MRIは組織コントラストが良く，軟部腫瘍の質的診断や広がり診断に優れている検査である．臨床所見や超音波検査で評価が不十分な症例や，悪性病変が疑われる場合の鑑別にMRI検査は有用である[2, 3]．注意すべきこととして，MRI非対応の体内金属やペースメーカーを有する場合は禁忌であること，刺青がある場合は熱傷を引き起こすことがあること，狭いところやうるさいところが苦手な場合は不向きであることが挙げられる[2]．T1強調像で，腫瘍の全体もしくは大部分が高信号を呈するなら脂肪腫を考えるが，高分

IV章 皮膚良性腫瘍

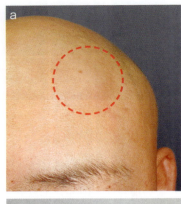
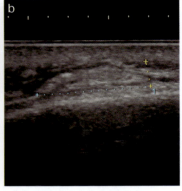
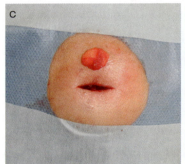
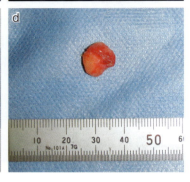

図1 脂肪腫（30代男性）

数ヵ月前に左前額部の腫瘤に気がつき当科を受診した．初診時，直径2cmの軟らかい，可動性の良い皮下腫瘤を認めた(a)．自発痛，圧痛はなく，痺れもなかった．超音波検査では，辺縁境界明瞭な17×15×4mmの高エコー腫瘤を前頭骨上に認めた(b)．局所麻酔下での通院手術を行った．腫瘤は前頭骨上より剥離して摘出した(c)．腫瘤は術前の超音波検査でみられた像と，大きさはほぼ合致していた(d)．病理組織検査では，成熟した脂肪組織よりなり，線維性の被膜をもった脂肪腫であった．

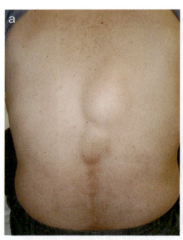
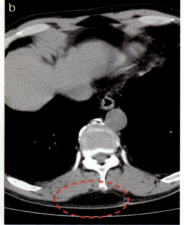
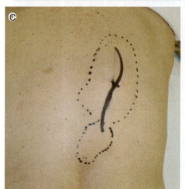
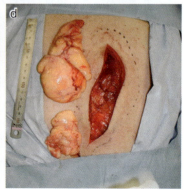

図2 脂肪腫（50代男性）

20～30年ほど前より背部の腫瘤に気づいたが，痛みや痺れはなく医療機関は受診していなかった．徐々に大きくなってきたので当科を受診した．初診時，背部のやや右側に，大きさ10×8cmの腫瘤と，それと隣接するように6.3×4.5cm大の腫瘤を認めた(a)．単純CT検査では，いずれも脂肪の吸収値を示す，境界明瞭な辺縁が整な腫瘤を認め，脂肪腫と診断した(b)．全身麻酔下での入院手術を行った．2つの腫瘤の長軸を結ぶように，緩やかなS字を描くような切開線をデザインした(c)．術前の視診，画像診断で予測されたような腫瘤を摘出した(d)．病理組織検査では両者とも成熟した脂肪組織よりなる脂肪腫であった．

皮下脂肪腫(前額部脂肪腫を含む)の手術の仕方は？

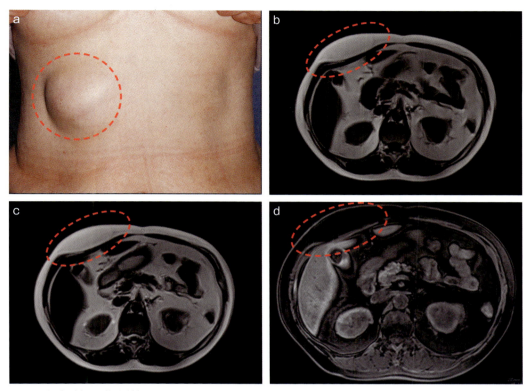

図3　脂肪腫(70代女性)
10年ほど前より右側腹部に腫瘤が生じ，大きくなってきたので当科を受診した．初診時，大きさ10×9 cm大の軟らかい，可動性良好な腫瘤を認めた(a)．造影MRI検査では，右側腹部の皮下に表面平滑な，83×78×35 mm大の，T1強調画像(b)，T2強調画像(c)のいずれも周囲の脂肪と同じように高信号を示し，脂肪抑制像(d)で周囲の脂肪と同じような信号を示す腫瘤を認め，脂肪腫と診断した．全身麻酔下での入院手術を行った．直線状の切開線をデザインし，腫瘤を摘出した．病理組織検査では成熟した脂肪織よりなる脂肪腫であった．

化型脂肪肉腫も鑑別に挙げられる(図3b)．T2強調像も脂肪組織と同様な高信号を呈し(図3c)，脂肪抑制画像にて低信号となる(図3d)．

腫瘍そのものの放射線学的診断も大切であるが，腫瘍周囲の重要な血管や神経，臓器との解剖学的位置関係も把握しておくことが必要である．

脂肪腫の摘出手術

1．入院か外来かの判断

手術を入院で行うか通院で行うか，全身麻酔で行うか局所麻酔で行うかの検討は，①患者の年齢，性格，合併症など個人的な要素と，②病院からどれだけの離れた場所に住んでいるか，通院手段はどうかなどの社会的背景と，③腫瘍の存在部位，大きさ，腫瘍と隣接する場所に重要臓器や血管，神経がないかという腫瘍そのものによる要素を総合的に検討し決定する．高齢で抗凝固薬を服用し，家人に連れてきてもらうような患者の場合は，腫瘍が局所麻酔で取れるような場合であっても入院して手術を行ったほうが安全である．

画像診断で，腫瘍周囲に重要な血管や神経，臓器がある場合は，それらを傷つける可能

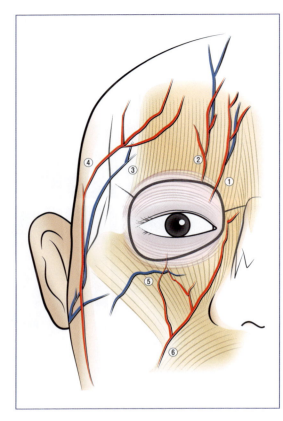

図4 前額部の神経と血管の走行

前額部は，神経や血管がいくつかの経路をたどり入ってきている．中心側からみていくと，①内側の滑車切痕(□)より，滑車上神経と滑車上動脈が，②頭側の眼窩上切痕(□)より，眼窩上神経と眼窩上動脈がでており，いずれも頭側に延びている．③眉毛外側より，顔面神経側頭枝が延びてきている．前額部の手術の際は，これらの神経や血管の損傷をできるだけ避ける必要がある(④は浅側頭動脈，⑤は眼窩下神経，⑥は顔面動脈)．

性も考え，事前に十分な準備をするとともに，患者に説明をしておくことが大切である．例えば前額部は眉毛外側から顔面神経側頭枝が，眼窩切痕から眼窩上動脈と眼窩上神経が，滑車切痕からは滑車上動脈と同じく知覚神経である滑車上神経入ってきている(図4)．特に手術直後は局所麻酔が効いている場合もあり，知覚鈍麻や開瞼障害を認めることがあり，説明とともに，手術翌日に観察を行うようにしたほうが望ましい．

2. 手術法

手術法としては，①直視下での外科的に行うもの，②内視鏡，内視鏡補助下で摘出するもの，③脂肪吸引として行うもの，④脂肪吸引補助等による外科的に行うものがある[4]．

臨床経過や画像診断で良性腫瘍であると考えられるときは手術を選択せず，経過観察にとどめる場合もある．その際，定期的に経過観察する必要があり，その旨を患者に十分説明する必要がある．

3. 外科的手術の実際

以下に直視下での外科的手術の一連の流れに関して述べる．

皮膚緊張線 relaxed skin tension lines(RSTL)を考慮しながら，脂肪腫の長軸に沿うように切開線をデザインする．腫瘍が大きい場合，軽くS字を描くようにデザインし，縫合時の緊張を分散させる(図2c)．

局所麻酔薬は，薄い被膜で覆われた腫瘍と周囲組織の間に注入する．注入後，軽くもみほぐしておくと腫瘍と周囲組織との剥離が容易になることもある．

皮膚を切開し，画像診断で事前に推測される深さにまで剥離を進める．脂肪腫は，それ

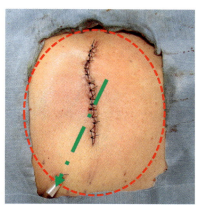

図5 脂肪腫（80代女性）

左肩の直径 7 cm の脂肪腫を，入院のうえ局所麻酔下で摘出した．生じた死腔は創部より尾側に至っていたので，ペンローズドレーンを創とは別なところより排液が流出しやすいように尾側に向けて留置した．図の破線の円形は脂肪腫であり，矢印一点破線はペンローズドレーンを留置した場所と方向を示す．

より表層の皮下脂肪と誤認することもあるが脂肪腫は皮下脂肪と比較すると色調や形状が異なるので見分けることができる．しかし，脂肪腫が小さい場合は，膨満した皮下脂肪と見分けがつきづらいこともあるので，腫瘍の特定は慎重に行う必要がある．

摘出する脂肪腫が特定できたら，その周囲組織と剥離する．剥離剪を使うよりも，術者の指を用いたほうが早く剥離することができるが，索状物が触れた場合は盲目的に剥離するのではなく，血管や神経でないことを確認のうえ，剥離剪で切離する．

腫瘍を被膜で剥離できた場合，術中出血はあまりみられない．しかし，全身麻酔で術中血圧が低めに維持されている場合，覚醒後血圧の上昇により後出血があることを念頭に置く必要がある．術中得られる視野内にある出血はできるだけ止めておくことが必要である．

摘出した脂肪腫が大きく，その摘出したあとにできる死腔が大きくなりそうな場合は，摘出した空間にペンローズドレーンかサクションドレーンを留置し，さらに吸収糸で周囲の軟部組織を寄せ死腔を塞いでから，皮膚を縫合する．ペンローズドレーンは，創とは別なところに穿刺し留置する場合と創の端に留置する場合があり，創と死腔の位置関係を鑑みて決定する．サクションドレーンは，創とは別なところから穿刺し留置する．ドレーンの選択に関しては後述する．皮膚をトリミングする必要がない場合が多いが，腫瘍により皮膚が著しく伸展され菲薄化している場合は適宜トリミングを行う．

縫合部にはワセリン基剤の軟膏を塗ったチュールガーゼを当て，その上に清潔ガーゼをやや厚めにあてて伸縮テープで軽く圧迫を加えて固定する．患者の皮膚が脆弱である場合は，テープ貼付部位に 3M™ キャビロン™ 非アルコール性被膜やアルケアリモイスコート® ノンアルコール性保護膜形成剤などの皮膚被膜剤を塗布し，術後の搔痒，表皮剥離を防ぐようにする．

病理組織検査は，脂肪肉腫をはじめとした軟部組織悪性腫瘍との鑑別のため必須である．

術後のドレーンに関して

術中の止血を十分に行っておけば，後出血はそれほど認められないが，①何らかの合併症によりワーファリンをはじめとした抗凝固薬を服用している場合，②腫瘍が大きく皮下を大きく剥離し死腔が大きくなった場合，③腫瘍が存在していた部位を体表面からテープなどで適切な圧迫ができない場合は，ドレーンを入れたほうが望ましい．

使用するドレーンの種類は，腫瘍が小さい場合はペンローズドレーンで十分だが，大きい場合はサクションドレーンを使用する（図5）．

ペンローズドレーンの抜去時期は術後翌日，もしくは翌々日の創部観察のときに創を被覆していたガーゼの汚れ具合により決定する．サクションドレーンの抜去時期は，1日あたりの排液が10 mLより少なくなる日が2日続いたら抜去することを目安としている．

ドレーンは異物であり，逆行性感染の原因となること，瘢痕化して穴そのものがなかなか塞がらないこともあるので，長くおいておかないようにし，後出血が持続するようであるのだったら，創を開き，再止血を十分に行うことが必要である．

脂肪腫の再発とその防止対策

術中，腫瘍を摘出したのち，体表面から触れるとともに内部状態も観察し，腫瘍の全摘出であるかどうかを確認することが重要である．腫瘍の取り残しがあると，そこからまた大きくなることもある．

病理組織検査で悪性が示唆されるようだったら，臨床経過や画像診断，術中所見と併せて検討し，軟部組織悪性腫瘍を取り扱える施設を紹介する必要がある．

ま　と　め

1. 受診に至るまでの経過や自覚症状を聴くこと，腫瘍そのものの形状，大きさ，場所を確認することが重要である．
2. 術中所見や病理所見と照らし合わせるため，術前の超音波検査，CT，MRIという画像診断は重要である．周囲の脂肪組織と同じようにみえる腫瘍が確認できる．
3. 手術を入院で行うか通院で行うか，全身麻酔で行うか局所麻酔で行うかは，腫瘍そのものの要因以外に，患者の個人的要因，社会的要因も考慮することが必要である．懸念する要因がある場合は，より安全な方法を選択するほうが望ましい．
4. 手術直後に局所麻酔や手術操作で知覚神経や運動神経の障害がみられることがあり，術前にこれらの障害をよく説明しておくことが必要である．特に前額部の手術では如実であるので注意する．
5. 腫瘍の病理組織検査は必須であり，悪性が示唆される場合は，軟部組織悪性腫瘍を取り扱える施設へ紹介する必要がある．

■文　献
1) 南條昭雄，内沼栄樹：軟部腫瘍の診断における超音波検査のスクリーニングとしての有用性について．日職災医誌 **56**：208-214，2008
2) 竹澤佳由：表在性軟部腫瘍の画像診断．京府医大誌 **125**：389-398，2016
3) 安田　浩：H. 母斑・良性腫瘍：間葉系 5. 脂肪腫，形成外科診療プラクティス　形成外科医に必要な皮膚腫瘍の診断と治療（山本有平，一瀬正治，保阪善昭　編），第1版，文光社，東京，p.116-117，2009
4) 第Ⅰ編　皮膚軟部腫瘍診療ガイドライン　2章　非上皮系良性腫瘍，形成外科診療ガイドライン1　皮膚疾患（日本形成外科学会，日本創傷外科学会，日本頭蓋顎顔面外科学会　編），第1版，金原出版，東京，p.18-29，2015

眼瞼腫瘍の取り方を教えて下さい

村下　理
巣鴨ほくろ・できものクリニック

眼瞼皮膚手術の心得

　眼瞼の皮膚は身体中で最も薄くしなやかである．眼瞼皮膚は瘢痕が目立たず，また特に上眼瞼では皮膚に余裕があるため，大きめの腫瘍でも単純縫縮できることが多い．しかしながら外科手技を加えるにあたっては以下のような配慮を要する．

　まず局所麻酔薬を注射する際には 27 〜 30 G の細い針を浅めに刺していく．薄い皮膚の下には眼輪筋が接しているため，筋内に注射針が入ると皮下血腫を生じやすい．

　皮切のデザインは皮膚割線に沿った紡錘形が基本であるが，メスで皮切を加える際にもデザイン通りに切開していくことは慣れないと難しい（図1）．特に小さい腫瘍の切除は通常の No.15 メス（円刃）より No.11 メス（先刃）のほうが使いやすい．皮膚を緊張させて No.11 メスの刃先を通常とは反対の上向きで切開していくと正確な皮切を行える（図2）．

　腫瘍の大きさや深さによっては眼輪筋も切除する必要があることも多いが，術中の出血のコントロールはバイポーラの使用が便利である．

　創部の閉鎖は 6-0 もしくは 7-0 のナイロン糸を使用するが，一般的には真皮縫合は行わず，一層縫合で閉鎖する．眼瞼皮膚は薄く柔らかいので内反しやすく注意が必要である．あまり細かく縫合せずに緩めで大雑把なくらいの縫合のほうがかえって創縁が合いやすい．創部が瞼縁に近い場合，縫合糸を通常の長さに切ると糸の断端部が眼球の方向に向いてしまい，結膜を傷つける可能性がある．そのような危惧がある場合には長めに糸を残して断端部をサージカルテープで固定したほうがよい（図3）．

　眼瞼腫瘍の代表的なものに黄色腫，稗粒腫，汗管腫が挙げられるが，以下にそれぞれの除去方法について述べる．

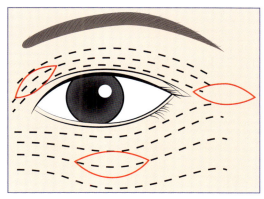

図1　眼瞼の皮膚割線と切除デザイン

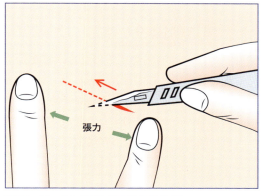

図2　No.11 先刃メスによる皮切

IV章　皮膚良性腫瘍

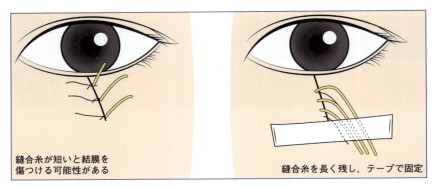

図3　瞼縁部での縫合糸の処理

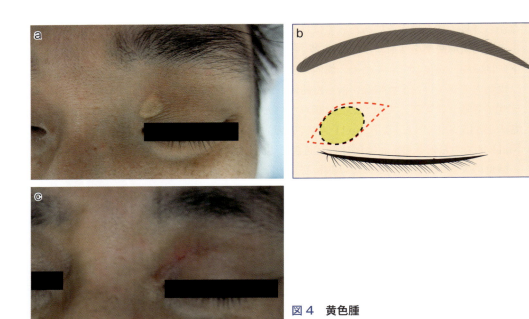

図4　黄色腫
a. 切除前
b. 黄色腫切除のデザイン例
c. 切除後（抜糸時）

黄色腫（図4）

「目頭のできものが気になるので取ってほしい」と相談されるのが黄色腫である．高脂血症の一症状として有名であるが，高脂血症を伴わないこともある．

除去方法はメスによる切除であるが，切除縁に再発してくることがまれではないので事前にそのことを説明する必要がある．再発しても一般的に再切除は可能であるが，初回に広い範囲で切除を行った場合には兎眼を生じないか事前に検討する必要がある（図4）．

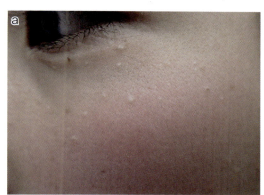
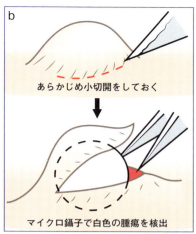

図5 稗粒腫
a. 臨床像（編者提供）
b. 摘出方法

稗粒腫（図5）

　若い女性に比較的多い小さな眼瞼腫瘍である．「白いつぶつぶが気になる」といわれることが多い．組織的学的には表皮嚢腫のように中心部に角質の塊を有する．
　小さく浅い部位の腫瘍なので麻酔はシールかクリームの表面麻酔で除去は可能である．18G注射針やNo.11メスの刃先で小切開し，マイクロ鑷子を用いて白色の腫瘍を核出する（図5）．摘出に際して水いぼ鑷子を用いてもよいがあらかじめ小切開をしておくほうが周囲皮膚への挫滅が少ない．炭酸ガスレーザーを用いて腫瘍表面を除去したうえで腫瘍を摘出する方法もある．

汗管腫（図6）

　稗粒腫に比べて高年齢の女性に比較的多い眼瞼の腫瘍である．稗粒腫のように白色は呈さず，健常皮膚色の小腫瘍であり組織学的には汗管の増殖を認めるものである．集簇している場合は切除範囲が広範になることがあるので整容的に全摘術は適応にならない場合がある．散在している場合は目立つものを単純切除して整容的改善を図ることもある（図6）．

その他のコツ・注意点

　眼瞼部に生じる腫瘍は以上に述べた腫瘍だけではなく，母斑細胞母斑や脂漏性角化症，表皮嚢腫も一般的である．そしてそれらについても外科的除去方法は大きく異なることはない．しかし悪性腫瘍や眼瞼縁部に生じて切除に際して特別な配慮をしなければならない場合がある．
　切除される皮膚が多ければ全層植皮が必要になるが，採皮部は対側眼瞼皮膚が最も適している．さらに皮膚が必要なら耳後部皮膚を用いることになる．

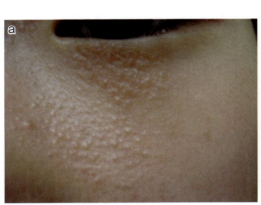
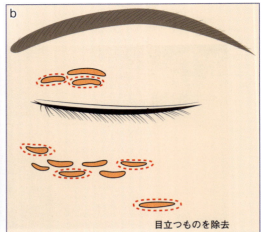

図6　汗管腫
a．臨床像（編者提供）
b．汗管腫の切除デザイン例

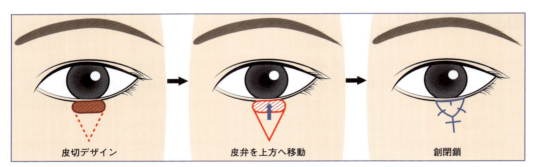

図7　V-Y 皮弁による創閉鎖

　下眼瞼縁部の腫瘍切除に際しては V-Y 皮弁（皮下茎皮弁）が重宝する（図7）．広範囲の眼瞼全層欠損には Switch flap など特殊な皮弁を用いての再建を要することも多いが，複雑な手技であり詳細に関しては本書のねらいとは外れるので他書を参照されたい．

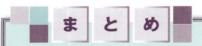

1. 眼瞼皮膚は薄く柔らかいので，それに対応した手技が必要である．
2. 黄色腫は再発する可能性を事前に説明する．
3. 稗粒腫は表面麻酔（シール，クリーム）で対処可能である．
4. 汗管腫は整容的効果を考慮して切除範囲を決定する必要がある．
5. 大きな欠損には全層植皮，眼瞼縁には V-Y 皮弁などの適応を考慮する．

■ Ⅳ章　皮膚良性腫瘍

難治性疣贅のいぼ剝ぎ法について教えて下さい

川瀬正昭
自治医科大学附属さいたま医療センター皮膚科

いぼ治療について

　ウイルス疣贅(いぼ)の治療は，外来でのいぼの角化している部分の削りと液体窒素療法が基本である．しかし良性といえどもいぼは難治性のものも多く，多岐にわたる特殊療法(保険適応外の治療法)が必要な場合がある．2007年12月イミキモド軟膏の日本での発売以降ヒト乳頭腫ウイルス human papillomavirus(HPV)に対する治療薬は新規には開発されていない．筆者は2011年頃から治療期間短縮のため，いぼ剝ぎ法を積極的に導入している．

いぼ剝ぎ法とは

　いぼ剝ぎ法は江川が考案した外科的疣贅治療法[1]で，局所麻酔下に眼科用曲剪刀を用いて疣贅組織を剝ぎ採っていく方法である．外科的疣贅治療法のひとつといっても単なる外科切除と違うのは，過不足なくいぼの組織のある表皮部分を除去し，真皮を傷つけない限りは瘢痕を残さない方法である．通常の切除であれば傷も大きくなり瘢痕になる．イメージとしてはかぶ(いぼ)を折らずにきれいに地面(表皮)から抜く(はぐ)ものである．いぼ剝ぎ法も他の治療法と同様再発することがあることは事前にきちんと説明する．

1．いぼ治療のメカニズム

　江川はHPV感染による1個の表皮幹細胞の腫瘍性増殖が疣贅の組織学的基本単位と考えられ，感染幹細胞の除去が治療の基本となるとしている．

2．いぼ剝ぎ法の適応病型と非適応あるいは適応制限される患者(表1)[2]

　適応病型として，足底疣贅とミルメシアには特に適応がある．足底疣贅はいぼ剝ぎ法でとってみればわかるが，いぼはかなりしっかりとした大きさがある．ミルメシアは足底で痛みがあるとき適応になる．尋常性疣贅はHPV 2/27/57型感染であるが，ミルメシアはHPV 1型感染疣贅で蟻塚を呈する．

表1　いぼ剝ぎ法の適応

適応病型	非適応あるいは適応制限される患者
①足底疣贅(孤立病変，モザイク型を除く) ②ミルメシア ③尖圭コンジローマ ④尋常性疣贅(足底以外，難治性)	①末梢血管病変や末梢循環不全 ②糖尿病 ③出血傾向 ④抗血小板薬，抗凝固薬内服中 ⑤易感染性

IV章　皮膚良性腫瘍

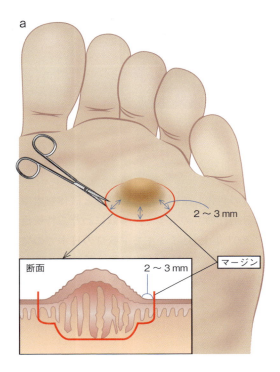
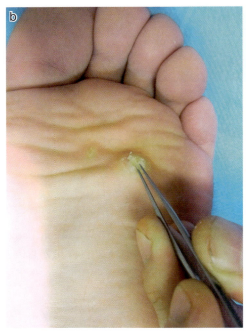
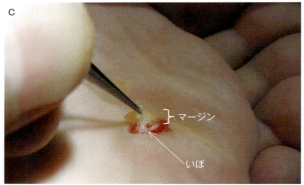

図1　いぼ剝ぎ法の実際
a. マージンのデザイン：いぼの辺縁2〜3 mmのマージンでデザイン.
b. 切れ込みを入れめくる：眼窩剪刀で切れ込みを入れてから鑷子でめくる.
c. 反転し剝ぐ：真皮に埋まり込んだいぼが持ち上がる．白い底面に沿って剝がしていく．

いぼ剝ぎ法の実際（図1）

1. 方　法

①まずエピネフリンなしの局所麻酔注射をいぼの周囲にしっかり行う．痛みを伴うため細い針を用いる．

②次にいぼの周囲に2〜3 mmのマージンをとり眼科剪刀にて全周性に軽く切れ込みを入れる（図1a）．軽く入れてある切れ込みの一部からもう少し眼科剪刀で切れ込みを入れ，いぼを左手の鑷子あるいはモスキート鉗子で把持してめくるようにしながら右手で切れ込みを入れたところからマージンの接線方向に眼科剪刀で軽く切る（図1b）．すると自然に真皮に埋まりこんだいぼの底面が剝ぎとられて見えてくる（図1c）．いぼの底面にそって眼科剪刀を用いて剝がしていく．真皮を傷つけ脂肪組織に達しないよう常に注意

148

難治性疣贅のいぼ剝ぎ法について教えて下さい

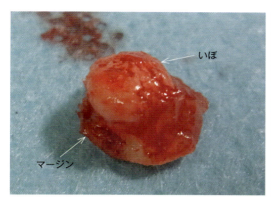

図2　いぼを底面（真皮側）から見たところ
切除したいぼ組織は病理組織として提出．

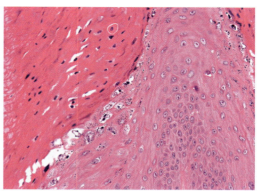

図3　病理組織像（尋常性疣贅）
表皮顆粒層の空胞細胞と粗大ケラトヒアリン顆粒の
HPV 型特異的細胞変性が確認できる．

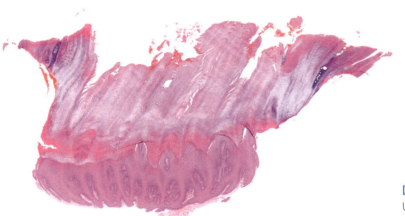

図4　病理組織像
いぼ組織が表皮直下で過
不足なく剝離されている．

する．
③いぼ剝ぎ後，潰瘍底の出血を電気凝固にて止血すると同時に，残存があれば焼灼する．止血されていることをしっかり確認する．
④潰瘍底にアルギン酸塩綿を詰め，白糖・ポビドンヨード配合軟膏を創部に塗布し，圧迫気味にガーゼを当て終了する．

2．切除した検体

切除したいぼ組織（図2）は病理組織として提出する．一部は凍結保存しておくとHPVの型の検索が可能である．病理組織像では，尋常性疣贅ならば表皮顆粒層の空胞細胞と粗大ケラトヒアリン顆粒の HPV 型特異的細胞変性を確認し（図3），またいぼ組織が表皮直下で過不足なく剝離されていること（図4）を確認する．

3．コスト

皮膚，皮下腫瘍切除術（露出部）で請求する．診療点数早見表では近接密生しているいぼおよび皮膚腫瘍等は1個として取り扱うと記載されている．

4. 術後フォロー

抗菌薬，痛み止め，白糖・ポビドンヨード配合軟膏を塗布する．滲出がなくなったら補助療法としてビタミン D_3 軟膏（保険適応外），ビダラビン軟膏（保険適応外），10％サリチル酸ワセリンなどを絆創膏で密封療法をする．外来時に潰瘍辺縁を削り，液体窒素療法を行う．いぼの残存を確認するためダーモスコピーで点状出血があるか確認する．

5. 大きさが2cmより大きい場合や多発している場合の注意点

大きさが2cmより大きい場合は全体ではなく一部のみにいぼ剝ぎ法を行う．多発しているときはまず1個だけをいぼ剝ぎする．理由は生検を行うと自然消退する現象を起こすことがあるためである．また大きさが2cmを超えると上皮化までの時間がかかる．

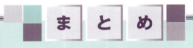

1. 難治性の足底疣贅などにいぼ剝ぎ法を行っている．
2. いぼ剝ぎ後，潰瘍底の出血を電気凝固にて止血すると同時に，残存あれば焼灼する．
3. 術後フォローはダーモスコピーで確認しながら補助療法もしっかり行う．
4. いぼ剝ぎ法は病変部が大きいものは部分的に，多数あるときはまず1個だけ行う．
5. 再発することがあることも事前にきちんと説明する．

■文　献

1) 江川清文：いぼ剝ぎ法．カラーアトラス　疣贅治療考－いぼ/コンジローマ/みずいぼ（江川清文編・著），p.84-86，医歯薬出版，東京，2005
2) 川瀬正昭：疣贅の治療は「いぼはぎ」から．日臨皮会誌 30：622-625，2013

■ Ⅳ章　皮膚良性腫瘍

脂漏性角化症のキュレットを
用いた切除法について教えて下さい

田村 敦志
伊勢崎市民病院皮膚科

脂漏性角化症の切除にキュレットを使用することの利点

　脂漏性角化症はケラチノサイトが外向性に増殖する腫瘍であり，基本的には腫瘍底は周囲健常皮膚の基底層レベルの高さにある．冷凍凝固や電気焼灼などで治療される場合が多いが，大きなものでは治癒までに多数回の治療を要したり，部位によっては治療後の色素沈着，色素脱失が整容的に問題になったりする．組織像から推測すると理論的には腫瘍底直下で切除できれば瘢痕を残すことなくほぼ均一な深さで摘出できるはずである．また，冷凍凝固や電気焼灼などと違い，摘出物の病理組織像を確認することもできる．皮膚キュレット(disposable dermal curette)のブレードはメスやカミソリほど鋭く切れず，メス刃と剪刀の刃の中間程度の切れ味を示す．したがって，半分鋭的，半分鈍的な感触で脂漏性角化症を底面で剝離するように切除することが可能である．冷凍凝固や電気焼灼のように不均一な深さの組織障害になりにくく，一定の深さで剝離摘出できるため，治療後短期間できれいに上皮化する．

準備と実際の手技

　皮膚キュレットは国内のカイインダストリーズ㈱によって製造・販売されており，価格は皮膚生検用のトレパンと同程度である．ポリカーボネート製のハンドル先端に刃物用ステンレス鋼でできた環状のブレードを取り付けたものである．片側のみが刃になっていて径は2～7mmまでのものが用意されている．径の小さいものを使って腫瘍底を少しずつ下床の真皮からこそぎ取るように刃先を進めていくと剝離しやすい．筆者は径3～4mmの製品を用いている．局所麻酔後，病変部辺縁でブレードを皮面とほぼ平行に動かすが，一部のみが深くなったりしないようにキュレットを把持しない側の手で皮膚を伸展させたうえでブレードを動かす[1]．面積の大きな病変は無理せず分割する気持ちで切除する．顔面や被髪頭部では通常1～2週程度で上皮化して瘢痕はほとんど残らず(図1)，病理組織学的に確定診断可能な標本を作成することができる(図2)．頭皮では毛髪を切断することになるが，毛包は傷害しないので病変内の毛は術後に問題なく伸長する[2]．

注意点

　頭部，顔面，耳介などの脂漏性角化症がよい適応である．これらの部位に比べて四肢や躯幹の病変はやや切除しにくく色素沈着や瘢痕を残しやすい傾向にある．また，臨床像が脂漏性角化症と同様で，真皮内に向かって内向性増殖を示す inverted follicular keratosis

Ⅳ章 皮膚良性腫瘍

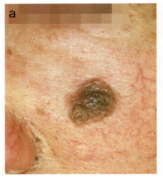 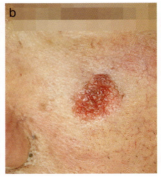 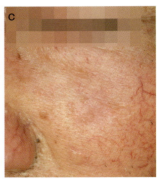

図1 左頬部の脂漏性角化症の皮膚キュレットを用いた手術
a. 術前, b. 皮膚キュレットで病変を剥離摘出直後, c. 術後2週：手術痕はきわめて軽微.

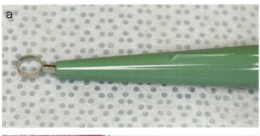 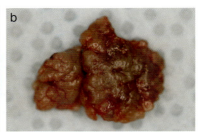

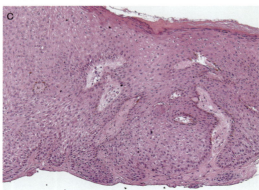

図2 皮膚キュレットと摘出物
a. 使用した皮膚キュレット：刃の背面からみたところ.
b. 摘出物
c. 摘出標本の病理組織像：腫瘍底の表皮突起に沿うように摘出できている.

では同様の手技を適用できない.

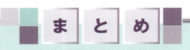

1. 頭部, 顔面の脂漏性角化症がよい適応である.
2. 均一な深さでの摘出が可能なため, 整容的に優れた方法である.
3. 病理診断が確認できる.

■文 献
1) 田村敦志：電気外科・皮膚キュレットを用いた手技. いますぐできる外来皮膚外科・美容皮膚科のスキル, 立花隆夫, 田村敦志編, 中山書店, p.15-25, 2006
2) 田村敦志：皮膚科医のための皮膚外科のコツ〜知らないと損をする実践的基本手技からスペシャリストの手技まで〜. 皮膚臨床 **54**：1851-1867, 2012

■Ⅳ章　皮膚良性腫瘍

血管拡張性肉芽腫の結紮療法について教えて下さい

佐藤文子・角田孝彦
山形市立病院済生館皮膚科

結紮療法の利点

手術のしにくい小児，高齢者でも可能である[1]．
抗凝固剤を内服中でも可能である[1]．
皮膚に余裕のない手指先端，足先でも可能である[1]．
治療後の瘢痕が目立たない[2]．
手技が簡便で短時間でできる[2]．

毛細血管拡張性肉芽腫について

血管拡張性肉芽腫は顔面や手指に好発する血管増殖性疾患であり小児や青年に比較的多い．

血管拡張性肉芽腫の結紮療法について[1]

臨床的に amelanotic melanoma などの悪性腫瘍を否定できた，有茎性，広基性の腫瘍に対して施行する．

茎のできるだけ皮膚側を 4-0 黒ナイロン糸で 2 回まわしてきつく結びしめる．直後に血管腫の色が黒色調へ変化したらだいたいは成功である．

数日から 1 週間程度で黒く痂皮化し，容易に脱落することが多い．

結紮療法にあたっての注意点

結紮時は一時的に痛みを生じるため，あらかじめ患者に説明しておく．

広基性の腫瘍の場合，糸が上がって抜けてしまうこともあるため，鑷子などで糸を押さえて結紮してもいい．

1 回で脱落しなかった場合，2 日目を試したり，根部が残存したときは切除する[1]．

コラム　血管拡張性肉芽腫の結紮療法

血管拡張性肉芽腫では有茎性とはいえ，基部が広い場合がある．こういうときは，4-0 ナイロン針を基部にかけて 1 回結紮し，反対側に糸を回して結紮すると基部からしっかり結紮できる．後日，残存した場合は液体窒素を行う，ドレニゾンテープを貼る，トレパンなどで切除して病理組織をみるなどを行っている．本症は真の腫瘍ではないため，基部真皮内に病巣が残っていても必ずしも再発しない．結紮前にステロイド外用薬などを塗布，貼付すると腫瘍の縮小をみることも多い．

（出光俊郎）

IV章　皮膚良性腫瘍

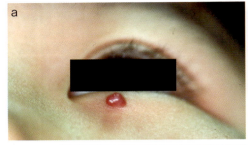
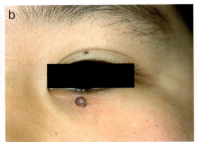
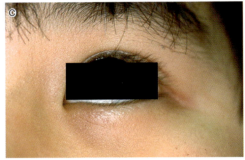

図1　血管拡張性肉芽腫（9歳男児）
a. 治療前：左下眼瞼に広基性の血管拡張性肉芽腫を認めた．
b. 結紮直後：腫瘍の色調が暗赤色に変化している．
c. 結紮後11日目：瘢痕はほとんど目立たない．

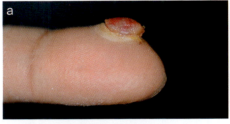
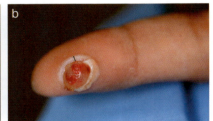
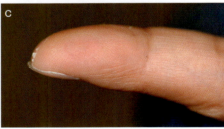

図2　血管拡張性肉芽腫（68歳女性，右第IV指）
a. 治療前：第IV指の先端に有茎性の血管拡張性肉芽腫を認めた．
b. 結紮直後：腫瘍の一部がうっすら黒色調へ変化している．
c. 結紮後3日目で脱落：瘢痕部はほとんど目立たない．

まとめ

1. 臨床的にamelanotic melanomaなどの悪性腫瘍を否定する．
2. 結紮部位は茎のなるべく皮膚側にかける．
3. 腫瘍の色調が変わるほどきつく結紮する．

■ 文　献
1) 角田孝彦ほか：2006年から2015年に結紮療法を行なった血管拡張肉芽腫15例のまとめ．日皮会誌　**126**：2299，2016
2) 舛　貴志ほか：結紮療法が有効であった血管拡張肉芽腫の1例．山形済生館医誌 30：105-107，2005

■ Ⅳ章　皮膚良性腫瘍

爪下・爪周囲の良性腫瘍，グロムス腫瘍，指趾粘液嚢腫の手術の仕方は？

柳　林　　聡

新東京病院形成外科・美容外科

爪下・爪周囲の腫瘍について

　爪周囲には，後天性爪囲被角線維腫，グロムス腫瘍などの充実性腫瘍のほか，粘液嚢腫といった囊胞性疾患もみられる．これらは爪甲や爪母に近接しているため，爪変形を少なくするような摘出方法を選択する．爪周囲の手術では指神経ブロックを行い，ネラトンカテーテルなどを用いて駆血する（Ⅰ章「手の皮膚外科について教えて下さい」'麻酔'参照）.

後天性爪囲被角線維腫の手術（図1）

　爪上皮と爪甲の間から発生し，爪甲の陥凹変形が現れることが多い．結節性硬化症に伴う Koenen 腫瘍の可能性もあるので問診や診察をしっかり行う.

　抜爪することなく腫瘍周囲を形成剪刀や小エレバなどで丁寧に剥離すると容易に摘出可能である．腫瘍が爪母へ向かって縦長に深く存在する場合は，後爪郭に小切開を追加して術野を展開する.

　腫瘤摘出後は開放創で問題ない．後爪郭の追加切開部は縫合する．止血操作の際は爪母をバイポーラで焼灼しないように注意する．術前に認められていた爪甲変形は，爪の新生に伴い徐々に改善する.

爪下外骨腫の手術（図2）

　10 代から 20 代の若年者が好発年齢で，末節骨から発生する爪甲下の有痛性の硬い腫瘤である．爪床にびらんを形成することもある．グロムス腫瘍も爪甲下の疼痛を主訴とするが，単純 X 線写真でこれらは鑑別可能である.

　実際の手術は，腫瘤形成部分の部分抜爪を行い，爪床を切開して腫瘤を露出させる．末節骨背面がなだらかな面となるようにリュエルや骨ノミを用いて腫瘤を切除する．爪床が部分欠損したときは人工真皮を貼付し保存的に上皮化させる.

　爪床を 6-0 Vicryl® などの吸収糸で縫合し，可能であれば爪甲を戻して 5-0 ナイロン糸などで固定する．戻した爪甲は新生してくる爪に押されて脱落するが，術後早期の疼痛予防に役立つ.

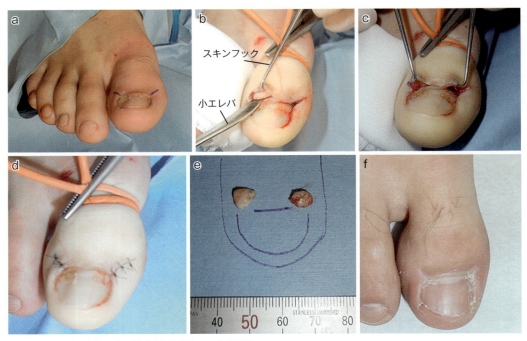

図1 左母趾両側の爪囲被角線維腫（15歳男性）
a．両側の後爪郭に腫瘤があり，爪甲の陥凹変形がみられる．b．腫瘤周囲を小エレバで剥離．c．腫瘤摘出後
d．後爪郭の補助切開部を縫合．e．摘出した線維腫．f．術後10ヵ月：再発を認めず，爪甲の陥凹変形もない．

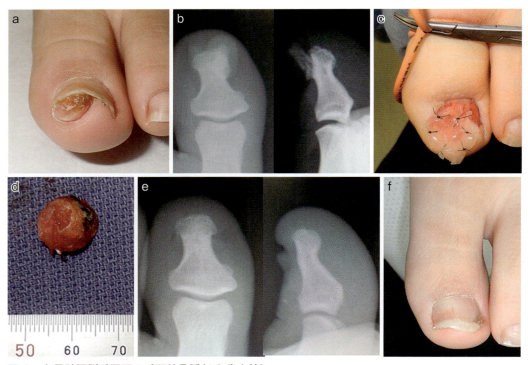

図2 左母趾脛側爪甲下の爪下外骨腫（16歳女性）
a．一部びらんを伴う腫瘤を認める．b．X線像：腫瘤は骨腫と判断される．c．腫瘤切除後：爪床欠損部に人工真皮を貼付した．d．摘出した骨腫．e．術後1年2ヵ月X線像．f．術後1年2ヵ月臨床所見

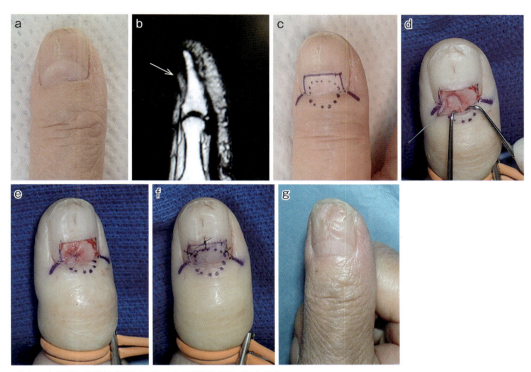

図3　右母指爪半月部分のグロムス腫瘍（73歳女性）
a. うっすら暗紫色に透見できる腫瘤を認める，b. MRI T2強調像：高信号な腫瘤として描出される（→），
c. 手術デザイン：後爪郭の補助切開は行わなかった，d. 部分抜爪して腫瘤を摘出
e. 爪床を6-0 Vicryl® で縫合，f. 爪甲を戻してナイロン糸で固定，g. 術後4ヵ月：再発もなく，疼痛に消失した．新生してきた爪甲は変形がない．

グロムス腫瘍の手術（図3）

　末節部や爪甲下の激しい疼痛や冷感不耐症などの特徴的な症状がある．爪甲下が好発部位であるが指腹部などにも発生する．外見上腫瘤の局在がわかりにくいことも多く，MRIによる画像診断が有用でT2強調像で高信号として描出される[1]．

　腫瘤が爪甲下にある場合，腫瘤直上の爪甲を部分開窓し，爪床を切開して腫瘤を摘出する．腫瘤は通常暗赤〜紫色で，周囲との境界は明瞭である．先細のモスキートペアンなどで腫瘤周囲を丁寧に剝離していくと比較的容易に摘出できる．腫瘤がもろく，ばらばらに崩れてしまう場合は耳鼻科用の鋭匙などで取り残しのないように搔爬する．創部閉鎖は爪下外骨腫と同様に行う．

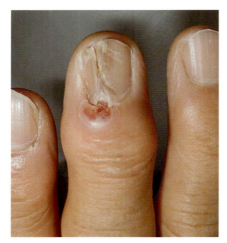

図4 爪変形を伴う粘液囊腫
DIP関節にはヘバーデン結節を認める．

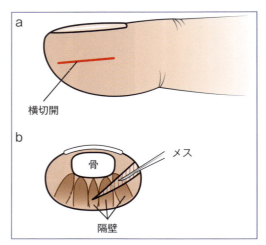

図5 瘭疽の隔壁切開
a. なるべくworking sideではない側を約1cm程度横切開する．
b. 末節骨の下面に向かってしっかりと線維性隔壁を開放する．

粘液囊腫について（図4）

　DIP関節背側～後爪郭にかけて好発する（図4）．Heberden結節に伴うことがほとんどである．根治術として囊腫摘出術と局所皮弁を組み合わせた手術が行われるが，手術侵襲がやや大きい．

　粘液囊腫は自然消退することもあり，感染の併発や疼痛などよって患者のADLが著しく低下していなければ積極的な手術適応はないと考える．粘液囊腫の本態は関節症変化による粘液成分の分泌増加である．したがって，最近は「骨棘を切除すると囊腫は自然吸収される」とした考えに基づく治療も増えてきている[2]．一方，保存的には囊腫を穿刺して圧迫し，さらに後療法としてDIP関節をテーピングやスプリントで固定する．これにより関節の安静が保たれ，炎症を抑えることができ再発防止に効果がある．保存療法が奏効しない場合には手術を考慮する．

瘭疽

　トゲ刺傷などが原因でおこる末節指腹部の化膿性炎症である．抗菌薬投与などの保存療法に反応しない場合は，速やかに切開排膿する．指腹部の縦方向の線維性隔壁をしっかり開放する．切開は，指ブロック下に行う．J型切開やfishmouth切開をすすめる教科書が多いが，側正中部の1cmほどの横切開で十分である．横切開は指尖部に有痛性瘢痕を形成することがなく，しかも尺側横切開であれば，母指とのつまみ動作にも支障をきたしにくい．手指の外科手技は常に機能性への気配りが必要である．小さな横切開からでも，メスの刃先を扇状に振れば，指尖部の隔壁も問題なく開放可能である．メスはNo.11を使用する（図5）．排膿後の出血が多くなりがちなので，圧迫止血操作をしっかり行う．

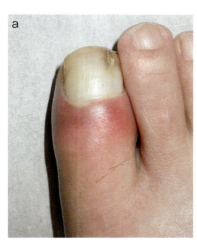
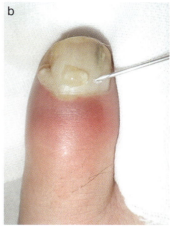

図6　右母趾爪下膿瘍（66歳男性）
a. 爪先端部の外傷を契機に発症した爪下膿瘍と爪周囲炎．
b. 18 G 針で爪甲に穴を開け，ドレナージする．

　実際には癤疽の治療機会はあまり多くない．むしろ，爪周囲炎に伴う表在性膿瘍が多い．爪周囲炎は 18 G 針などを用いた小切開で十分排膿できる（図6）．

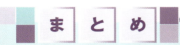

1. 爪周囲の腫瘤摘出では，爪母の損傷に留意する．
2. 爪下外骨腫やグロムス腫瘍切除後は，術後疼痛予防のために爪甲は戻す．
3. グロムス腫瘍の局在診断は MRI が有用である．
4. 粘液嚢腫の手術適応は慎重に判断する．
5. 保存療法に抵抗性の癤疽は，線維性隔壁を切開し排膿する．

■文　献
1) 福田国彦：骨軟部画像診断のここが鑑別ポイント．羊土社，p.64-65，2007
2) Lee, H J, et al：Osteophyte excision without cyst excision for a mucous cyst of the finger. J Hand Surg Eur **39**：258-261, 2014

■ Ⅳ章 皮膚良性腫瘍

陥入爪の処置について教えて下さい
～病態に基づく治療の選択～

原田和俊
東京医科大学皮膚科学分野

陥入爪とは

　陥入爪とは爪甲が軟部組織である側爪郭を損傷し，炎症を引き起こした状態である．爪郭の炎症の程度により重症度が stage Ⅰ～Ⅲ に分類されている（図1）．爪甲の辺縁を過度に短く切ることが原因で発症する．陥入爪は爪甲が過度に彎曲した状態（巻き爪）や爪甲の幅が広い患者に発症しやすい．また，近年肺癌や大腸癌に用いられるようになったゲフィチニブやエルロチニブなどの表皮増殖因子受容体型チロシナーゼ阻害薬を内服中の患者には陥入爪が好発する[1]．

陥入爪治療の考え方

　陥入爪は爪甲の辺縁が爪郭に陥入した状態である．したがって，突き刺さった部分を覆うか，爪郭より爪甲先端が遠位に位置するよう，爪甲を延長すれば治癒する．これらを目的として選択されるのがガター法，人工爪法である．また，爪甲と爪郭との間に空間ができれば爪甲の陥入は改善する．テープ法は爪郭を反転させることで，爪甲と爪郭の間に空隙を生じさせる．陥入爪を繰り返す患者は母趾の幅に比べ爪郭の幅が広い．そのような症例はフェノール法で爪母を化学的に焼灼すれば，爪甲の幅が狭くなり，陥入爪の再発を予防することが可能となる．

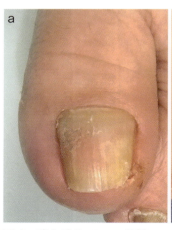 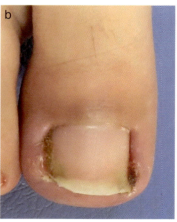 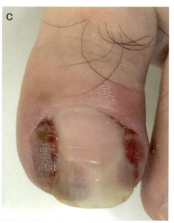

図1　陥入爪の stage 分類
a. stage Ⅰ：爪郭の紅斑と発赤．
b. stage Ⅱ：爪郭の炎症と腫脹．痂皮が付着する．
c. stage Ⅲ：爪郭に肉芽の形成を認める．

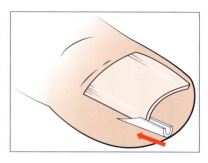

図2 ガター法
チューブを爪甲の辺縁に挿入する．

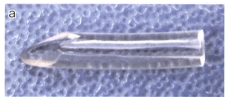
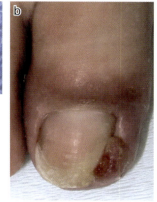
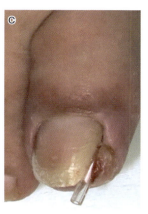

図3 ガター法の施行例
a. 挿入する塩化ビニル製のチューブ
b. stage Ⅲの陥入爪
c. チューブ挿入後

陥入爪治療各論

1. Gutter法

　爪郭に陥入している爪甲の辺縁をポリ塩化ビニル製のチューブで覆い，陥入を解除する方法である（図2）．手技は容易であり，特殊な器具を必要とせず，陥入爪に対する第1選択となる治療法である[2]．

　具体的な方法を示す．塩化ビニル製の点滴チューブを1cm程度に切断し，その先端を斜めに切る．次に短いほうの長軸方向にハサミで2mm程度の切れ目を入れる（図3a）．この切れ目に陥入している爪甲の辺縁を挿入する（図3b, c）．筆者らはテルモ製サフィード延長チューブ®を使用している．この操作により側爪郭に陥入した爪甲の辺縁はチューブに覆われる．チューブは瞬間接着剤（医療用アロンアルファA®）か人工爪法で用いるアクリル樹脂で固定する．爪郭の腫脹が高度な症例では，チューブ挿入時に強い疼痛を伴うので，局所麻酔としてdigital blockを併用する．ガター法施行後はstage Ⅲの陥入爪で認められる肉芽は放置しても自然に消退するが，液体窒素による冷凍凝固やステロイド軟膏外用を行うと早めに縮小する．

2. 人工爪法

　爪甲の先端にアクリル樹脂で人工爪を作成し，爪甲の陥入を改善させる方法である[3]．アクリル樹脂はネイル用品店から購入する．また同様な物品は歯科機材屋からも入手可能である．人工爪法は爪甲の辺縁が短く，ガター法を施行できない陥入爪の症例に適応となる（図4a, b）．

　まず，爪甲と足趾の爪郭との間にX線フィルムを挿入する（図4c）．X線フィルムは折

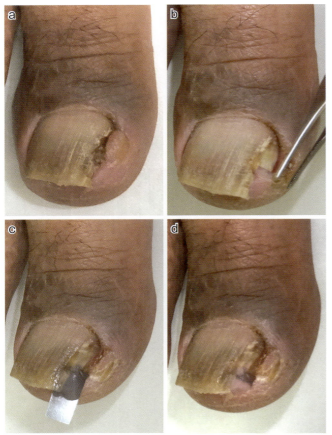

図4　人工爪法の施行例
a. 肉芽を形成した stage Ⅲ の陥入爪
b. 爪甲の辺縁の先端が欠損しており，チューブの挿入は不可能である．
c. X線フィルムを爪甲と爪郭の間に挿入し，その上にアクリルの人工爪を作成する．
d. 人工爪作成後，トリミングを行った状態．

り曲げておくと，挿入しやすい．これを土台として，アクリル樹脂を塗布し，人工爪を作成する．土台としたX線フィルムを抜去し，爪切りなどで人工爪をトリミングする（図4d）．X線フィルムを挿入時に患者が強い疼痛を訴える場合には，digital block を併用する．

3. テープ法

爪甲が陥入している爪郭をテープで牽引し，爪郭を反転させることで，爪甲の陥入を改善する方法である[1]．発赤，腫脹した爪郭に弾性テープの端を貼付し，引っ張りながら，螺旋状に巻き，反対側の端をMP関節背に付着させる．必要な道具は弾性テープのみである．筆者はジョンソン＆ジョンソンのエラスチコン伸縮性テープ®を使用している（図5）．

炎症により爪郭の腫脹が強く，ガター法などが施行できないときに，一時的テープ法を行うこともある（図5a）．陥入爪の患者が受診し，治療法に困った場合，姑息的に爪甲の辺縁を切除するような誤った対処法を行うより，まず，テープ法を行うべきである（図5b）．

4. フェノール法

爪甲辺縁の部分抜爪後にフェノール（液状フェノール濃度88％以上）で爪母を破壊し，爪甲の幅を狭くすることで，陥入爪を治療する方法である．ガター法などの保存療法に抵抗する重症例や陥入爪の再発を繰り返す症例に対して施行する．

digital block を行った後，形成剪刀で爪甲の辺縁を切除する．モスキートペアン鉗子で

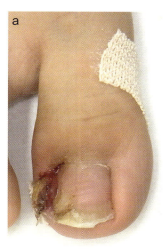
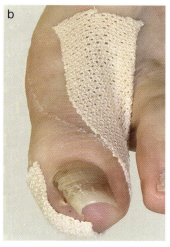

図5 テープ法の施行例
a. stage Ⅲの陥入爪：爪郭の腫脹が高度でチューブが挿入できず，テープ法を行った．
b. stage Ⅰの陥入爪：軽度なため，テープ法を選択した．

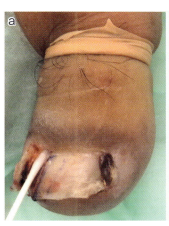
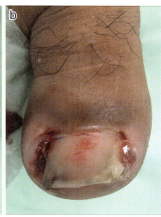

図6 フェノール法
a. フェノールを浸した綿棒で爪母を焼灼中
b. 焼灼終了後：フェノールの変性作用により駆血を止めても出血はない．

　爪甲を引き抜き，爪甲が根元まで抜去されていることを確認後，フェノールで爪母を破壊する（図6）．フェノールは綿球に浸し，30秒程度，圧抵したところで廃棄する．綿球は4～6回程度交換する[4]．フェノール焼灼後，無水エタノールで局所を洗浄する．重要なことは，切除する爪甲の幅は2～3mm程度とすることである．爪甲の幅を過度に狭小化すると，鉤彎症を発症し，爪の変形をきたす．特に爪甲の両側を同時にフェノール法で処理すると，鉤彎症の発症率が高くなるので，このような処置は行うべきではない．

治療法の選択のアルゴリズム（図7）

　治療の基本はガター法である（図2）．陥入している爪甲の辺縁を露出し，ポリ塩化ビニルのチューブが挿入可能であれば，ガター法を選択する．爪甲の辺縁が短く，チューブの挿入が不可能な症例では人工爪法を施行する（図4）．爪郭の炎症が強く，チューブやX線フィルムの挿入が不可能な症例では一時的にテープ法を施行する（図5a）．また，stage Ⅰに分類される軽症例ではテープ法も選択可能である（図5b）．何度も再発する症例やガター法や人工爪法で改善がみられない症例にはフェノール法（図6）を選択する．

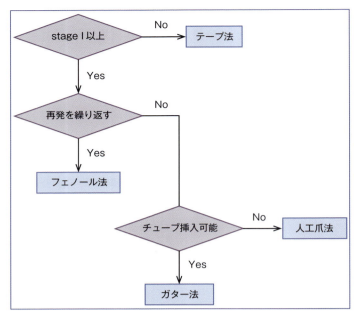

図7 陥入爪治療のアルゴリズム

問題点および保険診療上の注意点

　ガター法と人工爪法は保険収載されている治療法ではない．digital block を併用して施行すれば，「陥入爪手術1簡単なもの」で保険請求可能であるが，麻酔を用いないで施行すると創傷処置などとして保険請求するか，自費診療として行うこととなる．また，アクリル樹脂や点滴チューブは本来の目的とは異なる使用法で治療に用いるので，施術前に同意書を取得したほうがよい．

まとめ

1. 陥入爪とは爪郭に爪甲が陥入し，爪郭に炎症を起こした状態である．
2. 陥入爪治療の第1選択はガター法である．
3. 爪甲辺縁が短く，チューブの挿入ができない症例では人工爪法を選択する．
4. 軽症例や爪郭の炎症が強くガター法，人工爪法が施行できない場合にはテープ法を行う．
5. 再発を繰り返す症例や，上記の治療に抵抗する症例にはフェノール法を施行する．

■文　献
1) 原田和俊：巻き爪と陥入爪の治療法．日皮会誌 **123**：2069-2076，2013
2) 新井裕子ほか：外来診療における陥入爪の保存的療法．皮膚病診療 **21**：1159-1166，1999
3) 東　禹彦：機械的原因による爪の変化：爪　基礎から臨床まで改訂第2版，金原出版，p.153-156，2016
4) 藤森佐和子ほか：陥入爪治療におけるフェノール法での圧抵時間，治癒期間，再発率の比較検討．臨床皮膚科 **60**：1174-1177，2006

マイ アパラート

液体窒素スプレー

川瀬正昭
自治医科大学附属さいたま医療センター皮膚科

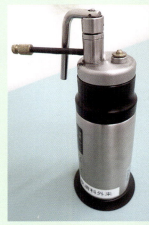

図1　クライオプロ®ミニ

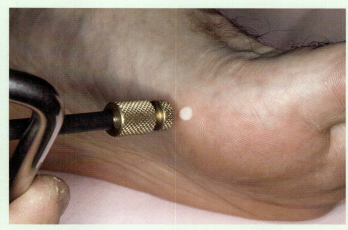

図2　病変部を凍結

疣贅に対する液体窒素療法は筆者が皮膚科に入局した頃は割りばしに綿を巻き付けて作成した自家製の綿棒を毎回は捨てずに同じものを使用していた．しかし綿棒からの感染の可能性が否定できず，毎回綿棒を捨てることが原則となってくるとN綿棒小，大（白十字株式会社）に代わり，その使い方もその特性に合わせ綿棒を「液体窒素に浸して疣贅に当てる」から「流し込む」感じに変化した．1996年頃に外来にあった液体窒素スプレー（ジェナス　クライオスプレー）は液体窒素が入っているタンク部分がかなり大きく，両手で支えるようにして，使用していた．そのため病変部にあてる位置を患者さんのほうで若干調節する必要があった．しかし近年コンパクトな液体窒素スプレーが発売され，現在はクライオプロ®ミニ（製造元コーテックステクノロジー社）（図1）を使用している．スプレーの噴霧口は病変部に接触させず10 mmくらい離した位置から噴霧し，病変部の外側1 mmくらいまで白くなるように凍結させる（図2）．タンク部分を寝かせてしまうとノズル部分が凍結され不具合が生じるので注意が必要である．

足底疣贅で角化が強い場合，液体窒素を噴霧しても表皮基底層まで凍結が到達せず痛みも感じないときがある．その場合必ず角化部分を削り，患者さんに噴霧時に痛みを感じるくらいまで噴霧を持続する．疣贅が多発している場合でも短時間に多数治療できる．

凍結療法の持つ経時的3つの作用機序として，①物理作用（結晶作用を基盤とした細胞変性と破壊），②血管作用（血管内皮細胞変化と血栓形成），③免疫賦活作用が挙げられている．組織破壊的方法であり，疣贅では①が主体であると思われがちであるが，③の作用も重要である．疣贅の特殊治療を行っている場合でも免疫賦活のために液体窒素療法を併用している．その他の対象疾患は，脂漏性角化症，毛細血管拡張性肉芽腫（保険適応外）だけでなく，アトピー性皮膚炎（保険適応外）などの下腿にできる痒疹結節（保険適応外）に対しても有効である．

V章

皮膚悪性腫瘍

■ V章　皮膚悪性腫瘍

日光角化症の外用および手術的治療について教えて下さい

石川 雅士
埼玉県立がんセンター皮膚科

日光角化症について

　日光角化症(solar keratosis，光線角化症 actinic keratosis，わが国では日光角化症およびAKの呼称が一般的である)は慢性的な日光紫外線曝露による表皮ケラチノサイトの癌化によって生じる．露出部位である顔面，禿頭部，前腕，手背が好発部位で，70歳代以上の高齢者に多くみられる．AKの臨床的特徴は不整形状で境界不明な紅斑病変としてみられ，少なくとも一部に多少の鱗屑・痂皮を付していて，表面がやや粗糙な感じがする[1]ことである(図1)．皮角や疣状のような角化が強いものもみられる．以前よりAKは浸潤癌(invasive SCC)になるため早期の治療が必要といわれているが，AKが浸潤癌になる割合は低いとされている[2]．自然消褪することもあり，治療に際しては病態を把握することが望まれる．

日光角化症の治療について（表1）

　AKは慢性的に日光紫外線の影響を受けたことにより生じるものであり，顕在している病変以外にも周辺部を含め微小早期病変や潜在病変があると考えられる．このように一定領域が共通の発癌因子の影響を受けて次々に癌を発生する危険性を有する状態をフィールド癌化 field cancerization という[1]．よって顕在している病変を切除したら完治という考え方は誤りであり，周囲の日光紫外線曝露部皮膚を含めた一帯を面として治療するフィールド治療 field therapy[1]の考え方から外用療法が主たる治療となる．

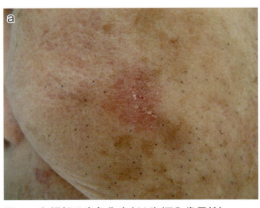 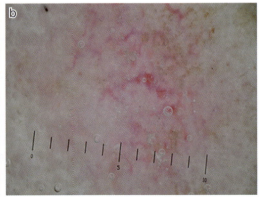

図1　左頬部日光角化症（AK）（72歳男性）
a．臨床像：直径 10 mm 大の境界不明瞭な一部鱗屑を伴う紅斑．
b．ダーモスコピー所見：red pseudonetwork/strawberry pattern がみられる．

表 1　日光角化症の治療

		孤立性病変	フィールド病変
外用療法	イミキモド	○	◎
	5-FU	◎	◎
	ジクロフェナク	○	○
凍結療法		◎	○
光線力学療法		△	◎
手術的療法		△〜◎	△
		(◎は角化の強いもの)	

△：他の治療を考慮　○：可　◎：適

(文献 2)および自験例を参考に作成)

外用療法

1. イミキモド 5%クリーム(ベセルナ®)

　イミキモドの作用機序は，自然免疫系および細胞性免疫応答の賦活化，ならびにアポトーシス促進によると考えられている．使用法は週 3 回就寝前塗布し翌朝石鹸を用い，水・温水で洗い流す．4 週間塗布後 4 週間休薬し，効果不十分と判断した場合はさらに 4 週間継続する．60 〜 70％程度の高い完全消失率を示すが，局所皮膚反応 local skin reaction と呼ばれる紅斑・浮腫・小水疱・びらん/潰瘍・湿潤/滲出・落屑/乾燥・痂皮が塗布部位に生じる[1]．その際疼痛を伴うことや，上記の皮膚変化に患者が驚いて治療継続が困難になる場合がある．高齢者への治療であるため，治療前の十分な説明を行っても理解が不十分で，途中で治療を放棄してしまうケースもみられる．一時休薬し，症状が落ち着いてから再度開始することで治療は可能となる．一時休薬し，必要であれば保湿やステロイド外用を行い，局所皮膚反応の症状が落ちついてから再度開始することで治療は可能となる．早期の介入により治療からの脱落を防ぐことが大切である(図2)．

　イミキモドで治療を行ったとき，効果判定は 4 週後や 8 週後に行われる．一般に視診で行われ，効果不十分のときはさらにもう 1 コース行うが，保険適応上は 2 コースまでである．一方イミキモド 2 コース目の観察期間が終了した時点で視診により残存病変があった患者でも，組織学的には病変が消失し，また，追加の観察期間をおくことで遅れて AK が完治した報告がある[3]．よって，治療が終了し，視診で全く変化がない症例でなければ，しばらく経過をみたほうがよい．

2. 5- フルオロウラシル 5%軟膏(5-FU 軟膏)

　5-FU はチミジン合成酵素抑制による DNA および RNA 合成の阻害をおこすため，AK の治療に用いられている．70 〜 78％と高い有効性が報告されている[2]．海外では 0.5 〜 5％の濃度でクリーム・軟膏製剤があるが，わが国では 5％軟膏製剤のみが使用できる．海外で推奨されている使用方法は 1 日 2 回 4 週間塗布で，わが国では効果が不十分であれば ODT(密封包帯療法)を行うことがある．びらん形成が必発であり，疼痛もあるため途中で治療をやめてしまうことが懸念される．その場合は一時治療を中止し，保湿やステロイド外用を行い，治療継続を図る．重要なことは患者に対処法をしっかり理解してもらうこ

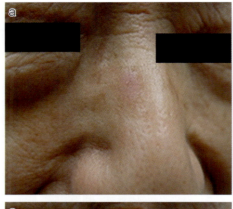
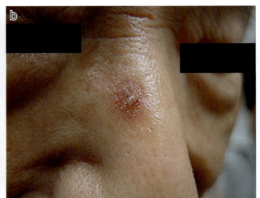
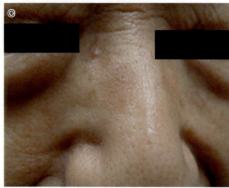

図2 鼻背部日光角化症（AK）（78歳男性）
a. 初診時：右鼻背部に 10×8mm 大の鱗屑伴う紅斑あり．
b. イミキモド2コース終了後：びらん形成あり．
c. さらに5週後：完全消失している．

とである．

3. ジクロフェナク 1%ゲル（ボルタレンゲル®）

ジクロフェナクは COX-2（cyclooxygenase-2）阻害薬で，プロスタグランジンの産生抑制が AK の治療に寄与している．海外ではヒアルロン酸ゲル 2.5% にジクロフェナク 3% が含まれた製剤があり，1日2回，60〜90日間外用する．効果は 19〜90% と報告されている[2]が，一般にイミキモドや 5-FU 外用剤と比べ効果は低いとみられている．一方で有害事象は少なく，忍容性が高い．わが国では 1% 製剤しか入手できないものの，有効例が報告されている[4]．

凍結療法

綿棒を液体窒素に浸したものを患部に短時間あてて凍結，自然融解のサイクルを 2〜3 回行う．1〜2週間ごとに行うことが多いが，治療間隔を開けても効果が認められる（図3）．海外ではスプレーで液体窒素（マイアパラート「液体窒素スプレー」参照）を噴出させて治療することが多い．効果は 39〜88%[2] と高く，さまざまなタイプの AK 治療に使われる．

光線力学療法 photodynamic therapy（PDT）

わが国では保険適用でない治療法だが，海外のガイドラインでは高い推奨度の治療法で

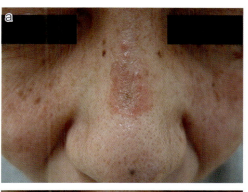
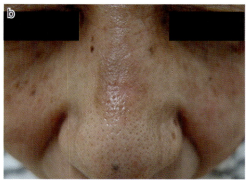
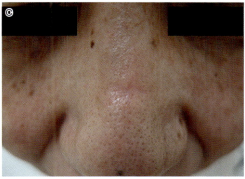

図3　鼻背部日光角化症(AK)(68歳女性)
a. 初診時：13×12mm大の紅斑
b. 凍結療法を4週に1回行い，4回目で終了：紅斑は消失し色素沈着が目立つ．
c. さらに3ヵ月後：生検部の瘢痕はわかるが紅斑は消失．

ある．効果も 69〜93%[2] と高く，治療後の整容面での満足度も高いのが特徴である．

手術的治療

　海外でのガイドラインでは手術の推奨度の記載がみられない[2]．これは白人の AK は多発することが多いため，手術的治療が選択にならないことが根本にあると思われる．しかし，わが国では孤立性でかつ角化が強い病変で，早期の治療(外見上)が望まれるのであれば，最初の治療として切除術は実際には多く行われている．その際は単純縫縮術やオープン法といったシンプルな対応が望ましいと考える(図4)．切除した周囲の皮膚は AK の所見があったり，フィールド癌化の状態であったりと健常皮膚でないことを考えての対処が必要である．先にフィールド治療を行った後で残存する角化性腫瘍やびらんを呈する腫瘍がみられた場合も浸潤癌の可能性を考え，切除や生検は行われるべきである(図5)．手術的治療にはキュレットを用いて病巣部を除去，その後止血を兼ねて電気メスで焼却する掻爬・電気凝固術 curettage & electrodesiccation があるが，深部断端がわかりづらいこと，色素脱失や瘢痕を残すことがあるのが問題となる．メスを用いて切除する通常の切除術では，切除マージンが問題となるが，1mm マージンで切除したところ，1年後の再発率は 4% と高い治癒率を示している[5]．このことから切除マージンは 1mm 程度のぎりぎりでも問題ないと考えられる．

V章　皮膚悪性腫瘍

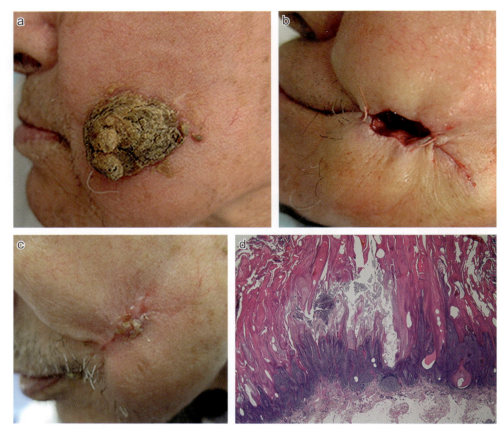

図4　左頬部日光角化症（AK）（89歳男性）
a. 3×2.5 cm 大の皮角型 AK
b. ぎりぎりで切除，可及的に縫縮，中央はオープン創
c. 術後7週目瘢痕治癒
d. 病理組織像：肥厚，延長した表皮に異型ケラチノサイトが増殖し，高度に肥厚した角層がみられる．

実際の治療では

　角化の強い病変であれば，先に病理検査を兼ねての部分切除や凍結療法を行い，引き続き外用療法を行うといった combination treatment が検討される．最初の外用療法で効果がなかった場合，次の外用療法を行うことが考えられるが，完治に至らない可能性がある．しかし，AK は日光紫外線曝露による慢性疾患であり，海外のガイドラインで経過観察のみの推奨度が高い[2]こともあるように，浸潤癌への変化がなければ外来で様子をみていく姿勢もよいと考える．そして，紫外線予防の意識付けも大切である．紫外線予防をしっかり行うと病変がわかりにくくなることを経験する．日常の紫外線予防ケアで既存の AK の数が減り，新規発生も減少させる効果があると報告されている[2]．

　AK の存在する皮膚は他の紫外線傷害による癌の発症リスクがあることを意味している．AK 患者の現在だけを診るのでなく，将来のことを念頭に入れておく必要がある．

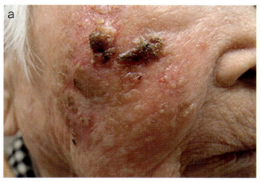
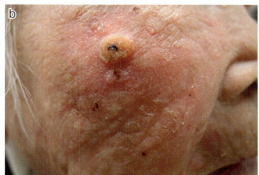
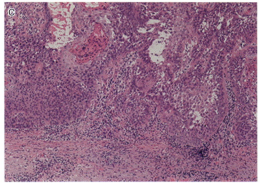

図5 右頬部日光角化症（AK）（86歳女性）
a. 疣状結節を伴う紅色局面あり
b. イミキモド4週後：残存する結節を切除.
c. 切除病理組織像：表皮内病変が主であるが一部真皮への浸潤が認められ，浸潤癌（invasive SCC）と診断.

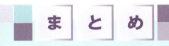

1. AKは日光紫外線曝露によって生じる表皮ケラチノサイトの癌化したもので，高齢者の露出部に多くみられる．
2. フィールド癌化と呼ばれる顕在化していない周囲の皮膚もすでに微小病変や潜在性病変があり，AKの治療は外用療法のようなフィールド療法が優先される．
3. イミキモドは治療終了後の視診時に病変が残存していても，組織学的には病変は消失していたり，さらに期間をおいて効果を示したりすることがある．
4. 手術的療法は角化の強い腫瘍や，外用療法後に残存する角化性腫瘍あるいはびらんが存在したときに考慮される．
5. AKの場合，切除マージンは1mmでも十分で，シンプルに対応するのがよい．

■文　献
1) 斎田俊明ほか（編）：日光角化症・皮膚癌カラーアトラス．メディカルレビュー社，2012
2) de Berker D, et al：British Association of Dermatologists' guidelines for the care of patients with actinic keratosis 2017. Br J Dermatol **176**：20-43, 2017
3) 廣瀬寮二ほか：日光角化症に対するイミキモド療法の効果判定方法と時期についての検討．Skin Cancer **31**：238-243，2016
4) 徳野貴子ほか：ジクロフェナクゲルを使用した日光角化症．皮膚病診療 **32**：183-186，2010
5) 廣瀬寮二ほか：日光角化症の側方断端陽性例についての検討．Skin Cancer **25**：85-89，2010

■ V章 皮膚悪性腫瘍

Bowen病の外科的治療について教えて下さい

芳賀貴裕
気仙沼市立病院皮膚科

Bowen病の治療

病理組織学的な治療効果の評価が可能である手術が第1選択である.

その他，下記のような保存的治療もあるが，根治性を考慮して適応に関しては慎重に検討する必要がある.

・液体窒素による冷凍凝固術
・イミキモドクリーム外用
・フルオロウラシルなど抗腫瘍薬外用
・電子線照射
・使い捨てカイロによる局所温熱療法
・photodynamic therapy

手術

1. 術前

感染や湿疹の混在により境界が不鮮明な場合，抗菌薬やステロイド外用などによる術前の準備が，切除範囲の設定に有用である.

2. 切除

上皮内癌であるが，毛嚢など付属器にも病変が及ぶため，日光角化症のように真皮内でのshaveでは不十分な切除になる可能性があるので，脂肪織浅層までは切除したほうがよい.

側方の切除範囲は，5mmを目安に設定されることが多い. 肉眼的境界が明瞭であればさらに狭い範囲での切除も可能である. ただし境界を見極める自信がつくまでは，5mm以上のマージンで切除したほうが無難である. 筆者自身の経験と後輩を指導してきた経験から，5mm離してあれば，まず切除断端陽性になることはない.

3. 再建

・縫縮
・植皮
・局所皮弁

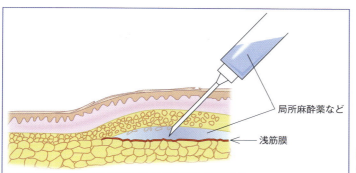

図1 hydro-dissection
浅筋膜上でのイメージ.

切除のコツ

　局所麻酔薬などを注入するときに，切除前の補助的な剥離操作として hydro-disecction が有用である（図1）[1]．真皮–皮下脂肪織間，浅筋膜上下，筋膜上下などの同じ層での切除を容易にする．どの層に注入されているかは，圧が加わることによる皮膚の盛り上がり方から判断できるが，ある程度の経験が必要である．

　エピネフリン入りキシロカインを使用すると出血が少ない術野での施術が可能である．しかし十分に止血しておかないと，術後に出血して血腫ができる可能性がある．血腫ができると植皮した場合，生着が悪くなる．

再建のコツ

　Bowen 病は体幹，四肢に好発し，比較的大きな病変を切除した後も縫縮可能であることが多い．ただし，手背や足背では，それほど大きな病変ではなくても，意外と縫縮できないこともあり，植皮や皮弁による再建を前提に手術計画を立てたほうが無難である．

1. 植　皮

　一般的には，整容的に全層植皮のほうが優れた結果が得られると考えられるが，手背や足背などは 14/1,000 〜 20/1,000 inch（0.35 〜 0.50 mm）の分層植皮だと質感がなじみやすい印象がある．

　分層植皮に際して，高齢者では分層採皮した部分の上皮化が遷延することもあり，肥厚性瘢痕になって痒みや痛みの原因になることがある．全層採皮した皮膚を剪刀や手動式ダーマトームで適切な厚さに分層化するのも一手である（図2，3）．採皮部は一次縫縮により治癒する．

V章 皮膚悪性腫瘍

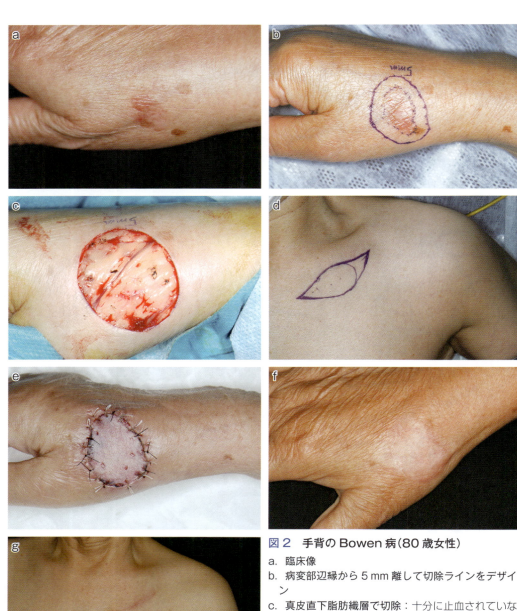

図2 手背のBowen病（80歳女性）
a. 臨床像
b. 病変部辺縁から5mm離して切除ラインをデザイン
c. 真皮直下脂肪織層で切除：十分に止血されていないこの状態に植皮すると，植皮片下に血腫ができて生着不良になる．
d. 採皮部：鎖骨部から全層採皮し，腫瘍切除後の皮膚欠損創に合わせた厚さで分層化した．
e. 分層植皮5日後：植皮片はピンク色を呈し，血管拡張もみられる．術後5日目は経過が良いとこのようにみえる．
f. 植皮5ヵ月後
g. 採皮部の手術痕

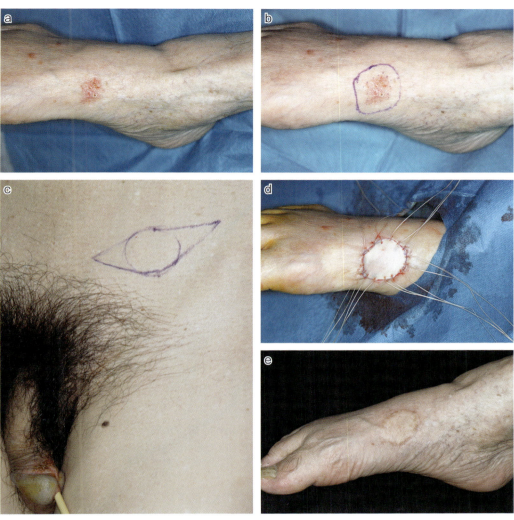

図3　足背のBowen病（77歳男性）
a. 臨床像
b. 病変部辺縁から5mm離して切除ラインをデザイン
c. 下腹部から全層採皮して剪刀により真皮を適度な厚さまで薄くする．
d. 分層植皮直後：タイオーバー固定する．
e. 植皮7年後

V章 皮膚悪性腫瘍

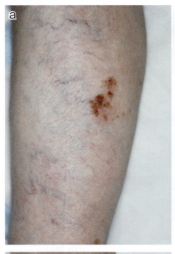
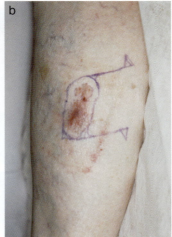
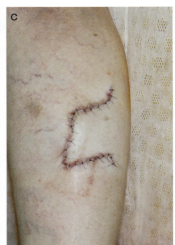
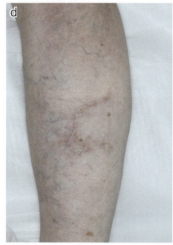

図4 下腿後面の Bowen 病（78 歳女性）
a. 臨床像：慢性湿疹，脂漏性角化症などとの鑑別を要する．
b, c. 切除後に縫縮：陥凹変形をきたすと考えられ，伸展皮弁で再建した．
d. 術後 9 ヵ月：ゆがみは目立たない．

2. 皮　弁

　さまざまな局所皮弁法があるが，部位によって，また執刀医の慣れや好みが反映されるので，どの方法が最も優れているかの評価は困難である．既存の方法以外にも何かしら良い方法があるかもしれないので，一つの方法にこだわらないほうがよいと考える．

　一次縫縮が可能な場合でも，切除する方向によっては縫縮により陥凹変形をきたす場合，あるいは減張縫合を行っても縫合瘢痕の幅が開大することが予想される場合には，それらを避ける目的で皮弁により再建することもある（図4）．

その他

外陰部 Bowen 病（Queyrat 紅色肥厚症）や Bowenoid papulosis では発癌性の高いハイリスク群の HPV16 型や 33 型が検出されることが多い．

非常にまれなものとして，Bowen 病全体の 1% 未満だが，爪甲下に発生することもある．

1. 外陰部 Bowen 病

女性の場合は，腫瘍切除後に縫縮や局所皮弁により，多くは閉創可能である．男性の場合は，陰嚢部であれば縫縮可能なことが多いが，陰茎や亀頭の場合は，分層植皮により再建する[2]（図5）．漠然としたイメージで，亀頭部の腫瘍は切除できないのではないか，と考える人もいるが，粘膜下層での切除が可能である．病変が外尿道口にまで波及している場合には，部分的陰茎切断を要する場合もある．

2. Bowenoid papulosis

特に若年者の陰部に発生する黒褐色小結節が多発する．自然消退もあるが，電気焼灼や液体窒素による凍結療法を施行する．臨床像から Bowen 病との鑑別が困難な場合もあり，切除することもある．

3. 爪下 Bowen 病の診断や手術

爪床が肥厚して爪が破壊され，色素沈着を伴う．側爪郭側に生じ，爪甲下の疣贅や爪白癬，時に悪性黒色腫との鑑別を要する．ダーモスコピーでは爪甲の雲母状角化や白色領域，黄色領域，黒褐色の色素線条がみられる．骨膜下で切除して植皮する．側爪郭側に発生するので，切除範囲を型通りの距離におくと，爪甲が一部残ることになる．それがいいのか悪いのかは言及し難いが，中途半端に爪甲が残ることにより外傷をきたしやすくなる可能性を考慮し，筆者なら爪は全幅，爪母から全摘する．

まとめ

1. Bowen 病は上皮内癌であり，きちんと安全に切除できれば根治可能な皮膚悪性腫瘍である．
2. 同じ層での切除を容易にするには hydro-dissection が有用である．
3. 縫縮可能なことが多いが，手背や足背では意外と縫縮困難であることが少なくない．
4. 縫縮による変形を避けるために局所皮弁を利用するのも一手である．
5. 外陰部発生例はハイリスクの HPV16 型，33 型などが関与し，Bowenoid papulosis と Bowen 病の合併も報告されているので，自然消退することが期待できる Bowenoid papulosis も積極的に治療したほうがよい．
6. 爪下発生例はまれであるが，骨膜下での爪母を含む爪甲全切除と植皮がよい．

■文　献

1）松永　純：第3章外科処置の基本　3切開．皮膚外科学．p.77-81，秀潤社，2010
2）大原國章：総説③ Part4. SCC の治療　手術．Visual Dermatology 11：78-84（80）：秀潤社，2012

V章 皮膚悪性腫瘍

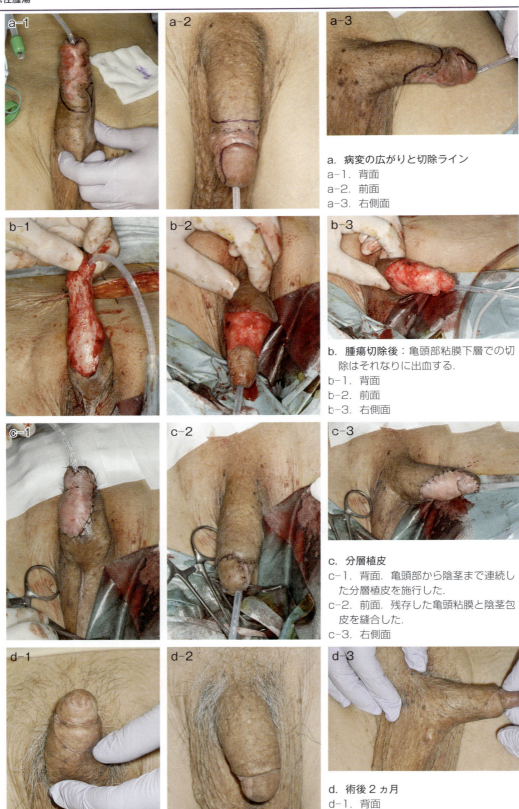

a. 病変の広がりと切除ライン
a-1. 背面
a-2. 前面
a-3. 右側面

b. 腫瘍切除後：亀頭部粘膜下層での切除はそれなりに出血する．
b-1. 背面
b-2. 前面
b-3. 右側面

c. 分層植皮
c-1. 背面．亀頭部から陰茎まで連続した分層植皮を施行した．
c-2. 前面．残存した亀頭粘膜と陰茎包皮を縫合した．
c-3. 右側面

d. 術後2ヵ月
d-1. 背面
d-2. 前面
d-3. 右側面

図5 陰茎から亀頭部にかけてのBowen病（86歳男性）

有棘細胞癌の外科治療について教えて下さい

緒方 大
埼玉医科大学病院皮膚科

手術適応について

病期Ⅰ, Ⅱに該当する限局性の有棘細胞癌 squamous cell carcinoma（SCC）に対しては外科的切除が広く行われる. 病期Ⅲ, Ⅳの進行期であっても所属リンパ節転移のみで遠隔転移がない場合は, 手術療法単独もしくは薬物療法や放射線療法との併用により根治を期待した手術が可能な症例もある（図1, 2）[1]. 原発巣に対しては表1に挙げるリスク分類をもとに機能面・整容面・患者の希望も加味し, 外科的切除もしくは放射線療法のいずれかを検討する（Mohs micrographic surgery はわが国では広く普及していない）.

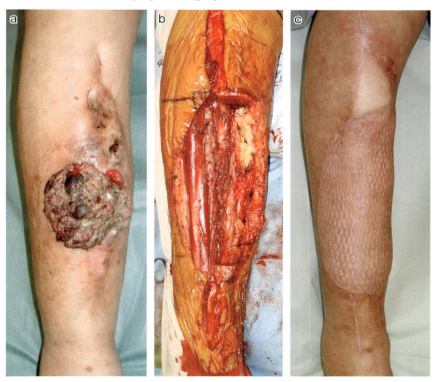

図1 71歳女性 幼少期の骨髄炎を発生母地とした脛骨骨髄までの浸潤を伴う下腿有棘細胞癌（SCC）
a. 術前：本症例は術前に鼠径リンパ節腫大を認めたものの組織学的にリンパ節転移陰性で, 遠隔転移はなく T3N0M0 stage Ⅲであった.
b. 腫瘍摘出時：画像評価によりマージンを 3 cm とり, 腫瘍を摘出（脛骨の部分切除を含む）した.
c. 髄内釘・遊離広背筋皮弁による再建を行い術後 1 年経過した状態：杖歩行で日常生活を送ることが可能となっている. （文献1）より転載）

V章 皮膚悪性腫瘍

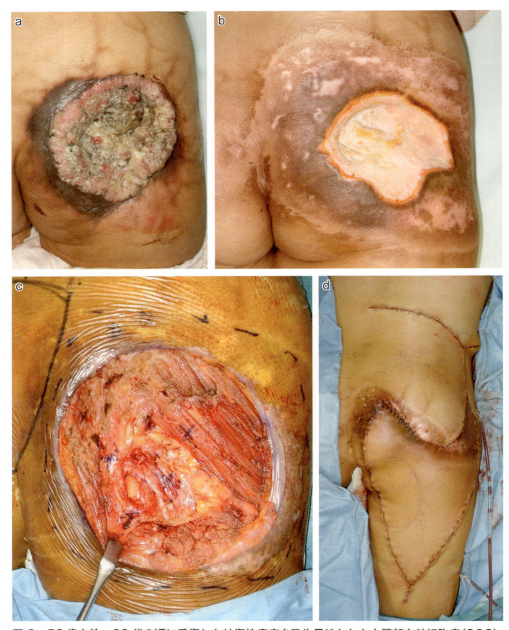

図2 56歳女性　20代の頃に受傷した外傷性瘢痕を発生母地とした右臀部有棘細胞癌（SCC）
a. 初診時：遠隔転移はないものの原発巣が骨盤腔内まで浸潤しており，手術不能と判断した．
b. 放射線療法（60 Gy）と5FU/CDDPによる化学療法を2コース終了した状態：腫瘍は縮小し，この時点で遠隔転移をきたしていなかったため外科的切除を行った．
c. 腫瘍切除後：殿筋の全層欠損となり坐骨神経が露出している．
d. 腰仙骨部の回転皮弁と大腿後面の前進皮弁により再建が終了した状態

（文献1）より転載）

表1 有棘細胞癌（SCC）の局所再発に関連する再発リスク分類

	低リスク	高リスク
臨床所見		
解剖学的部位とサイズ[A, B]	L 領域で 20 mm 未満	L 領域で 20 mm 以上
	M 領域で 10 mm 未満	M 領域で 10 mm 以上
		H 領域 [E]
原発巣の境界	明瞭	不明瞭
初発/再発	初発	再発
患者の免疫抑制状態	－	＋
放射線治療歴や慢性炎症の先行	－	＋
急速な増大	－	＋
神経学的所見	－	＋
病理学的所見		
分化度	高分化～中分化	低分化
特殊な組織型 [C]	－	＋
神経あるいは脈管浸潤	－	＋
浸潤度（Clark level）[D]	Ⅲ以下	Ⅳ以上
腫瘍の厚さ	2 mm 未満	2 mm 以上

A：腫瘍周囲の紅斑も含める．
B：H 領域：顔面正中・眼瞼・眼窩周囲・鼻・口唇・顎・耳前部・耳後部・会陰部・手・足背・
　　　足底
　　M 領域：頬・前額・頭部・頸部・前脛骨部
　　L 領域：体幹・四肢（前脛骨部・手・足・爪・足首を除く）
C：adenoid(acantholytic)または adenosquamous(ムチン産生)，または adenoplastic type
D：厚さに不全角化，鱗屑痂皮を含めない．また潰瘍がある場合は潰瘍底から測定する．
E：H 領域はサイズに関係なくハイリスク部位　　　　　　　　　　　（文献 3）より引用改変）

切除範囲

　水平方向の切除マージンは SCC においても悪性黒色腫同様より狭い設定が推奨される
ようになってきている．皮膚悪性腫瘍診療ガイドライン第 2 版[2]では，低リスク病変で
4 mm 以上，高リスク病変で 6 mm 以上のマージンでの切除が推奨されている．

　また，NCCN（National Comprehensive Cancer Network）のガイドラインでは，低リス
ク群に対する切除マージンは 4 ～ 6 mm と具体的に示されているが，高リスク群に対して
は病変が多彩な臨床像をとることから安全な推奨マージンを設定することは困難であると
記載されている[3]．各国のガイドラインにおける推奨マージンを表2 に示す．

　いずれにしても詳細な臨床所見の視診・触診により腫瘍水平方向の境界を判断し，切除
縁を設定することが重要であり，術後に永久標本で切除断端を確認することは必須である．

　SCC の断端陽性や局所再発例は深部断端の腫瘍残存によることも多いが，水平方向と
は異なり垂直方向の切除範囲に関して明確に記載されているガイドラインは存在しない．
そのため筆者は腫瘍深部側の切除に関して，腫瘍細胞が存在していると思われる深さから
一層深部までを切除側に含めることを基本としている（図3）．例えば真皮浸潤があれば脂

表2 有棘細胞癌(SCC)の推奨マージン

皮膚悪性腫瘍診療ガイドライン第2版(2015)[2]	
低リスク	4 mm 以上
高リスク	6 mm 以上
NCCN ガイドライン(2016)[3]	
低リスク	4 mm
高リスク	設定なし
a guide to clinical management in Australia(2008)[9]	
腫瘍径 <2 cm	4 mm
腫瘍径 >2 cm	4〜10 mm
European consensus-based interdisciplinary guideline (2015)[7]	
minimal risk	5 mm
low risk	5〜10 mm
high risk	10 mm

※リスク分類については各文献を参照　　　（文献2, 3, 7, 9)を参考に作成）

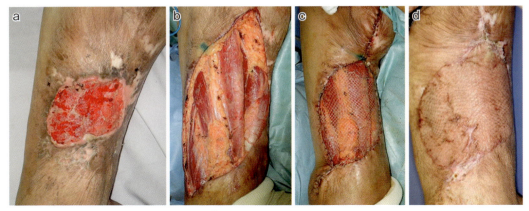

図3　55歳男性　5歳時に受傷した熱傷から発生した熱傷瘢痕癌
a. 術前：右大腿内側に9×7cm 堤防状に隆起した紅色の潰瘍を形成し，その周囲は瘢痕組織がとり囲んでいる．
b. 切除：水平方向は瘢痕部をほぼ全周性に取り囲む形で潰瘍辺縁からは最低1cm，水平方向は筋膜を切除側につけ切除したところ．
c. 縫縮・植皮：単純縫縮および1.5倍分層植皮で欠損部を被覆した．
d. 術後2年が経過した状態：再発転移はみられていない．

肪織までを切除範囲とし，脂肪織への浸潤がある場合は筋膜までを切除範囲に含めることが望ましい(図4)．しかしながら深部側の切除範囲の設定は特に顔面，陰部，手指など解剖学的な構造が異なることから一律に規定することが困難な部位があり，十分な切除マージンが確保できていないと考えられる場合は組織学的な完全切除を確認したうえで二期的に創閉鎖・再建を行うことも選択肢の一つである(図5)．NCCN ガイドラインにおいても推奨マージンで切除された場合の創閉鎖方法としては単純縫縮，植皮，二次治癒が好ましく，皮弁などそれ以外の再建が必要な場合は断端の評価を十分に行う必要があると記載されている[3]．

有棘細胞癌の外科治療について教えて下さい

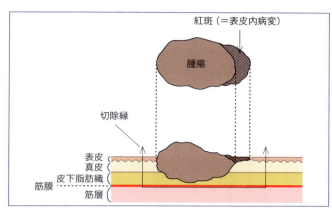

図4 切除範囲のイメージ
腫瘍が皮下脂肪織まで浸潤していると考えられる場合，筋膜までを切除側に含める．このとき表皮肉病変と考えられる紅斑部も含めて切除縁を設定する．

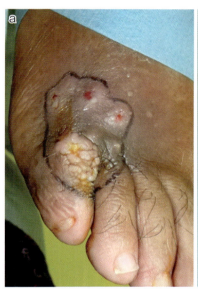
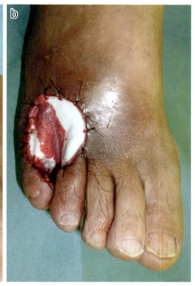
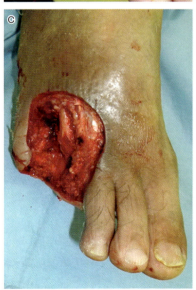
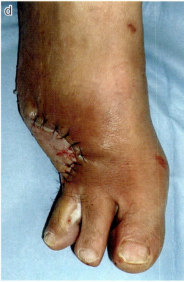

図5 69歳男性　慢性膿皮症から発生した有棘細胞癌（SCC）
a. 術前
b. 切除後，真皮で被覆：画像評価により深部側の境界が不明瞭であったため，趾骨を温存し腫瘍を切除した．欠損部は一旦人工真皮で被覆した状態．
c. 追加切除：骨浸潤はなかったが，Ⅳ，Ⅴ趾間で骨に接する腫瘍浸潤があり，追加切除を行ったところ．
d. 追加切除後，縫縮

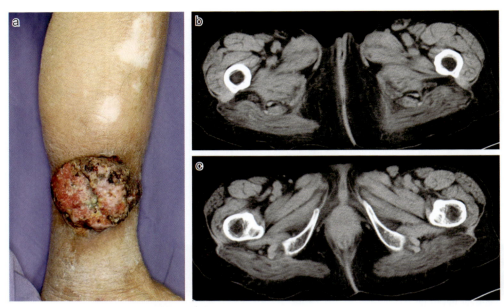

図6 80歳女性 左下腿の熱傷瘢痕癌
b, c. 造影CT, 超音波検査では血流豊富な1～2cmまでに腫大した複数のリンパ節が存在していたが, 生検によりいずれも転移は陰性であった.

センチネルリンパ節生検

　SCCの転移は8割以上が所属リンパ節に初発する[4]とされていることからも早期のリンパ節転移に対する対応が予後に大きく関連すると考えられる. 一方でSCC患者全体では, 原発巣治療後に転移を起こすのは全体のおよそ2～10%未満[4]とそれほど高率ではなく, 加えて高齢者に発生頻度の高いSCC全例にセンチネルリンパ節生検を施行することは現実的ではない. 実際に転移リスクの高い症例に限ってセンチネルリンパ節生検を考慮するとガイドライン上も記載されているが[3], センチネルリンパ節生検をどのような症例に適応すべきか, またセンチネルリンパ節生検そのものがSCCの予後改善に寄与するかについては明らかでなく, 今後さらなる検証が必要である.

リンパ節郭清

　通常, 臨床的な所属リンパ節腫大がリンパ節郭清の対象となる. 臨床的な所属リンパ節腫大は触診だけでなく画像所見(CT, MRI, 超音波検査)も加味し相補的に判断するが, SCCの場合, 腫大したリンパ節が炎症性腫大であることもまれではない(図6). そのため, 一度針生検や切開生検により組織学的な転移を確認したうえで郭清の適応を判断するという考え方もある. しかしながら, 生検によりその他のリンパ節転移が必ずしも否定できるわけではないため, 慎重な経過観察を行うなど症例に応じた対応が必要である.
　郭清範囲については国内外のガイドラインにおいて, 明確な基準の記載はないが筆者は原則として, 鼠径(浅鼠径・深鼠径), 腋窩(level Ⅱまで), 頸部(Ⅰ-Ⅴ±耳下腺浅葉)を郭清範囲の基本とし, 症例に応じて転移が疑われるリンパ節を可能な限り摘出する方針とし

表3 有棘細胞癌（SCC）に用いられる化学療法

CA療法	シスプラチン	$20 \sim 30\,mg/m^2$　1〜3日目
	ドキソルビシン	$20 \sim 30\,mg/m^2$　1日目
		4〜5週ごと
FP療法	シスプラチン	$80\,mg/m^2$　2時間で点滴静注　1日目
	フルオロウラシル	$800\,mg/m^2$　24時間で点滴静注　1〜5日目
		3〜4週ごと
ペプロマイシン単独療法		$5\,mg/body$　1〜6日目　1〜2週休薬　最大5コース
塩酸イリノテカン療法		$100\,mg/m^2$　1, 8, 15日目　最低2週間休薬
テガフール・ギメラシル・オテラシルカリウム療法		$80 \sim 120\,mg/日$　4週投与2週休薬
ドセタキセル療法		$60 \sim 70\,mg/m^2$　1時間で点滴静注1日目3週ごと

（文献5, 6）を参考に作成）

ている．SCCは高齢者に多いことから，原発部位から流入するリンパ流に加え，基礎疾患や術後合併症も加味し，判断する必要がある．また侵襲を低減するために，明らかな転移リンパ節とその領域を選択的に郭清し，後述する放射線治療を併用するという治療戦略も選択肢の一つと考えられる．

化学療法

　これまでSCCに対しての第Ⅲ相試験によるエビデンスはなく，NCCNガイドラインにはエビデンスは限定的だがシスプラチン単独，もしくは5-FU併用がしばしば奏効すると記載されている[3]．わが国では頭頸部扁平上皮癌のレジメンが皮膚SCCに応用されてきた背景もあり，実臨床では表3[5,6]に示す薬剤が選択肢として考えられる．しかしながらいずれも少数例の報告にとどまり，いまだ生存率を改善するという根拠には乏しい状況である[7]．また近年ではEGFR阻害薬であるセツキシマブによる奏効例の報告も増えてきており[8]，シスプラチンに比べ毒性が低いとする利点もあるとされるが，わが国では皮膚SCCに対して未承認である．

放射線治療

　SCCに対する根治的放射線療法の5年局所制御率はT1で93％，T2で65〜85％，T3，T4で50〜60％程度と報告されている[9]．
　適応としては，未治療の原発巣に対して，患者の意向や状態から判断して手術治療が選択できない場合や手術治療が整容的・機能的に大きな負担を伴うと判断した場合が挙げられる．また切除不能な原発巣に対して，照射後の手術や薬物療法の併用を前提とした補助療法として放射線治療を選択する場合もある．

V章　皮膚悪性腫瘍

表4　皮膚有棘細胞癌（皮膚SCC）に対する放射線治療

原発巣		
腫瘍径	マージン	線量と回数
<2 cm	1 ～ 1.5 cm	64 Gy/32 分割 55 Gy/20 分割 50 Gy/15 分割 35 Gy/5 分割
≧2 cm	1.5 ～ 2 cm	66 Gy/33 分割 55 Gy/20 分割
術後補助療法		55 Gy/20 分割 60 Gy/30 分割
所属リンパ節　（1回線量2 Gy）		
リンパ節郭清後	頭頸部（節外浸潤あり）	60 ～ 66 Gy
	頭頸部（節外浸潤なし）	56 Gy
	腋窩・鼠径（節外浸潤あり）	60 Gy
	腋窩・鼠径（節外浸潤なし）	54 Gy
リンパ節郭清なし	臨床的転移なし（潜在的転移リスク高）	50 Gy
	明らかな臨床的リンパ節腫大（頭頸部）	66 ～ 70 Gy
	明らかな臨床的リンパ節腫大（腋窩・鼠径）	66 Gy

(文献3)より引用)

　疣状癌 verrucous carcinoma（VC）は，照射により転移能を高めるという複数の報告があることから放射線治療の適応から除外されており，色素性乾皮症などの遺伝性疾患や，SLE・強皮症といった結合組織病を基礎疾患に有する症例には禁忌とされている[3]ことも知っておく必要がある．原発巣および所属リンパ節領域への具体的な照射方法については，**表4**に示す．

ま と め

1. 水平方向の切除マージンは，低リスク病変で4 mm以上，高リスク病変で6 mm以上が推奨されているが，必ず切除後病理標本で断端の評価を行う．
2. センチネルリンパ節生検は転移リスクの高い症例に限って考慮するが，適応について定まったコンセンサスは得られていない．
3. リンパ節転移陽性が明らかな場合は郭清術の適応となるが，炎症性腫大との鑑別が難しい．
4. 化学療法は強く推奨されるレジメンがいまだ存在しない（エビデンスレベルでいうとⅢ：非ランダム化比較試験のレベル）．
5. 放射線治療は根治療法・補助療法のいずれを目的とするか事前に検討したうえで選択する．

■文　献

1) 緒方　大：IV. 有棘細胞癌 38. 有棘細胞癌の手術療法. 皮膚科臨床アセット 17, 古江増隆ほか（編）, 中山書店, p.228-235, 2014

2) 土田哲也ほか：皮膚悪性腫瘍ガイドライン第 2 版. 日皮会誌 **125**：5-75, 2015

3) NCCN：Clinical practice guideline in oncology-v.1 2017. squamous cell skin cancer. version 1. 2017

4) Weinburg AS, et al：Metastatic cutaneous squamous cell carcinoma：An Update. Dermatol Surg **33**：885-899, 2007

5) 日本皮膚悪性腫瘍学会：皮膚悪性腫瘍取扱い規約 第 2 版. 金原出版, 2010

6) 国立がん研究センター内科レジデント：がん診療レジデントマニュアル 第 7 版. 医学書院, 2016

7) Stratigos A, et al：Diagnosis and treatment of invasive squamous cell carcinoma of the skin：European consensus-based interdisciplinary guideline. Eur J Cancer **51**：1989-2007, 2015

8) Maubec E, et al：Phase II study of cetuximab as first-line single-drug therapy in patients with unresectable squamous cell carcinoma of the skin. J Clin Oncol **29**：3419-3426, 2011

9) Cancer Council Australia/Australian Cancer Network. Clinical Practice guide：Basal cell carcinoma, squamous cell carcinoma（and related lesions）-a guide to clinical management in Australia. Sydney：Cancer Council Australia；2008

■ V章　皮膚悪性腫瘍

陰部 Paget 病の治療の考え方と基本的な手術について教えて下さい

中村泰大
埼玉医科大学国際医療センター皮膚腫瘍科・皮膚科

臨床所見は？

　外陰部に脱色素斑，色素斑などを含む紅斑局面として認識される．病変内にはしばしばびらんも混在する．紅色結節・腫瘤が病変内にみられる場合は，浸潤癌を強く示唆する所見である．病変辺縁の境界が不明瞭であることも多い．また，女性例における粘膜側病変の正確な把握はきわめて難しい．

診断・検査方法は？

　部分生検により病理組織学的に確定診断する．肛門，腟，尿道に近接する病変では肛門外科，婦人科，泌尿器科に局所の診察を依頼しておく．鼠径部の超音波検査にて鼠径リンパ節の形態，内部性状，大きさを確認する．CTにて遠隔転移の有無を評価する．前述の通り，境界不明瞭な病変の辺縁や女性例での粘膜側ではマッピング生検による病変進展範囲の確認が必要となることもある(図1)．しかし，具体的なマッピング箇所およびマッピング数についての統一見解はない．

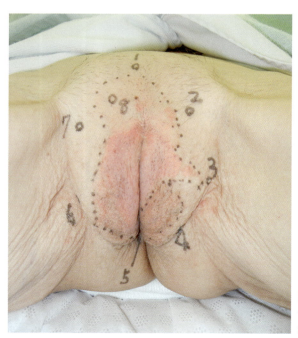

図1　女性例でのマッピング生検
やや境界不明瞭な部位もあり，全周性に生検とNo.8では白斑部位の生検も施行．

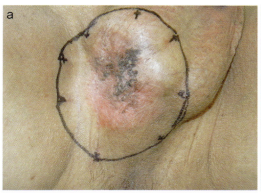
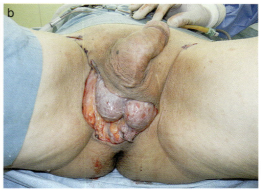
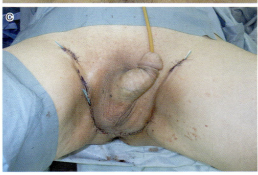

図2　男性例での単純縫縮
a. 切除範囲
b. 切除後：肉様膜の層で切除．
c. 単純縫縮後

治療方針の決定

　遠隔転移のない症例では外科手術の適応となる．病変の境界の見極めが重要であるため，前述の通り，可能な限り術前に病変の境界につき評価しておく．男女間における外陰部の局所解剖が大きく異なるため，病変切除の際も解剖学的特性に応じた手術が要求される．また，一般に Paget 病の病変面積が広く，病変辺縁よりセーフティマージンをつけて切除する必要があるため，単純縫縮による閉鎖が難しいことも多い．腫瘍切除後欠損の再建にはさまざまな手法があるが，個々の症例の性別，欠損部位・大きさ，欠損の深さ等に応じて，機能や形態を考慮した再建法を選択する必要がある．
　遠隔転移のある症例では根治手術としての適応はないため，放射線療法や化学療法を組み合わせた集学的治療を行う．

治療方法は？

1．手　術
《男性例》
　切除：側方マージンは報告により異なるが，少なくとも病変辺縁より 1〜2 cm は離して切除する[1]．深部マージンに関しては，浸潤性乳房外 Paget 病でも深部組織まで腫瘍細胞が及んでいることはきわめてまれである．そのため，豊富な疎性結合組織で構成される肉様膜の層で切除するのが最も簡便で，かつ出血もほとんどない．肛門周囲症例では外・内肛門括約筋の温存に留意する．

V章　皮膚悪性腫瘍

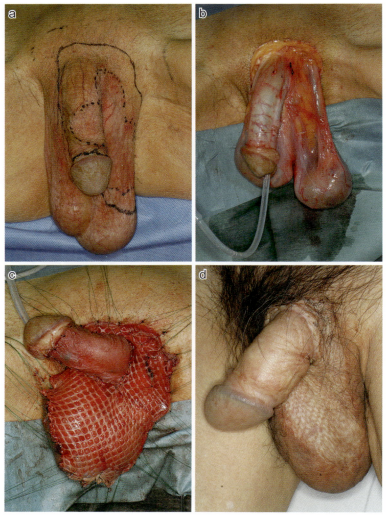

図3　男性例での植皮
a. 切除範囲（点線：病変辺縁，実線：切除線）
b. 切除後：肉様膜の層で切除．
c. 植皮直後
d. 術後6ヵ月

　再建：欠損が小型〜中型の場合は，陰嚢皮膚の伸展性を利用して，単純縫縮による閉鎖が可能なことも多い（図2）．単純縫縮が困難な場合の再建については，陰嚢・陰茎皮膚はもともと薄いことから，分層植皮が機能面，形態面からも良い適応（図3）であり，皮弁再建の必要性は低い．凹凸面へのフィッティングを重視して1.5〜3倍の網状植皮を行うが，亀頭部は整容面を重視してシート植皮を行う．亀頭部に病変が及ぶことはまれであるが，分層植皮や遊離粘膜移植による再建で形態・排泄機能ともに問題ない．肛門周囲再建については，便汚染による感染のリスクはあるが，植皮での再建も十分可能である．また，良好な血行を有する再建組織で感染リスクを減じたい場合は，皮弁術（V-Y大臀筋皮弁，gluteal-fold flapなど）も良い適応である（図4）．さらには肛門周囲の術後感染予防で一時的人工肛門造設をしたうえでの再建も報告されているが，筆者の経験では人工肛門造設せずに感染から肛門狭窄をきたしたことはない．感染予防のため直腸用カテーテルを用いた術後排便管理も報告されている．人工肛門を造設しない場合は，4〜5日程度の絶食管理とし，感染予防の抗菌薬投与も併せて行う．

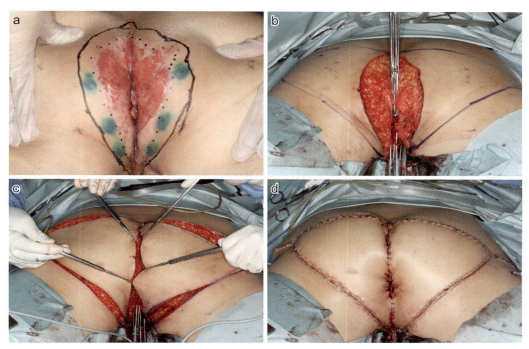

図4 男性肛門周囲症例での皮弁術（V-Y大臀筋皮弁）
a. 切除範囲（実線）：×印は皮膚穿通枝のマーキング．
b. 切除後皮弁のデザイン（実線）
c. 欠損部への皮弁の移動
d. 皮弁縫着直後

《女性例》
　切除：側方マージンは男性例と同様である．女性例では小陰唇より内側の粘膜側では豊富な陰唇静脈叢があり，出血が多くなることも多い．手術中の出血制御が難しい場合に備えて超音波凝固切開装置の使用も検討しておく．肛門周囲症例は男性例と同様に対応する．
　再建：欠損面積の広い場合は植皮で対応する．一方で，植皮では深い陰裂の再現が難しく，腟分泌物による二次感染により植皮片が脱落することもある．中型までの組織欠損では皮弁での再建が好ましいことも多い．donor site の傷跡が目立ちにくく，再建に適した組織の厚さが得られ，原発巣からのリンパ流を分断せず，かつ所属リンパ節郭清が皮弁の血流を阻害しない皮弁（gluteal-fold flap など）が良い適応となる（図5）[2]．病変の境界が不明瞭な場合は，側方断端陽性となり再手術の可能性があることも考慮して，敢えて植皮を選択すべき症例もある．肛門周囲症例での対応は男性例と同様である．
　リンパ節生検・郭清：センチネルリンパ節生検は保険適応外となるが，その有用性の報告は散見される[3]．所属リンパ節転移陽性例には，鼠径リンパ節郭清もしくは鼠径骨盤内リンパ節郭清が適応となる．

2. 放射線療法
　手術不能例への根治照射，姑息照射として用いられる（図6）．局所進行制御率は約70％と報告されている[4]．

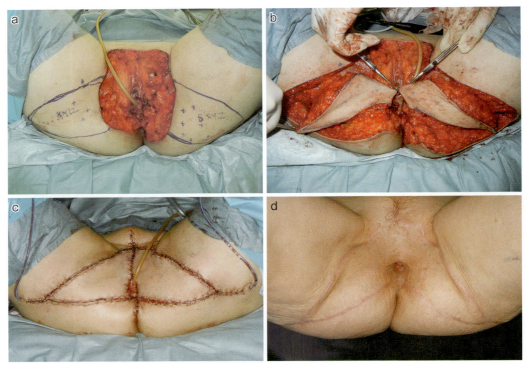

図5 女性例での皮弁術（gluteal fold V-Y advancement flap）
a. 切除後皮弁のデザイン（実線）：×印は皮膚穿通枝のマーキング．
b. 欠損部への皮弁の移動
c. 皮弁縫着直後
d. 術後2年の臨床像

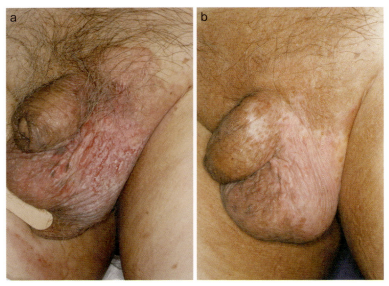

図6 手術不能例での放射線療法
a. 照射前
b. 照射10ヵ月後

3. 化学療法

術後補助化学療法としてエビデンスのある薬剤は存在しない．遠隔転移のある進行期症例でも症例数が少ないため，化学療法の有効性に関するエビデンスは乏しい．同じ腺癌である大腸癌や乳癌で使用されているシスプラチン，タキサン系抗癌薬，5-FU，S-1などの単剤療法や併用療法が試みられている[5]．最近では，乳癌に準じて，HER2陽性の乳房外Paget病にてHER2受容体をターゲットとしたトラスツズマブとパクリタキセルの併用により，大半の転移巣の消失が報告されている[5]．

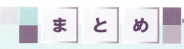

1. 男性例では肉様膜の層での剝離が出血も少なく切除も簡便である．
2. 男性例の再建は小型病変であれば単純切除，単純切除困難例では植皮が原則である．
3. 女性例では小陰唇より内側の粘膜側では静脈叢があり，出血が多くなる．
4. 女性例での再建は中程度の欠損までは皮弁が術後管理・機能面からも有用である．広範囲欠損例では植皮を用いる．
5. 放射線療法も手術不能例の局所制御には奏効を見込むことができる．

■文　献
1) Murata Y, Kumano K：Extramammary Paget's disease of the genitalia with clinically clear margins can be adequately resected with 1 cm margin. Eur J Dermatol **15**：168-170, 2005
2) Nakamura Y, et al：Modified gluteal-fold flap for the reconstruction of vulvovaginal defects. Int J Dermatol **49**：1182-1187, 2010
3) Nakamura Y, et al：Usefulness of sentinel lymph node biopsy for extramammary Paget disease. Br J Dermatol **167**：954-956, 2012
4) Hata M, et al：Radiation therapy for extramammary Paget's disease：treatment outcomes and prognostic factors. Ann Oncol **25**：291-297, 2014
5) 八田尚人：皮膚悪性腫瘍　診療の進歩と展望　乳房外Paget病．Pharma Medica **33**：35-38, 2015

■V章　皮膚悪性腫瘍

悪性黒色腫の一般的治療について教えて下さい

松下茂人

国立病院機構鹿児島医療センター皮膚腫瘍科・皮膚科

悪性黒色腫（メラノーマ）とは

　メラノサイト（メラニン色素細胞）が悪性化した腫瘍である悪性黒色腫（メラノーマ）は，転移能が高く悪性度の高い腫瘍として知られている．それゆえに早期病変の状態で正確に発見・診断されて，適切に治療されることが望まれる．メラノーマの治療については，一般的に外科療法が優先されるが，転移を生じた病期Ⅳのメラノーマに対しては薬物療法が主体となってくる．本稿では主に外科療法について述べたい．

術前検査

　メラノーマの外科療法を行う前に，まず正確な臨床診断をつける必要がある．一般的に肉眼的な臨床所見 ABCD（Asymmetry（非対称），Border irregularity（辺縁不規則），Color variegation（色むら），Diameter enlargement（径が大きい））と，ダーモスコピー所見などによって診断する．確定診断のためには病理組織検査が必要となる．これまで部分生検は転移を助長するため禁忌とされてきたが，現在は部分生検と全生検では生存・再発率に差はないといわれている．ただ部分生検によって診断精度の低下が懸念されるため，生検を行う際には可能な限り全生検を行うように心がける．また所属リンパ節の触診は確実に行う必要がある．画像検査については，原発巣の厚い症例や所属リンパ節を触知する症例において，転移リンパ節や遠隔転移の検出を目的として術前に行うことがある．皮膚悪性腫瘍診療ガイドラインでも，胸部 X 線や超音波検査，CT，PET 等を所属リンパ節や遠隔転移のリスクに応じて症例ごとに選択して実施することが勧められている[1]．

切除範囲

1．水平方向の切除マージン

　一般的に，上皮内病変の切除マージンは 3～5 mm（顔面で最大径が 2 cm 以上の病変は 5 mm 以上），tumor thickness が 1 mm 以下の病変では 1 cm，1～2 mm では 1～2 cm，2～4 mm では 2 cm，4 mm 超に関しては 2 cm が推奨されている[1]．切除部位によっては，術後の機能や形態のことを考慮して切除範囲を修正してもよい．ただこれらの切除マージンは，海外で行われた無作為化比較試験の結果から導かれたものであり，日本人に多い末端黒子型がそれらの試験の多くに含まれていないことに留意すべきである．末端黒子型メラノーマでは遺伝子増幅を受けた異常なメラノサイトが腫瘍から離れた正常皮膚にも存在する（field cell）といわれている．よってガイドラインで記載されている切除範囲は

末端黒子型のような病型においては標準的な指標である．しかし残存している field cell から再発するとしても一般的に上皮内病変であるため，当初から過剰な切除を行う必要はなく，このような症例については手術後の慎重な観察が何より肝要となってくる．

2. 垂直方向の切除マージン

2002 年の皮膚悪性腫瘍取扱規約（第1版）では，局面・結節病変や潰瘍化を伴う場合は筋膜上あるいは筋膜を含めた切除とされていたが，筋膜レベルでの切除によって局所再発の回避や予後の改善が見込めるか否かははっきりしていない．表皮内病変であれば脂肪織浅層までの，それ以外でも筋・骨へ浸潤している症例を除けば皮下脂肪織を十分含むレベルで問題ないと考えられている．ただし desmoplastic melanoma のような浸潤性の強い病型に対しては，十分な深度での切除が必要である．

部位別の外科療法

1. 足底部

日本人のメラノーマの3割程度が足底原発といわれている[2]が，そのなかでも踵部や第1，第5中足骨頸部といった荷重部に好発しやすい[3]．切除範囲については前述した通りである．切除後の再建については荷重部であることを考慮することが望まれるが，荷重部では厚いクッション性や強靱性，知覚の保持が重要となってくる．前述のような垂直方向の切除マージンを考えた場合 desmoplastic melanoma のような浸潤性の強い病型以外は基本的に heel pad を温存できる．踵部全体の皮膚欠損となるような場合や heel pad を切除した場合には内側足底動脈皮弁で再建できれば，厚い軟部組織や皮膚を含み知覚神経を温存すれば知覚皮弁となりうるため，機能的な再建を考慮すると理想的な再建方法といえよう（図1）．しかし欠損の範囲が踵部全体でなければ小さな局所皮弁，あるいは一般的に heel pad を温存した切除であるため，土踏まず部や鼠径部からの遊離植皮も認容される．特に荷重部にあまりかからない広めの欠損の場合には，遊離植皮が優先されることが多い．

2. 爪 部

日本人のメラノーマの1割弱が爪部原発であり母指（趾）に好発する[2]．上皮内メラノーマであれば指趾骨を温存して爪母・爪床のみの切除として，遊離植皮あるいは人工真皮を貼付して二期的に皮膚移植を行うことが一般的である．一方で結節病変や爪破壊をきたした病変に対しては，爪床（母）から骨が解剖学的に近接していて治癒切除が困難とされ，指趾の切断（離断）が一般的だった．ところが近年，このような症例でも骨まで浸潤していないことが少なからずあり，指趾骨を温存した手術（図2）が可能であると報告されている[4]．この爪部メラノーマに対する指趾骨を温存した手術の是非については，多施設共同研究（JCOG 1602 試験）が現在進行中である．

3. 顔面部

日本人のメラノーマの1割強が頭頸部原発であり[2]，そのなかでも顔面部は，解剖学的に三次元構築が複雑で遊離縁が多く，整容・機能的な面を考慮した外科療法が他部位に比べて特に必要となってくる．垂直方向の切除に関しては前述の通りであるが，深達性の場合でも顔面神経を温存しながら SMAS（superficial musculo-aponeurotic system）を含むレベルで切除すればほとんど問題ない．再建に関しては，近接した組織での被覆（局所皮弁）

V章　皮膚悪性腫瘍

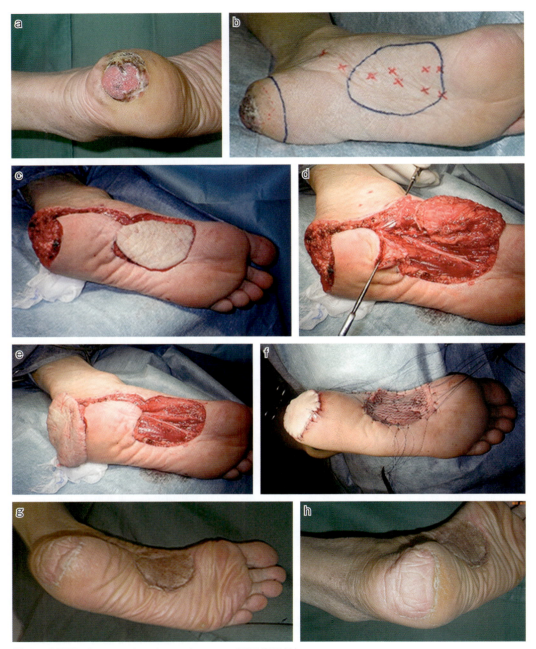

図1　左踵部 desmoplastic melanoma（67歳男性）
a, b. 浸潤性の強い病変であり，腫瘤から2 cm，色素斑から5 mm離してheel padの一部を含めて骨上で切除．
b〜f. 知覚神経を温存した内側足底動脈皮弁で再建．ドナー部はメッシュ分層植皮で再建．
g, h. 術後2年：胼胝形成や歩行時の疼痛もなく，機能的に満足のいく再建である．

が望ましいが，脂肪織浅層までの欠損であれば，耳周囲あるいは鎖骨上部を恵皮部とした遊離植皮でも整容的に満足できる．一方，眼瞼・口部のような遊離縁の欠損であれば整容・機能的に局所皮弁のほうが遊離植皮より優れる．

悪性黒色腫の一般的治療について教えて下さい

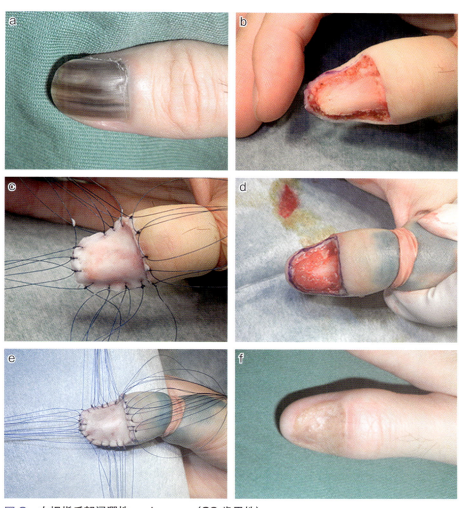

図2　右拇指爪部浸潤性 melanoma（39 歳男性）
a．術前：爪破壊はないが爪下部に一部結節を形成．指骨を温存した手術を計画．
b．切除：爪部病変から 5 mm 離して指骨上で切除．
c．人工真皮を置いて永久標本で病理組織を確認．
d，e．診断および切除断端に腫瘍細胞がないことを確認してから，右鼠径部から恵皮して全層植皮で再建．
f．術後 9 ヵ月：再発所見はなく，機能・整容的に満足のいく再建である．

センチネルリンパ節（SLN）生検とその意義

　臨床的に所属リンパ節腫大がない症例に対して，原発巣の tumor thickness が厚い場合は予防的リンパ節郭清を考慮することが 2000 年初頭まで推奨されてきた．その後 sentinel node concept の普及とともに，センチネルリンパ節（SLN）への顕微鏡的リンパ節転移が確認された症例のみリンパ節郭清を行い，不要なリンパ節郭清を回避することができるようになった．SLN を同定する方法としては，色素と RI を併用することが一般的であるが，頭頸部原発の場合には，ICG 蛍光色素を併用したほうが SLN の同定に優れる．メラノー

マにおける SLN と予後についての大規模無作為化比較試験である Multicenter Selective Lymphadenectomy Trial-I（MSLT-I 試験）では，SLN 生検による生存期間の延長効果は示されなかったものの，SLN は予後予測因子として有用であることが示されている[5].

リンパ節郭清

1. 至適な郭清範囲は？

SLN 生検によって顕微鏡的リンパ節転移が確認された症例，あるいは臨床的に腫大リンパ節が認められる症例はリンパ節郭清の適応となる．ただ郭清の至適な範囲については今のところ明確な指標はない．鼠径・腸骨領域について，NCCN（National Comprehensive Cancer Network）ガイドラインでは鼠径部の臨床的 LN 腫大，あるいは 3 個以上の鼠径 LN 転移がある場合は，予防的腸骨閉鎖リンパ節郭清を考慮するとされ，CT で骨盤 LN 腫大がある，Cloquet LN が転移陽性の場合は，郭清の適応とされている．腋窩領域では，一般的に level I～III までの郭清が推奨されている．しかし近年では，level I～II までの郭清でも従来の郭清と局所再発率に差はないとする報告[6]もあり，郭清範囲を縮小する傾向にある．頭頸部領域においては，これまでに根治的全頸部郭清や修正根治的頸部郭清が行われてきた．しかし近年では，原発巣の位置から予測されるリンパ流を考慮して郭清の範囲を決定する，選択的頸部郭清が行われる傾向にある．

2. リンパ節郭清と予後

SLN 転移陽性メラノーマに対するリンパ節郭清と予後について検証された MSLT-II 試験では，SLN 転移陽性例に対する根治的郭清群と超音波でのモニタリング（経過観察）群でのメラノーマ特異的生存期間（MSS）・無病生存期間（DFS）の差が比較された[7].それによると，MSS・DFS は両群に差がなく，リンパ浮腫といった有害事象が根治郭清群で有意に高くなっていた．この MSLT-II 試験の結果をどう解釈するべきかの議論は，わが国において現時点ではまだ十分になされておらず，SLN 転移陽性例に対するリンパ節郭清は治療選択肢となりうる．この点に関してはこれから総合的に議論を重ねていく必要があろう．

ま と め

1. 悪性黒色腫（メラノーマ）は，転移能が高く悪性度の高い腫瘍である．
2. 適切な水平・垂直方向の切除マージンが必要である．
3. 切除後の再建では，整容的・機能的な面での配慮をすることが望ましい．
4. センチネルリンパ節は予後予測因子として有用である．
5. リンパ節郭清の至適範囲や適応について今後議論していく必要がある．

■文　献

1) 土田哲也ほか：皮膚悪性腫瘍診療ガイドライン第2版. 日皮会誌 **125**：5-75, 2015

2) Ishihara K, et al：Statistical profiles of malignant melanoma and other skin cancers in Japan：2007 update. Int J Clin Oncol **13**：33-41, 2008

3) Minagawa A, et al：Melanomas and mechanical stress points on the plantar surface of the foot. N Engl J Med **374**：2404-2406, 2016

4) Nakamura Y, et al：Effects of non-amputative wide local excision on the local control and prognosis of in situ and invasive subungual melanoma. J Dermatol **42**：861-866, 2015

5) Morton DL, et al：Final trial report of sentinel-node biopsy versus nodal observation in melanoma. N Engl J Med **370**：599-609, 2014

6) Namm JP, et al：Is a level III dissection necessary for a positive sentinel lymph node in melanoma? J Surg Oncol **105**：225-228, 2012

7) Faries MB, et al：Completion dissection or observation for sentinel-node metastasis in melanoma. N Engl J Med **376**：2211-2222, 2017

■ Ⅴ章　皮膚悪性腫瘍

悪性黒色腫の薬物療法について教えて下さい

松下茂人
国立病院機構鹿児島医療センター皮膚腫瘍科・皮膚科

薬物療法の変遷

　遠隔転移を生じた皮膚悪性腫瘍における治療は，化学療法をはじめとした全身療法が原則となる．しかし遠隔転移を生じた悪性黒色腫（メラノーマ）の場合は全身療法で良好な効果がみられることは少なく，その予後はきわめて不良だった．ところが近年，免疫チェックポイント阻害薬，分子標的薬の登場により，病期Ⅳ患者の予後改善に大きく寄与するようになった．さらに術後補助療法についての新しい知見も出始めている．本稿ではメラノーマの薬物療法について，切除不能例の薬物療法と切除後の術後補助療法について免疫チェックポイント阻害薬と分子標的治療薬の話題を中心に解説する．

切除不能メラノーマに対する免疫チェックポイント阻害薬（表1）

　自己や異物に対する過剰な免疫反応が起こらないようにチェックする仕組みを免疫チェックポイントという．メラノーマに対してはこの免疫チェックポイントに対する阻害薬である抗 CTLA-4 抗体，抗 PD-1 抗体の有効性が報告されている．メラノーマの免疫逃避に関わり，初期免疫段階に T 細胞を抑制性に制御する因子である CTLA-4 に対するモノクローナル抗体であるイピリムマブ（ヤーボイ®）や，腫瘍細胞に発現する PD-L1，2 に結合してエフェクター段階で T 細胞の活性化を抑制する PD-1 に対する抗体であるニボルマブ（オプジーボ®）は，既存のアルキル化抗癌薬であるダカルバジンに対して効果が優れることが証明された[1]．一方で抗 PD-1 抗体のペムブロリズマブ（キイトルーダ®）がイピリムマブに比べて全生存期間（OS）や無増悪生存期間（PFS）の延長効果が示され[2]，イピリムマブやニボルマブいずれでも長期生存例が報告されるようになってきた[3,4]．また最近，ニボルマブ＋イピリムマブ併用とそれぞれの単剤との第Ⅲ相無作為化比較試験（CheckMate-067）において，ニボルマブ＋イピリムマブ併用は単剤に比べて有害事象が高まるものの有効性が示され[5]，アメリカ食品医薬品局（FDA）において承認されている．わが国でも本併用が承認される見込みであるが，本併用をはじめとした免疫チェックポイント阻害薬では，免疫が過剰になることによる免疫関連有害事象 immune-related adverse event（irAE）が発現して重篤になりうる．そのため，診療科・多職種の横断的な融合を図り，irAE に対して迅速な対応ができるようなシステムを構築することが何より大切となってくる．既存の免疫チェックポイント阻害薬のようなエフェクター T 細胞の活性化のみでなく，癌微小環境における制御性 T 細胞の抑制などを期待したさまざまな複合癌免疫療法が開発されており，切除不能メラノーマに対する癌免疫療法の今後の進捗が期待されている．

悪性黒色腫の薬物療法について教えて下さい

表 1　切除不能メラノーマに対する免疫チェックポイント阻害薬

一般名 日本語（英語）	商品名[®]	作用機序
イピリムマブ（ipilimumab）	ヤーボイ	抗 CTLA-4 抗体
ニボルマブ（nivolumab）	オプジーボ	抗 PD-1 抗体
ペムブロリズマブ（pembrolizumab）	キイトルーダ	抗 PD-1 抗体

表 2　切除不能メラノーマに対する分子標的治療薬

一般名 日本語（英語）	商品名[®]	作用機序
ベムラフェニブ（vemurafenib）	ゼルボラフ	選択的 $BRAF^{V600}$ 変異キナーゼ阻害
ダブラフェニブ（dabrafenib）	タフィンラー	選択的 $BRAF^{V600}$ 変異キナーゼ阻害
トラメチニブ（trametinib）	メキニスト	選択的 MAP キナーゼ阻害

切除不能メラノーマに対する分子標的治療薬（表2）

　メラノーマのうち，欧米では 50％程度，わが国では 30％弱の患者に *BRAF* 遺伝子変異が認められる．$BRAF^{V600E}$ 遺伝子変異陽性メラノーマに対して，分子標的治療薬である BRAF 阻害薬のベムラフェニブ（ゼルボラフ®）の有効性が示され[6]，2011 年に FDA で承認されている．一方でベムラフェニブと同じ BRAF 阻害薬のダブラフェニブ（タフィンラー®）と選択的 MAP キナーゼ（MEK）阻害薬のトラメチニブ（メキニスト®）の併用療法がベムラフェニブ単剤よりも有効性が高いことが示され[7]，*BRAF* 遺伝子変異陽性の切除不能メラノーマに対する第 1 選択となった．前述の免疫チェックポイント阻害薬と併せて，海外のガイドラインでは *BRAF* 遺伝子変異陽性の切除不能メラノーマに対する薬物療法の治療アルゴリズムで，病勢の進行が著しい，腫瘍のボリュームが大きい，LDH の上昇がある場合は分子標的薬が第 1 選択，そうでなければ免疫チェックポイント阻害薬を選択するとされている．分子標的薬と免疫チェックポイント阻害薬を比較すると，速効性や奏効率については分子標的薬が高く，効果の持続は免疫チェックポイント阻害薬が優れるためこのようなアルゴリズムが示されている．しかし最近の報告では，ダブラフェニブ＋トラメチニブ併用においても LDH が正常で転移臓器が 3 ヵ所未満のときは，免疫チェックポイント阻害薬に相似した効果の持続が示された[8]．分子標的薬と免疫チェックポイント阻害薬のどちらを先行したほうが有用かについては現在第Ⅲ相無作為化比較試験も開始されている．

術後補助療法

　一般的に，肉眼的な病巣に対して外科的切除を行った後に顕微鏡的に腫瘍細胞が残存している可能性があり，再発の危険性が高い症例に対して，再発の抑制や生存期間の延長を

目的として行われるのが術後補助療法である．メラノーマにおいては，原発巣の厚さ・潰瘍・核分裂像・センチネルリンパ節(SLN)転移・リンパ節転移の総量・遠隔転移の部位と範囲といった項目がそれぞれ独立した予測因子として指摘されており，このような再発リスク因子を考慮して術後補助療法の対象が設定されうる．わが国ではかつて病期ⅡA以上にインターフェロンβ(IFN-β)，あるいはIFN-βを含む多剤併用化学療法(DAVFeron)が行われてきたが，生命予後を改善する確証に乏しい．IFN-βについては無作為化比較試験(JCOG1309)が現在進行中である．欧米ではPEG-IFNα-2bについて病期Ⅲメラノーマで術後補助療法としての有用性が検討され，全生存期間(OS)の有意な延長はみられなかったものの無再発生存期間(RFS)の延長効果はわずかに示され[9]，FDAで承認された後でわが国でも2015年5月に病期Ⅲメラノーマの術後補助療法として承認されている．現在PEG-IFNα-2bについては，リンパ節病変のない潰瘍化した病変を伴う患者(T2b-4bN0M0，病期ⅡA〜ⅡC)を対象とした第Ⅲ相無作為化比較試験(EORTC18081)が進行中である．免疫チェックポイント阻害薬については，病期ⅢA(SLNのtumor burden > 1 mm)〜Cでイピリムマブの術後補助効果をみた第Ⅲ相無作為化比較試験(EORTC18071)で，イピリムマブ10 mg/kg投与群とプラセボとで比較したところ，イピリムマブ投与群で有意にRFS，OSが改善された[10]ため，FDAで承認された．しかしirAEが比較的高率にみられており，イピリムマブ10 mg/kgは現実的な治療方法とはいいがたい．一方で病期ⅢB，C，Ⅳに対するニボルマブとイピリムマブの術後補助効果を比較した第Ⅲ相無作為化比較試験(CheckMate-238)の結果が最近報告され，ニボルマブがイピリムマブに比べてRFSが有意に優れた[11]．さらに*BRAF*遺伝子変異陽性メラノーマ患者で病期ⅢA(SLNのtumor burden > 1 mm)〜Cでのダブラフェニブ＋トラメチニブ併用の術後補助効果をプラセボと比較した第Ⅲ相無作為化比較試験(COMBI-AD)結果も最近報告され，ダブラフェニブ＋トラメチニブ併用での優越性が示された[12]．今後は術後補助療法においても分子標的薬・免疫チェックポイント阻害薬が台頭してくることが期待されている．

ま　と　め

1. 近年，メラノーマにおける薬物療法の進歩はめざましく，病期Ⅳ患者の予後改善に大きく寄与するようになった．
2. 免疫チェックポイント阻害薬の，抗CTLA-4抗体イピリムマブ，抗PD-1抗体ニボルマブ，ペムブロリズマブでは，切除不能メラノーマに対して長期生存が期待される．
3. 分子標的薬であるBRAF阻害薬のベムラフェニブやBRAF阻害薬ダブラフェニブとMEK阻害薬のトラメチニブの併用療法は，切除不能の*BRAF*遺伝子変異陽性メラノーマに対して有効である．
4. 術後補助療法においても分子標的薬・免疫チェックポイント阻害薬の有効性が示されている．

■文　献

1) Robert C, et al : Ipilimumab plus dacarbazine for previously untreated metastatic melanoma. N Engl J Med **364** : 2517-2526, 2011

2) Schachter J, et al : Pembrolizumab versus ipilimumab for advanced melanoma : final overall survival results of a multicentre, randomised, open-label phase 3 study (KEYNOTE-006). Lancet **390** : 1853-1862, 2017

3) Schadendorf D, et al : Pooled analysis of long-term survival data from phase II and phase III trials of ipilimumab in unresectable or metastatic melanoma. J Clin Oncol **33** : 1889-1894, 2015

4) Topalian SL, et al : Survival, durable tumor remission, and long-term safety in patients with advanced melanoma receiving nivolumab. J Clin Oncol **32** : 1020-1030, 2014

5) Wolchok JD, et al : Overall survival with combined nivolumab and ipilimumab in advanced melanoma. N Engl J Med **377** : 1345-1356, 2017

6) Hauschild A, et al : Dabrafenib in BRAF-mutated metastatic melanoma : a multicentre, open-label, phase 3 randomised controlled trial. Lancet **380** : 358-365, 2012

7) Robert C, et al : Improved overall survival in melanoma with combined dabrafenib and trametinib. N Engl J Med **372** : 30-39, 2015

8) Long GV, et al : Factors predictive of response, disease progression, and overall survival after dabrafenib and trametinib combination treatment : a pooled analysis of individual patient data from randomised trials. Lancet Oncol **17** : 1743-1754, 2016

9) Eggermont AMM, et al : Adjuvant therapy with pegylated interferon alfa-2b versus observation alone in resected stage III melanoma : final results of EORTC 18991, a randomised phase III trial. Lancet **372** : 117-126, 2008

10) Eggermont AMM, et al : Prolonged survival in stage III melanoma with ipilimumab adjuvant therapy. N Engl J Med **375** : 1845-1855, 2016

11) Weber J, et al : Adjuvant nivolumab versus ipilimumab in resected stage III or IV melanoma. N Engl J Med **377** : 1824-1835, 2017

12) Long GV, et al : Adjuvant dabrafenib plus trametinib in stage III BRAF-mutated melanoma. N Engl J Med **377** : 1813-1823, 2017

■ V章 皮膚悪性腫瘍

基底細胞癌の切除と再建
～皮弁を使うか，植皮を使うか？

竹之内辰也
新潟県立がんセンター新潟病院皮膚科

基底細胞癌における切除治療の意義

基底細胞癌 basal cell carcinoma（BCC）は原則として転移することはない．転移という形で術後再発がみられうる悪性黒色腫や有棘細胞癌とは異なり，局所制御がそのまま治癒につながる．以前からBCCは，「転移はしないが局所再発しやすい腫瘍」と常套句のようにいわれるが，初期治療として適切な切除が行われれば再発率は非常に低い[1]．

切除の実際

切除に際しては，視診や触診で認識できる腫瘍の臨床的辺縁よりも，ある程度ゆとりとしての距離（切除マージン）を離して皮膚に切開を加える．部位，腫瘍径，組織型，再発歴などの再発リスク因子を考慮し，低リスク症例であれば4 mm，高リスクでは5～10 mmの範囲で切除マージンを設定する[2]．切除マージンは潜在性の腫瘍浸潤を含むための単なる目安なので，その数字にこだわる必要は全くない．結果として腫瘍が取り切れていればそれでよい．切除マージンを設ける目的は「離す」ことではなく「取りきる」ことである（図1）．

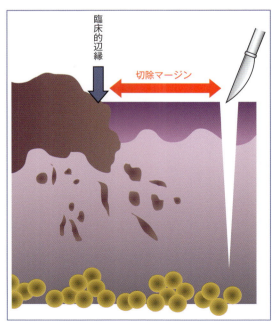

図1　切除マージンの模式図
潜在性の腫瘍浸潤を含むために切除マージンを設定する．

深部方向の切除範囲に関しては，起点とすべき腫瘍辺縁の設定ができないために，水平方向のような切除マージンという概念はない．多くの場合では脂肪織を十分含めて切除すれば治癒切除となるが，高リスク症例では脂肪織全層，もしくはさらに深部組織を含めた切除を要する．

実際に切除・剝離を進めるうえでの注意点としては，皮膚に切開を加えたら目的の深さまでは垂直に切り込むようにし，安易に内側に刃先を進めない．腫瘍に切り込むのを避けるためには，組織の硬さをメスや剪刀の刃先で感じ取ることが重要である．切り進めていくうちに刃先に抵抗を感じるようであれば，腫瘍に接している可能性がある．その感覚の会得が難しいうちは，こまめに指で剝離面に触れて組織の硬さを確認するよう心掛ける．術後の病理組織検査で切除断端が陽性となるのは，術者の手技の未熟さに起因する場合が多い．

切除後の再建の方法

腫瘍を切除した後の再建は simple is best であり，その意味で単純縫縮に勝る再建はない．筆者の施設でも BCC 症例の半数以上はそのまま縫縮している．しかも高齢者の場合には皮膚の伸展が大きいので，縫縮できる許容範囲が広い．しかし，BCC の好発部位の1つである下眼瞼の場合は，容易に外反による兎眼をきたすので注意する．縫縮が困難な場合は，植皮もしくは皮弁による再建を要する．

植皮の場合は，顔面の BCC であれば欠損はそれほど大きくないので，通常は全層植皮が選択される．採皮部位は color match や texture match を考慮し，耳介周囲，鎖骨上部，上腕内側などが選択される．

皮弁の術式は多種多様であるが，顔面で最も利便性が高いのは皮下茎皮弁である．その移動様式によっていろいろなバリエーションがあり，どの部位でも応用できる．まずは眼瞼，鼻，口唇などの部位ごとに自信をもって執刀できる再建術式を1つずつもつことが重要で，そこから経験を重ねて持ち駒を増やしていけばよい[3]．

縫縮できない切除後欠損に対して，再建法として植皮と皮弁のどちらを選択するか．皮弁再建が困難な大きさの欠損には悩む余地がなく植皮を選択するが，いずれの再建も可能な大きさの場合が問題となる．それを決定するうえで考慮すべき要素としては，①疾患の根治性，②整容性，③機能保持，④手術侵襲度が挙げられる．BCC はその多くが顔面正中寄りに発生するために整容的な要求度は高く，被髪頭部も同じく整容的な理由で皮弁再建の対象となりやすい（図2）．また，眼瞼，鼻翼，口唇のように解剖学的に遊離縁となっている部位では植皮の固定が難しいため，皮弁が使われることが多い[4]（図3）．筆者の施設では，縫縮できない場合の再建は7割以上で皮弁を採用している．しかしながら，再発リスクの高い症例，特に斑状強皮症型や既再発例に対する皮弁再建には注意が必要である．腫瘍切除後の欠損を厚い組織で被覆すると再発の早期発見の妨げとなるので，そのような場合には植皮による再建が望ましい（図4）．

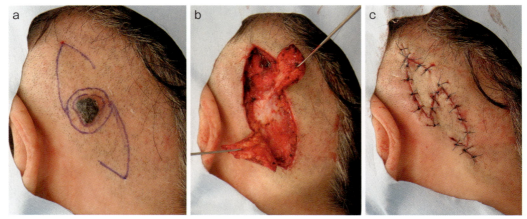

図2 頭部基底細胞癌(BCC)切除後の皮弁による再建
a. V-Y-S皮弁のデザイン
b. 皮弁を挙上
c. 手術終了時

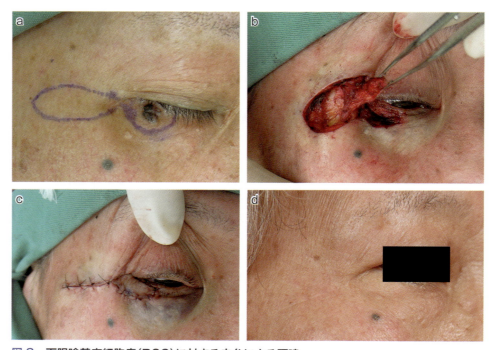

図3 下眼瞼基底細胞癌(BCC)に対する皮弁による再建
a. 外側眼窩皮弁のデザイン，b. 皮弁の挙上
c. 手術終了時，d. 術後1年

再建のタイミングと切除断端の確認について

　単純縫縮が可能であれば，当然一期的に創を閉鎖し，パラフィン包埋の永久標本にて切除断端を確認する．切片作成のための切り出しの方法は，短軸方向に連続性に切り出して

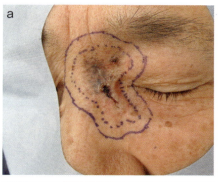
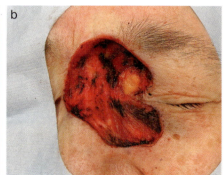
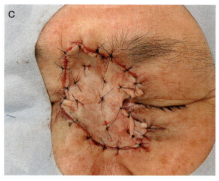

図4 鼻根部基底細胞癌（BCC）切除後の植皮による再建
a. 斑状強皮症型のBCC
b. 腫瘍の切除
c. 全層植皮での再建

いくbreadloaf sectioningや，円形の検体を十字方向に切り出すcross sectioningなどがあり[5]，普段から病理医と取り決めをしておく必要がある（Ⅱ章「病理医をあきれさせない病理検査依頼書の書き方と検体の採取を教えて下さい」図5参照）．

植皮や皮弁を要する場合には，一期的に再建をするか，それとも永久標本による断端確認後に二期的に再建をするかの選択が分かれる．また，一期的再建の場合，術中迅速病理検査を併用するかどうかの判断が必要である．それぞれの特徴を表1に示す．筆者の施設では，BCCの手術においては95％以上の症例で一期的に再建しており，断端確認の病理診断を行うのは再発例や境界不明瞭な斑状強皮症型などの高リスク症例に限定している[1]．

表1 切除治療における再建時期と断端確認

方 法		特 徴
一期的手術（即時再建）	術中迅速病理なし	・簡便 ・再手術の可能性あり ・切除マージンが過大になりやすい
	術中迅速病理あり	・手術時間の延長 ・多方向の断端確認は困難 ・パラフィン切片より不正確
二期的手術（永久標本による断端確認後に再建）		・2回の手術が必要 ・凍結切片より正確 ・すべての断端確認は不可能 ・開放創の感染リスク

V章　皮膚悪性腫瘍

> ## まとめ
>
> 1. BCC は，適切な切除さえ行われれば，ほぼ再発することはない.
> 2. 切除マージンはあくまで目安であり，大事なのは結果的に腫瘍を取りきることである.
> 3. 縫縮できない切除後欠損に対する植皮か皮弁かの選択は，①疾患の根治性，②整容性，③機能保持，④手術侵襲度を考慮して決定する.
> 4. 完全切除に不安がある場合には，術中迅速病理検査を併用するか，もしくは永久標本による断端確認を行ったうえで二期的に再建する.

■文　献
1) Takenouchi T, Takatsuka S：Long-term prognosis after surgical excision of basal cell carcinoma：A single institutional study in Japan. J Dermatol **40**：696-699, 2013
2) 土田哲也ほか：皮膚悪性腫瘍診療ガイドライン第2版. 日皮会誌 **125**：5-75, 2015
3) 竹之内辰也：実践皮膚外科テクニック，小さな皮弁の効用. 日皮会誌 **118**：2703-2704, 2008
4) 竹之内辰也：よくみる顔の皮膚病—どう扱うか—，基底細胞癌. 皮膚臨床 **47**：1633-1641, 2005
5) Abide M, et al：The meaning of surgical margin. Plast Reconstr Surg **73**：492-496, 1984

コラム　基底細胞癌の分子標的治療

　近年，基底細胞癌(BCC)の発症メカニズムとしてヘッジホッグ伝達経路の活性化が報告されている. BCC は日本人の場合病変が黒く辺縁が比較的わかりやすく早期診断が可能なため，外科的切除のみで完治し，化学療法はほとんど行われていない. しかしながら，白色人種の場合には BCC の病変が黒くないため早期診断，治療が困難なことが多い. ヘッジホッグ伝達経路を遮断する薬剤として欧米では，局所進行性 BCC や手術不能型の転移性 BCC 患者に対して 2012 年にビスモデギブ(vismodegib)，手術や放射線治療後に再発，あるいは手術や放射線治療が適応にならない局所進行性 BCC に対して 2015 年にソニデギブ(sonidegib)が FDA 認可され一定の治療効果を得ている.

　無数の BCC が出現する基底細胞母斑症候群の責任遺伝子としてヘッジホッグ伝達経路に関連する patched-1(PTCH1)遺伝子が同定され，同様に単発性の BCC について PTCH1 や PTCH1 にリガンドが結合すると活性化され細胞増殖シグナルが伝達される smoothened(SMO)の遺伝子変異が報告されている. ヘッジホッグ伝達経路の活性化が BCC の発症に関与していると考えられており，前述のビスモデギブ，ソニデギブは SMO を選択的に阻害する分子標的薬である. ビスモデギブは基底細胞母斑症候群患者に生じた BCC には 100% の奏効率を有する.

　他に内服抗真菌薬のイトラコナゾールがヘッジホッグ経路を阻害することが判明し，BCC の phase II 試験で 4 mm 以上の BCC の 24%に腫瘍縮小効果を得ている. 今後ビスモデギブやソニデギブに薬剤耐性をもつ BCC に対して，ヘッジホッグ経路の SMO の下流に存在する分子をさらに選択的に遮断する薬剤の開発が期待される.

（井上多恵）

隆起性皮膚線維肉腫の手術の仕方は？

堤田　新
国立がん研究センター中央病院皮膚腫瘍科

隆起性皮膚線維肉腫（DFSP）とは

　隆起性皮膚線維肉腫 dermatofibrosarcoma protuberanse（DFSP）は若～中年の男性に多く、体幹や四肢近位部に好発する。典型的な臨床像は固い紅色局面あるいは結節としてみられる（図1）。一見ケロイドや瘢痕様にみえることがある。WHO 分類では中間型～悪性型に分類されている。転移はまれであるが、後に述べる切除が不十分であれば局所再発をきたすリスクが高い。

　病理組織学的に病巣中央部で紡錘形細胞が花むしろ状 storiform pattern を呈して増殖することが特徴とされるが、細胞密度も重要な所見である。時に線維肉腫や悪性線維性組織球腫様の組織所見が混在してみられることがあり、これらの所見が 10% 以上を占めていれば、高転移性の肉腫として扱ったほうがよい。免疫組織化学的に腫瘍細胞は CD34 が陽性であり、線維肉腫や悪性線維性組織球腫との鑑別に役立つ。皮膚線維腫との鑑別は困難な場合も少なくないが、本腫瘍では COL1A1 と PDGFR の融合遺伝子の存在が診断に有用である。

隆起性皮膚線維肉腫の手術

　治療は、外科的切除が原則である。手術が困難な場合は薬物治療（肉腫に準じるが、海外ではイマチニブも使用される）や放射線治療も行われることがある。

　本腫瘍は主に皮下に存在するため、肉眼的腫瘍境界よりも広範囲に進展していることが多く、可能な限り術前に MRI などで腫瘍の広がりを確認する。

　海外では Mohs surgery などが推奨されるが、わが国では行われていないため、腫瘍辺

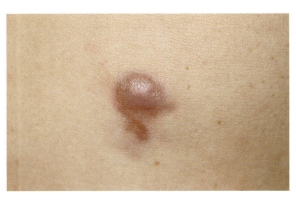

図1　腹部　隆起性皮膚線維肉腫
典型的な臨床像。固い紅色結節。

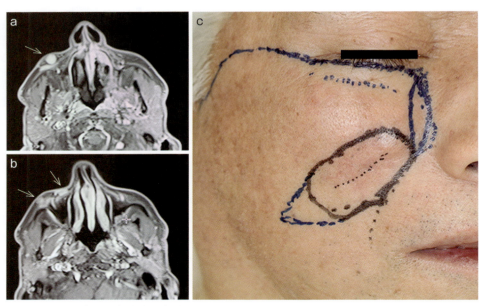

図2　右頰部　隆起性皮膚線維肉腫
a. 前医での術前 MRI 画像（Gd）：比較的境界明瞭にみえる．
b. 前医での術前 MRI 画像（Gd）：別のスライスでは深部で周囲に浸潤しているようにみえる．
c. 1回目切除：前医での手術瘢痕から1cmマージンで切除（黒実線）．術中迅速病理診断では断端4ヵ所陰性であった．

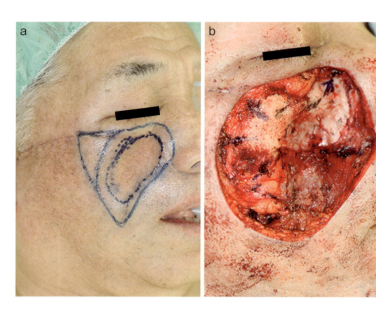

図3　右頰部　隆起性皮膚線維肉腫
2回目切除．永久標本では深部断端が陽性であったためさらに1cm追加し(a)，骨上で切除した(b)．

縁より2〜4cmマージンで固有筋膜（深筋膜）を含めて切除することが多い．筆者らは可能であれば3cmマージンで切除を行っている．ただし，顔面などでは切除範囲は縮小される傾向にある（図2〜4）．病理組織学的に切除断端が陽性であった場合は追加切除を行うが，切除不能の場合は3〜5cmのマージンで放射線治療を行う．

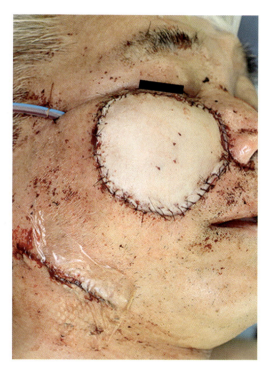

図4 右頬部 隆起性皮膚線維肉腫
腫瘍切除断端陰性を確認したのち，遊離広背筋穿通枝皮弁で再建した．

再発例の対処

　前述のように初回の適切な切除がきわめて重要であるが，再発した場合は，やはり可能な限り切除を行う．手術瘢痕あるいは再発腫瘍の辺縁から水平方向に3〜5cmマージンで，垂直方向にはさらに深部組織まで切除が必要になることがあり，部位によっては組織移植による再建が必要になってくる．

まとめ

1. 隆起性皮膚線維肉腫において転移はまれであるが，切除が不十分であれば局所再発をきたすリスクが高い．まれに高転移性肉腫の場合がある．
2. 本腫瘍では *COL1A1* と *PDGFR* の融合遺伝子の存在が診断に有用である．
3. 術前にMRIなどで腫瘍の広がりを確認する．
4. 手術は，腫瘍辺縁より2〜4cmマージンで固有筋膜（深筋膜）を含めて切除する．
5. 断端陽性や再発した場合は，可能な限り切除を行う．

■ V 章 皮膚悪性腫瘍

Mohs 手術というのはどういうものか教えて下さい

青柳 哲
青柳皮膚科医院

Mohs 手術とは

Mohs 手術は，正式には Mohs micrographic surgery（MMS）と呼ばれ，腫瘍の切除面の病理組織学的な評価を行いつつ切除していく手法の代表的なものである．欧米では現在，皮膚癌，特にハイリスク群に対する代表的手術法として，専門研修を積んだ皮膚外科医により，主要施設において積極的に行われている．

MMS の特徴

腫瘍切除面のすべてを水平方向での切り出しで組織学的に確認する確実性と，切除後の凍結切片にてその場で確認する即時性が MMS の特徴的なコンセプトである．

通常の拡大切除後の垂直方向での確認とは異なり，実際の腫瘍の残存の有無を組織レベルで視認して，即時に追加切除の有無を決定するという合理的な手法である．そのため，個々の病変に応じた最小かつ確実な切除範囲とすることが可能であり，局所再発率をより低く抑えることに優れている．

MMS の歴史

1930 年代，アメリカの外科医である Frederic E. Mohs は，塩化亜鉛を使用し，腫瘍を化学的に固定し削り，腫瘍細胞の残存の有無を病理学的に確認し，残存部のみを繰り返し切除していく方法（図1）を発想した．当初は塩化亜鉛を使用する点から，Mohs chemosurgery と呼ばれていた．

その後，1970 年代からは，化学固定の代わりに，固定時間の大幅な短縮と即時再建が可能である凍結固定を使用する fresh tissue technique が一般的になっている．

MMS の適応について（表1）

海外での第 1 選択とすべき腫瘍として，特に腫瘍病変と周囲との境界が不明瞭で，周辺や深部への浸潤傾向が強いタイプや再発例といった高リスクに分類される基底細胞癌（図2），有棘細胞癌が挙げられる．そのほか，治療の一つとして考慮すべき腫瘍としては，隆起性皮膚線維肉腫，Merkel 細胞癌，脂腺癌，乳房外 Paget 病，平滑筋肉腫などが挙げられている．

214

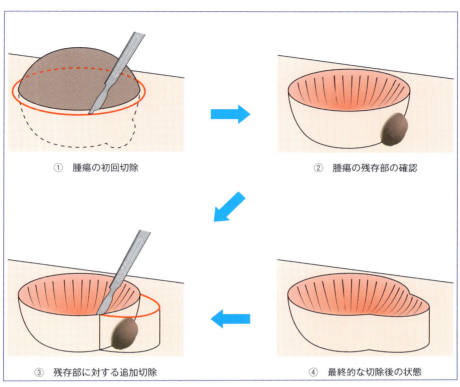

図1 MMSの一連の流れ

表1 海外での一般的なMMSの適応基準

腫瘍径が大きいもの
病変の肉眼的境界が不明瞭なもの
局所再発しやすい部位や病理組織型
瘢痕部や放射線照射部に生じたもの
再発腫瘍
初回治療での不完全切除例
整容面・機能面での考慮が必要な部位
免疫抑制状態
40歳以下の若年者

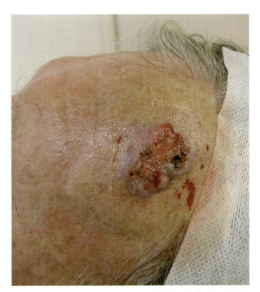

図2 左前額部の高リスク基底細胞癌（切除前）

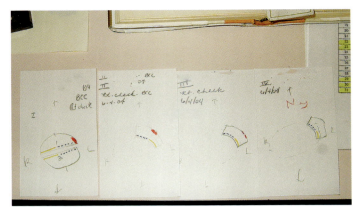

図3 実際のMMSで使用したマッピング図
右頬部の基底細胞癌に対して完全切除まで4回要している．切除後の病理学的な腫瘍残存部位を赤くマッピングしている．

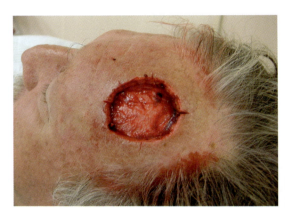

図4 MMSにて最終的に切除された図2の欠損部

MMSの流れ

1．初回切除

　腫瘍の肉眼的境界部から1～2mm離して初回切除をする（主に基底細胞癌の場合）．深部は基本的には皮下脂肪上層のレベルにて切除し，浅い茶碗型に腫瘍を摘出する．

2．切除検体の分割・平坦化

　切除検体を2～4分割し，凍結しながら切除面を押しつけるように平坦化する．これにより，実際には三次元的な凸面である切除面を，分割・平坦化することにより，水平断端も深部断端も分割された部分ごとに一面に含まれて評価される．

3．残存の有無・部位，切除部との位置関係のマッピング

　顕微鏡下に各切片で，腫瘍の残存の有無や部位を確認し，切除部との位置関係に対応させてマップに記録する（図3）．腫瘍の残存部位に対して切除面に沿って，初回切除と同様に皮膚を含めて追加切除を行う．

表2　MMSと術中迅速診断の比較（モルフェア型基底細胞癌の場合）

	MMS	術中迅速診断
初回切除範囲	1〜2mm	通常は最低6mm以上
腫瘍側の評価方法	全切除面（凍結標本）	垂直面（永久標本）
欠損側の評価方法	腫瘍残存部のみ（凍結標本）	疑わしい部分のみ（凍結標本）
標本作製回数	多いときは4〜5回	1〜2回程度
診断医	皮膚科医	通常は病理医

4. 同様の手順の繰り返し

以降，同様の手順で深部および側方すべての腫瘍の残存が認められなくなるまで行う．組織学的に腫瘍の残存を完全に認めない段階で終了とする（図4）．

5. MMS終了，欠損部の再建

全切除面の完全な病理組織学的な陰性が得られてから，MMSは終了する．欠損部に対する再建については，最終的な欠損部に最適な方法を通常は引き続きその日に行う．

MMSの欠点

不連続性の浸潤をきたす腫瘍に対する適応は，慎重な判断が必要である．また，標本作製時のテクニカルエラーが生じやすいために，深部浸潤（骨や骨膜）例は不適である．そして，標本検鏡時の見落としや判別不可能な浸潤がある場合など診断時のエラーがある．そのため，少しでも腫瘍の残存が疑わしくて判断に迷う場合は，追加切除を行うのが原則である．

海外でのMMSの現状

アメリカでは，学会認定の研修施設は全米で60以上に及ぶ．それらの施設での人材育成プログラムの充実や手技に関しての工夫や改良を積極的に行ってきたのが，現在広く普及していることに結びついている．そして皮膚科のみならず，頭頸部外科や形成外科でもその手技は広く周知されている．そのため，原発腫瘍の治療のためにMMSが選択されることもある．

同様にヨーロッパ，特にイギリスやオランダなどや，オーストラリアでも，皮膚癌に対する進んだ専門的な手法として，主要都市の代表的施設ではMMSが行われている．近年，アジア地域では，特に韓国の一部の施設で頻繁に行われているほか，台湾，中国，タイでも実施している施設があるが，欧米ほど普及しているとはいえない．

日本でのMMSの現状

わが国では，現時点で本格的にMMSを導入し，日常的に行っている施設はない．その

代わりに，MMS の適応となりうる高リスクに分類される病変に対しては，既定の切除幅に基づいて拡大切除を行い，その際，術中迅速病理診断を併用したり，あるいは切除時には再建をせずに，後日病理組織結果を待ってそれまで人工真皮を貼付したりする二期的手術を行っている．しかし，わが国で行われている術中迅速診断は，MMS とは**表2** のような違いがあることを認識しておく必要がある．

日本で MMS が普及していない理由

　欧米と比べた場合，日本での皮膚癌の臨床的な特徴の違いとその頻度の低さが関係していると考えられる．つまり，今までは欧米で適応となるような再発のリスクが高い皮膚癌の治療頻度があまり多くなかったために MMS の必要性が少なかった．そのため，国内では，MMS 自体の一連の施術の流れに精通している皮膚科医が少ない．また，MMS における凍結標本作製にも熟練を要するため，その経験を積んだ検査技師もほとんどいない．

　以上の点から，日本では皮膚科医や検査技師の研修や，それに必要な設備といったハード面を整えることが難しいため，本格的に導入している施設がなく，普及していないのが現状である．

悪性黒色腫に対する MMS の応用

　従来，悪性黒色腫は凍結切片での病理診断が不確実であったために，MMS の適応には含まれていなかった．しかし近年，凍結切片に対する短時間での免疫染色が可能となってきたため，欧米では表皮内悪性黒色腫に対して行われつつある．およそ 20 分以内で標本作製と診断が可能であり，その利便性と有用性が期待されている．ただし，やや煩雑な手法となっているため，まだ限られた施設でしか行われていない．

まとめ

1. MMS は，局所再発のリスクが高い皮膚癌の原発病変に対する最も局所再発率が低い手術法である．
2. 腫瘍細胞の残存の有無をその場で病理学的に確認し，残存部のみを繰り返し切除していくのが特徴である．
3. 高リスクに分類される基底細胞癌や有棘細胞癌がその適応であり，不連続性の浸潤や骨などの深部浸潤をきたす病変では，適応になりにくい．
4. わが国では，さまざまな理由から MMS は普及しておらず，二期的切除や術中迅速病理診断の併用が主体である．
5. 近年，欧米ではその適応が表皮内悪性黒色腫に対しても広がりつつある．

■ V章 皮膚悪性腫瘍

緩和医療としての外用療法について教えて下さい

井上 多恵
さいたま赤十字病院皮膚科

緩和医療における外用療法とは？

切除不能な皮膚浸潤・転移巣の病変の縮小，悪臭などの症状コントロールに対してMohs変法を用いる．

癌性皮膚潰瘍臭の対処として0.75％メトロニダゾールゲル（ロゼックス®ゲル）を用いる．

Mohs変法の適応

皮膚癌，乳癌や頭頸部癌，他臓器悪性腫瘍の皮膚転移など．体表部に露出した病変が適応となる．進行期の大型化・潰瘍化した病変の出血，滲出液，悪臭，疼痛のコントロールに難渋している場合，高齢者で高侵襲の手術を避けたい場合などにも適している．

Mohsペーストの調整

主成分は酸化亜鉛であり，院内調整する（表1）[1]．適応する病変に応じた適当な硬さにペーストを調節することが重要であるため，臨床医と薬剤師で協力しながら最終調整する．

Mohs変法の施術の実際（図1，2）

1．患者への説明と同意

事前に院内製剤（Mohs変法）使用の説明と同意を得る．①今回の処置で患者の病気（悪性腫瘍）を根治するものではないこと，②疼痛や出血，悪臭を緩和する対症療法であることを説明する．③薬を病変部に（15〜30分）貼付するときに薬の刺激で痛くなることがあるため，痛くなったらすぐにスタッフに知らせるようにお願いする．

表1　Mohsペーストの調整[1]

酸化亜鉛飽和液	50 mL
亜鉛華でんぷん	10〜30 g（亜鉛華でんぷんの量で硬さを調整）
グリセリン	適量

スターラーを用いて塩化亜鉛を蒸留水に溶解し，飽和溶液を作成する．
乳鉢に亜鉛華でんぷんを取り，グリセリンを少量ずつ加えてペースト状にし，塩化亜鉛飽和水溶液を加えてよく調和し，調整する．軟らかく調整するときには10〜15分くらい放置して硬さを確認する．硬さは翌日くらいになれば安定する．だいたい調整に4〜5日要する．

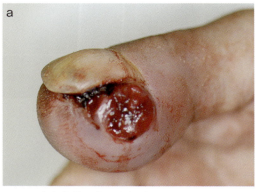 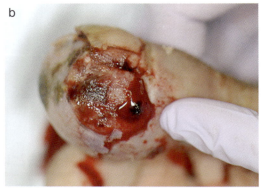

図1 肺癌患者の右母指転移
a. 右母指の陥入爪，化膿性爪囲炎として治療していたが，治療抵抗性で徐々に母指末端が肥大したため皮膚生検をしたところ肺癌の皮膚転移であることがわかった．
b. 母指伝達麻酔，Mohsペースト外用処置，痂皮のデブリードマン後．この後，母指腫瘤の増大と出血に対する緩和療法としてのMohsペースト処置を週に2～3回継続した．

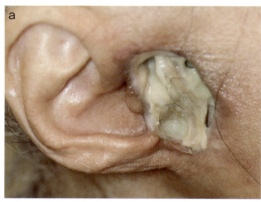 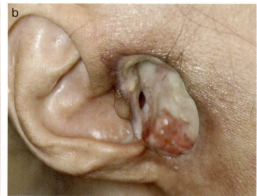

図2 悪性リンパ腫（びまん性大細胞型B細胞リンパ腫）
a. 耳前部リンパ節転移より生じた皮膚潰瘍．白色壊死組織と悪臭を伴った．
b. メトロニダゾールゲル（ロゼックス®ゲル）外用と，表面の白色壊死組織を除去することにより悪臭はほぼ消失した．

2. 前処置

　Mohsペーストは直接正常皮膚に触れると著しい疼痛を伴うため，施術者は必ず長袖白衣，プラスチック手袋，（なるべく眼鏡）を着用する．患者はベッドに寝かせるなど安定した体位をとらせる．疼痛に対する前処置（浸潤麻酔，伝達麻酔，局所麻酔薬のゼリーやスプレーなど）後，周囲正常皮膚にワセリンを外用して保護し，斜めに開いたガーゼをねじり堤防状に巻いて配置する（麻酔などの前処置をしていても，効果がなくなる頃に著しい疼痛をきたすことがある）．

3. 処置の実際

　①適量のMohsペーストを患部に載せる．筆者はラップにペーストを適量おき，ひっくり返して載せている．

② 15 分～1 時間，最初は短時間から患者が容認できる範囲で Mohs ペーストと患部を反応させる．

③ Mohs ペーストを除去し（粘度が高いため容易に除去できる．十分に拭えば洗浄や消毒は不要である），発赤や疼痛を生じたところには strong クラスのステロイド（リンデロン® VG など）を塗布する．

4．再処置

滲出液や出血の程度に応じて，1～2 回/週～1 回/2 週間の再処置の時期を設け繰り返す．1～2 週間以内の再処置は患部の固定，滲出液や出血の減少の意義をもつが，2 週間後の再処置では固定された腫瘍組織が痂皮・壊死組織となり，除去し，再固定することになる．

メトロニダゾールゲル（ロゼックス®ゲル 0.75％）の適応

癌性皮膚潰瘍臭は表層の嫌気性菌感染が原因とされており，特に乳癌，皮膚有棘細胞癌の皮膚潰瘍の臭気は患者の QOL を著しく害する．ロゼックス®ゲルの国内第Ⅲ相試験では 95.2％に臭気の改善がみられている[2]．

メトロニダゾールゲル（ロゼックス®ゲル 0.75％）の使用方法

潰瘍面を清拭後，1 日 2 回ガーゼ等にのばして貼付するか，患部に直接塗布し，その上をガーゼ等で保護する．

ま と め

1. 事前に皮膚生検を行い，腫瘍性病変であることを確認する．
2. あくまでも腫瘍の増大や滲出液，出血，悪臭に対する緩和治療であり，根治的治療ではないこと等，十分な説明と同意を得て治療を行う．
3. 反応中は Mohs ペーストの漏出を 10 分ごと等なるべく頻繁に観察する．

■文　献
1）清原祥夫：21．Mohs 変法の実際．皮膚外科学．秀潤社，p.228-235，2011
2）宮井恵里子：がん性皮膚潰瘍臭改善薬　メトロニダゾールゲル（ロゼックス®ゲル 0.75％）．日病薬誌 **51**：768-769，2015

■ V章　皮膚悪性腫瘍

高齢者の皮膚悪性腫瘍手術について
教えて下さい

藤澤康弘
筑波大学医学医療系皮膚科

高齢者における皮膚悪性腫瘍について

　高齢化に伴い，国立がん研究センターが集計しているがん登録事業による推計値では2003年から2012年までの10年間で皮膚悪性腫瘍は2.3倍に増加しており，皮膚悪性腫瘍による死亡数も2000年から2015年の15年間で986例から1,505例と1.5倍に増加している．

　皮膚悪性腫瘍は大きく分けると悪性黒色腫と非悪性黒色腫皮膚癌があり，後者には肉腫も含めればさまざまな疾患があるが，その多くが完全切除さえできれば生命予後が良い基底細胞癌と有棘細胞癌である．このように切除が必要な皮膚癌の症例は増加しており，75～89歳までの高齢者だけでなく90歳を超える超高齢者も多くみられるようになった．そのため，さまざまな基礎疾患をもつ症例も多くなり，高血圧のみならず脳梗塞や心疾患に対する抗凝固薬・抗血小板薬といった手術に影響する薬剤の内服や，認知症で長い時間静止できない症例など，手術のプラニングで問題となることも多い．

　寿命も近いし自然の流れに任せたいと家族から切り出されることもあるが，平均寿命と平均余命とは異なることに注意が必要である．平均寿命とは0歳時の平均余命と同義であり，厚生労働省の発行する平均余命表によれば平成22年時点で90歳でも男性なら4.41年，女性なら5.86年の平均余命がある．腫瘍の増殖が早い場合（有棘細胞癌や肉腫など），待っている間に腫瘍が急速に増大してQOLを著しく損なったり，余命を縮めたりと不幸な結果となることが間々ある．そのような理由から，越えなければならないハードルは多いが積極的に切除を含めた治療介入を行ったほうが結果的に最小限の治療で収まることになる．筆者らも参加した中村らがまとめた90歳以上の超高齢者における手術症例の臨床研究でも安全に手術が可能であることが示されている[1]．

　本項では筆者が実践する高齢者の皮膚悪性腫瘍についてさまざまな基礎疾患を含めた手術までのプラニングについて紹介し，増え続けている高齢者の皮膚悪性腫瘍への対応を考えてみたい．

患者が来たときに考えること

　手術により根治可能ないしQOL改善が見込める症例は手術を軸に検討するが，さまざまなファクターを考慮する必要がある．わが国の皮膚悪性腫瘍で頻度が高いものは有棘細胞癌，基底細胞癌，悪性黒色腫や乳房外Paget病であり，いずれも転移がなければ手術が第1選択となるが，転移があってもQOL改善目的の姑息手術もありうる．比較的大がかりな手術が予想される症例に対して筆者が実践するアルゴリズムを図1に示す．重要な

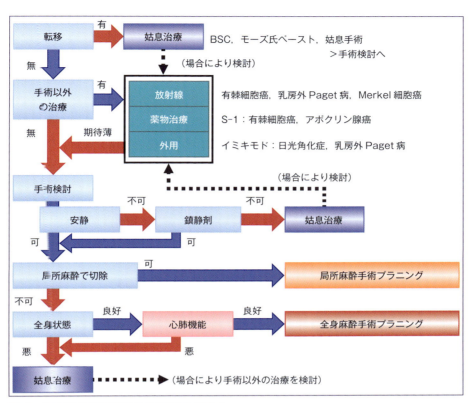

図1 皮膚悪性腫瘍患者の手術までのフロー

のは現状の評価と手術以外の方法の検討である．日光角化症は基本的にイミキモド外用による治療を優先させている．その他，放射線治療も手術が難しい場合は良い選択肢となる疾患もある．状況により全身麻酔の選択もありうるが，高齢者の場合，入院および全身麻酔を契機にADLが低下するおそれもあることからできるだけ外来もしくは短期入院の局所麻酔でプラニングをするようにしている．

手術以外の治療

　手術が最も効率よく病変を消失させることができるが，大がかりな手術になることが予想される場合は必ず手術以外の治療について検討する必要がある．放射線治療は手術困難や整容的な問題がある場合に検討すべき治療であり，有棘細胞癌やMerkel細胞癌に有効である．また，乳房外Paget病では進行が緩徐ではあるが手術は大がかりになるため，放射線治療を検討する価値がある．その他の局所治療としてはモーズ氏ペーストが滲出や出血のコントロールに有効であり，結果的に腫瘍の減量も可能である．その他，S-1も有棘細胞癌やアポクリン腺癌で有効例が報告されている．しかしいずれの治療も時間がかかることや，疾患によっては効果があまり期待できないこともあり，手術のほうが時間的にも効果の面でも優れるということであれば迷わず手術の検討をすべきである．

V章　皮膚悪性腫瘍

手術方法の検討

　さまざまな合併症や ADL 低下の危険をもつ高齢者に長時間の安静を強いた結果，癌は治っても寝たきりになったら意味がない．高齢者における癌治療のゴールをどこに設定するかを考えたとき，腫瘍を取りきることを重視してその後の再建はほどほどに留めるようにすることもある．したがって，可能な限り縫縮をめざし（図2a〜h），難しければ抜糸までの期間が短い局所皮弁を，基底細胞癌ができやすい鼻周囲は眼周囲でなければ 1 cm まではオープンを選択している（図2i〜k）．植皮術は比較的大きな欠損も再建できる良い方法であるが，術者が一人の場合には局所切除から採皮とその閉創まで時間がかかることや，術者が複数いても異なる術野で局所麻酔を使用したり手術操作したりすると不穏になることがあるため，術中に安静が保てないと予想される症例では単純縫縮かオープンを主に選択している．

入院の適否

　図3 に筆者が実践するアルゴリズムを示す．基本的に術後の安静が必要か，術後の経過観察が必要かで判断する．足底の手術，リンパ節生検，そして大きさに根拠はないが大まかに腫瘍径が 5 cm を超えるような腫瘍の手術の場合は入院を検討する．しかし，上記のように治療の目的は腫瘍切除であるため，複雑な再建やその後の安静より ADL 維持やせん妄予防を優先して外来ベースに治療とすることもある．

抗血栓薬の抗凝固薬と抗血小板薬

　高齢化に伴い，心疾患や脳疾患の再発予防のため抗血栓薬である抗血小板薬や抗凝固薬を内服している症例が増加している．術前に PT，APTT，PT-INR，出血時間などを検査しておくと安全である．抗凝固薬と抗血小板薬の一覧とその休薬期間を表1[2,3]に示す．循環器学会のガイドラインによれば，体表の小手術の場合は基本的に抗血栓薬を内服継続で行うのが望ましいとされている．抜歯時に抗血栓薬を中止することで重篤な塞栓性合併症が起きたとする文献調査の結果があり[4]，基本的に PT-INR が治療域にある場合（2〜3 程度）は中止すべきでないとしている．皮膚外科領域でもワルファリン以外の新規経口抗凝固薬（NOACs）を中止しなくとも出血などの合併症の発生率は低く，継続すべきとする報告がある[5]．したがって，抗血栓薬の有無は手術適応の判断材料にはならないが，術後出血の可能性が懸念される抗凝固薬内服症例，抗血小板薬に関しては出血リスクが高いとされる複数内服，皮弁術，切開創が 5 cm 以上，圧迫が困難な部位の症例は入院管理とするほうが安全である[6]．

術前術中の高血圧

　手術前に通常内服している薬剤を内服してこない症例もあることから，高血圧がある症例では必ずその日の降圧薬を内服してくるように指導する．合併症として高血圧がない症

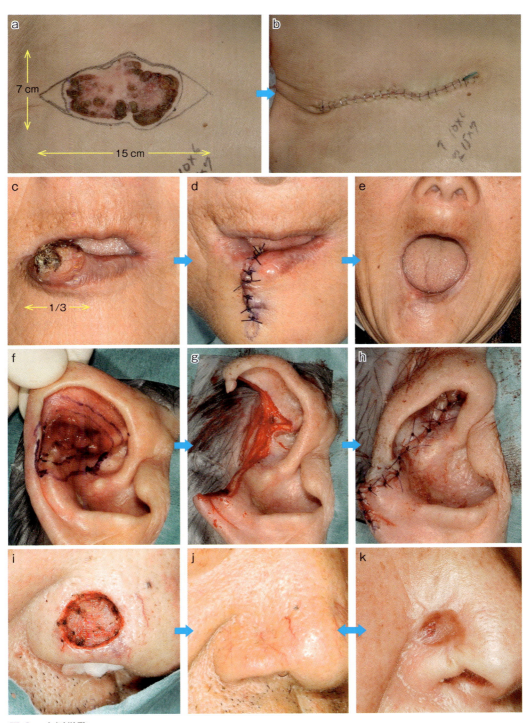

図2 症例供覧

a. 背部の巨大なボーエン病．b. a を単純縫縮，ドレーン挿入したが出血は少量であった．c. 下口唇の有棘細胞癌で口唇の1/3の欠損が予測された．d. c を切除後，単純縫縮を行った．e. 術後2週目の臨床像で開口に問題なく，入れ歯の装着も問題ない．f. 耳介の基底細胞癌で耳介軟骨を破壊して背面に達していた．g. 3 mm マージンで切除．h. g を単純縫縮，審美的にやや難はあるが短時間の手術で終了した．i. 右鼻翼の基底細胞癌切除後の10 mm大の欠損．j. i を軟膏処置のみのオープンとした4週間後．k. 同部位で植皮を行った別症例，植皮よりオープンのほうが目立たない．

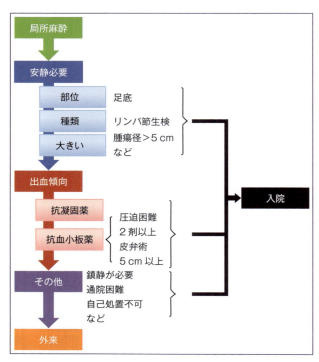

図3 局所麻酔症例における入院の適否判定フロー

表1 主な抗血栓薬一覧とその休薬期間

分類	一般名	商品名	休薬期間の目安
抗血小板薬	アスピリン	バイアスピリン	7日
	イコサペント酸エチル	エパデール	
	クロピドグレル	プラビックス	
	チクロピジン	パナルジン	
	シロスタゾール	プレタール	3日
	ジピリダモール	ペルサンチン，アンギナール	1〜2日
	サルポグレラート	アンプラーグ	
	ベラプロストナトリウム	ドルナー，プロサイリン	1日
	リマプロストアルファデクス	オパルモン，プロレナール	
抗凝固薬	ワルファリン	ワーファリン	3〜5日
	ダビガトラン	プラザキサ	1〜2日
	リバーロキサバン	イグザレルト	
	アピキサバン	エリキュース	
	エドキサバントシル	リクシアナ	

(文献2)，3)を参考に作成)

例でも局所麻酔の手術では患者の極度の緊張などにより術前血圧が上昇することをよく経験する．局所麻酔が終われば不安が解消して血圧が下がることが多いが，高血圧症例にエピネフリン添加リドカインは禁忌となっているため注意が必要である．その場合はエピネフリン添加のない局所麻酔薬を使用するか，ニカルジピン2 mL（2 mg）と生理食塩水18 mLと混合し（100 μg/mL），体重1 kgあたり0.1 〜 0.3 mL（体重50 kgなら5 〜 15 mL）を1分以上かけて緩徐に静脈内投与して血圧のコントロールをはかる．以降は体重1 kgあたり0.02 〜 0.1 mL/分（体重50 kgなら1 〜 5 mL/分）で維持するが，前述のように局所麻酔の注射が終わると血圧は落ち着くことが多いため，持続点滴までが必要な症例はほとんどない．

術中の鎮静

鎮静が必要となりそうな症例は入院を基本に計画する．術中安静が保てない可能性がある症例で緑内障や前立腺肥大がなければ術前にヒドロキシジン（アタラックスP®）を25 〜 50 mgを生理食塩水50 mLに溶解し15分ほどで滴下する（添付文書参照）．またはエチゾラム（デパス®）0.5 〜 1 mgを施術2 〜 3時間前に内服させる．術中不穏になり継続困難となった場合は中断してヒドロキシジン点滴を行うが，それでも落ち着かなければ手術を中止する．中止ができない場合はハロペリドール2.5 mgをゆっくり静脈内投与することもあるが，患者の状態をよく観察する必要がある．

麻酔薬

高血圧などの問題がなければエピネフリン添加リドカインを使用する．局所麻酔薬として使用する場合，安全に使用できるリドカインの総量は200 mgとされており，これは0.5％ボトルの場合2本（40 mL，200 mg）である．比較的広範囲に麻酔が必要な植皮術のような場合，0.5％をさらに生理食塩水で希釈し0.25％として使用することでより広範囲に十分な麻酔液を浸潤させることが可能となり，しかも麻酔の効果は希釈前と遜色ない．

術後管理

外来手術の場合，単純縫縮や局所皮弁でさほど大きくなければ抜糸（通常7日）まで自宅処置とし，ドレーンを挿入した症例は術翌日に受診時に抜去し，以後は抜糸まで上記と同様の対応である．植皮の場合はタイオーバー固定解除までの7日間クローズとしている．入院管理とした症例で術後出血の観察目的の場合は基本的には術後2 〜 3日後に術後出血などの問題がないことを確認したら退院可としている．安静目的の場合は原則的に入院期間は1週間としているが，足底の植皮などで特に安静が必要な場合は2週間程度まで入院を延長している．

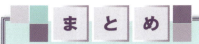

1. 高齢の症例はますます増加，高齢だからと放置するとますます状態は悪化．
2. できる限り外来局所麻酔手術で可能な手術プランニング．
3. 手術の目的は腫瘍の根治なので場合によっては仕上がりより，日常に戻るまでの時間を重視．
4. 手術以外の治療選択もよく検討し，代替案を提示．
5. 合併症（抗血栓薬内服など）によっては入院管理が必要．
6. 抗血栓薬は止血困難部位（頸部など）以外なら基本的に中止せず手術．

■文　献
1) Imamura T, et al：Cutaneous surgery under local anesthesia in very elderly patients 90 years of age and older is as safe as in elderly patients ranging in age from 75 to 80 years old. Int J Dermatol **56**：681-685, 2017
2) 矢坂正弘：脳卒中の抗血栓療法 Update 血栓止血学からのメッセージ 周術期における抗血栓薬の使い方．脳卒中 **30**：967-973, 2008
3) 国立病院機構九州医療センター経口抗凝固薬・血栓薬の処置・手術前休薬案作成チーム：経口抗血栓薬の術前休薬指針（http://www.kyumed.jp/control/upload/file/00381_01.pdf）［accesed：2017.10.4］
4) Wahl MJ, et al：Dental surgery in anticoagulated patients-stop the interruption. Oral Surg Oral Med Oral Pathol Oral Radiol **119**：136-157, 2015
5) Chiang YZ, et al：Perioperative management of novel oral anticoagulants in skin surgery：a national survey. Br J Dermatol **175**：615-618, 2016
6) 石塚洋典ほか：抗血小板薬内服下の皮膚科小手術の安全性に関する検討．日本皮膚科学会雑誌 **120**：15-21, 2010

VI 章

感染症

■ VI章 感染症

ガス壊疽・壊死性筋膜炎・*Vibrio vulnificus* 敗血症の外科的治療について教えて下さい

千々和 剛
自治医科大学附属さいたま医療センター救急科

壊死性軟部組織感染症とは

　ガス壊疽・壊死性筋膜炎・*Vibrio vulnificus* 敗血症など壊死性軟部組織感染症を想定する．急速な病態の進行によりショックや多臓器不全を呈し，致死的となる．分類としては起因菌および基礎疾患によって2型に分けられる．糖尿病などの基礎疾患をもち，好気性菌，嫌気性菌が複数関与する type I，A群溶血性レンサ球菌を代表として単独菌により健常者にも発症する type II とがある[1]．世界中の海水に存在する嫌気性グラム陰性桿菌 *Vibrio vulnificus* が傷口の海水曝露などによって感染発症する壊死性筋膜炎は，肝硬変などの基礎疾患がある場合に起こりやすく，急速に重篤化する．外陰部に発症した壊死性筋膜炎を Fournier 壊疽と呼ぶ．また壊死・腐敗によりガス産生を伴う壊死性軟部組織感染症を一般にガス壊疽と呼ぶ．

診断・治療方針の決定

　鑑別診断としては丹毒や蜂窩織炎（壊死しているのか，いないのか？），感染を合併した閉塞性動脈硬化症や糖尿病による壊疽（感染が先か，壊死が先か？），現病（慢性皮膚疾患，肛門周囲膿瘍，悪性腫瘍など）の悪化などが挙げられる．しかし，進行の速い致死的な疾患であるため，疑いの段階でも速やかに切開排膿，デブリードマン，少なくとも試験切開を行うべきである．病変部の直接的観察と，指による組織剥離時の易剥離性や筋膜よりの出血性の欠如（finger test 陽性）や悪臭のある膿あるいは食器洗い水 dishwater fluid 様の混濁液の存在を確認する．

　確定診断のため培養（嫌気培養，深部からの組織培養，血液培養など）も複数部位から可能な限り採取し，グラム染色や A 群溶血性レンサ球菌迅速検出キットの併用により原因菌の同定を試みる．病理診断用の組織採取も行う．単純 X 線検査や CT など画像診断は炎症範囲，膿瘍の位置確認のために有用である．しかしガス像は壊死により産生されるものと，創部から侵入したものとの鑑別は困難な場合もある．

検　査

　原疾患の病状，治療について十分な病歴聴取，検査を行う．

　単純 X 線検査，CT にて炎症，壊死範囲，ガス像の確認を行う．

　敗血症性ショックから意識障害や多臓器不全を併発することも多いため，これらに対する一般的な検査を行う．血算，生化学（AST，ALT，BUN，クレアチニン，CK，CRP，

表1 Laboratory Risk Indicator for Necrotizing Fasciitis(LRINEC)スコア

項　目	スコア		項　目	スコア
CRP(mg/dL)			Na(mEq/L)	
< 15	0		≧ 135	0
≧ 15	4		< 135	2
WBC(/μL)			Cre(mg/dL)	
< 15,000	0		≦ 1.6	0
15,000-25,000	1		> 1.6	2
> 25,000	2		Glu(mg/dL)	
Hb(g/dL)			≦ 180	0
> 13.5	0		> 180	1
11.0-13.5	1			
< 11.0	2			

(文献2)より改変引用)

血糖，アンモニア，電解質など)，凝固，尿検査，心電図，単純X線検査，頭部CT，動脈血液ガス分析等の検査を実施する．また，輸血準備のための血液型判定および交差適合試験も行う．急性期は少なくとも6～12時間ごとに必要な項目について追加検査を行う．

　重症蜂窩織炎との鑑別にLaboratory Risk Indicator for Necrotizing Fasciitis(LRINEC)スコアがあり，6点以上で壊死性筋膜炎が疑われる(表1)[2]．しかしながら6点未満であっても壊死性筋膜炎を否定できないので，臨床所見や画像所見と合わせて判断する．

治　療

　バイタルサインに異常を認める重症例は通常救急部門に収容され，ABCの安定化を優先する(気管挿管，人工呼吸器，CVルート，ブラッドアクセスなど)．敗血症，DIC，急性肺障害，腎不全，ケトアシドーシスなどの合併があれば治療する．抗菌薬は起因菌や薬剤感受性が確認されるまでは，ピペラシリン/タゾバクタムあるいはメロペネムにクリンダマイシンやバンコマイシンを併用するなど，広域かつ数種類の抗菌薬を組み合わせ，感受性判明後に適切な抗菌薬にde-escalationを行う．また，破傷風予防も行うべきである．

　術後は経口摂取あるいは経管栄養を早期に開始すべきであるが，Fournier壊疽などで創部の汚染をきたす場合には直腸用カテーテルや人工肛門造設も検討する．また，ガス壊疽，特にClostridium性が疑われる場合は，可能であれば高圧酸素療法を行う．

切開排膿，洗浄，デブリードマン

　可能な限り広範囲に切開し，大量の生理食塩水で洗浄する．皮膚は明らかな壊死でなければなるべく皮弁様に残し，壊死した皮下組織や筋膜線維を十分に切除する．筋膜や皮下脂肪が壊死・融解することにより筋腹，血管，骨などがむき出しになる(図1)．そのため

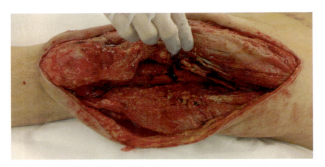

図1　壊死性筋膜炎の術中所見
筋膜や皮下脂肪が壊死・融解するため，筋腹，血管，骨などがほぐれるようにむき出しになる．

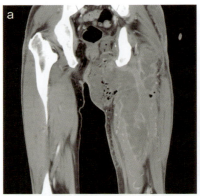
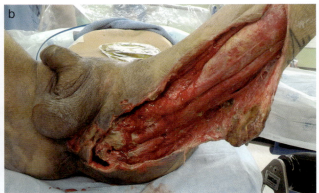
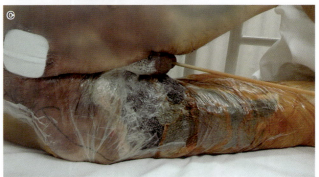

図2　Fournier 壊疽（40代男性，コントロール不良の糖尿病の既往あり）
a. 造影 CT にて会陰部から長内転筋，恥骨筋，大腿四頭筋周囲にかけてガス像を伴う巨大な膿瘍を認める．
b. 複数回のデブリードマン後．創部管理のため人工肛門造設している．
c. wound bed preparation として NPWT を行った．最終的に縫縮と分層植皮で閉創した．

術中，術後には，血管の破綻による大量出血に注意する．部位的に消化器外科，整形外科，泌尿器科と連携し，繰り返しデブリードマン行う（図2）．

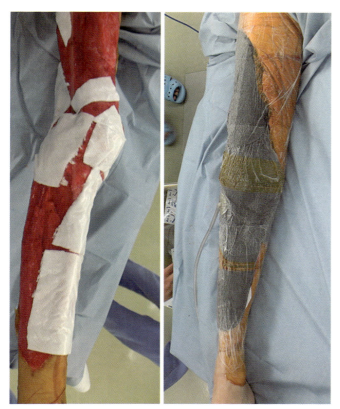

図3　右下肢壊死性筋膜炎（70代男性）
複数回のデブリードマンを施行した．膝関節部周囲に人工真皮を使用し，NPWTを併用することにより早期から歩行リハビリを行い瘢痕拘縮を予防した．

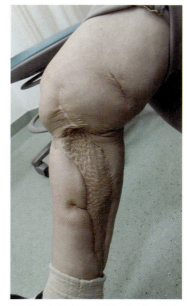

図4　右膝から下腿にかけての壊死性筋膜炎（70代女性）
膝関節部は皮弁移植を行い，その他の部位は分層植皮にて再建した．

四肢切断

　好発部位の四肢での切断については明確な基準はないが，すでに末端肢が虚血あるいは全周性の広範囲皮膚壊死となっている場合や，Vibrio vulnificus 敗血症など病勢の急激な悪化がある場合は切断を検討する[3]．四肢切断を行う場合は安全域で切断し，一期的創閉鎖は行わず，数日観察をしたのち，感染が制御されたことを確認して断端形成を行うことが望ましい．

再　建

　壊死組織が完全に取り除かれ，感染が制御できたのち wound bed preparation として，negative pressure wound therapy（NPWT），bFGF製剤，人工真皮などを使用する．閉創には通常感染に強い網状分層植皮が推奨されるが，関節部などは拘縮予防に全層植皮や皮弁形成術を組み合わせることも検討する（図3，4）．

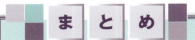

1. 確定診断にとらわれず疑いの段階でも速やかに試験切開を行い，直視下で組織の状態を観察する．
2. 洗浄およびデブリードマンを頻回に行う．
3. 起因菌および感受性が判明するまでは広域かつ数種類の抗菌薬を組み合わせる．
4. 各科と連携して敗血症，多臓器不全の治療を行う．

■文　献
1) Giuliano A, et al：Bacteriology of necrotizing fasciitis. Am J Surg **134**：52-57, 1977
2) Wong CH, et al：The LRINEC (Laboratory Risk Indicator for Necrotizing Fasciitis) score：a tool for distinguishing necrotizing fasciitis from other soft tissue infections. Crit Care Med **32**：1535-1541, 2004
3) 盛山吉弘：壊死性筋膜炎，劇症型溶血性連鎖球菌感染症．皮膚科救急テキスト，文光堂，出光俊郎編，p.111-116, 2017

■ VI章 感染症

慢性膿皮症（臀部，頭部，腋窩など），毛巣洞の外科的治療について教えて下さい

須山孝雪
獨協医科大学埼玉医療センター皮膚科

慢性膿皮症・毛巣洞とは

　慢性膿皮症は臀部慢性膿皮症，化膿性汗腺炎，頭部乳頭状皮膚炎などの総称で，頭部，腋窩，臀部に好発する．海外では hidradenitis suppurativa（直訳で化膿性汗腺炎）で報告されるほか，chronic pyoderma の記載もみられる．

　毛巣洞 pilonidal sinus は仙骨部正中線上に生ずる毛髪を含む瘻孔や囊腫を形成する化膿性肉芽腫性病変である．顔面や手背などにも生じる．

実際の治療

　本稿では代表的な臀部慢性膿皮症と仙骨部の毛巣洞について解説する．病変の範囲を評価するために，また慢性膿皮症では痔瘻との合併が多いため，術前に画像検査を施行する．造影 MRI が望ましい．

1. 臀部慢性膿皮症の外科的治療

　軽症例では一時的な切開・排膿で改善する場合もあるが，病変が残るため，その後も増大することが多い．小範囲で炎症がない場合には切除し単純縫縮を行う．一期的に植皮術を行うこともある（図1）．

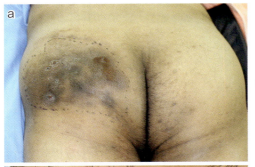
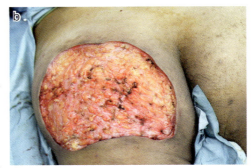
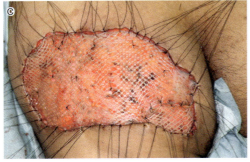

図1　左臀部の慢性膿皮症（46歳男性）
a．術前：職業はトラックの運転手．喫煙は1日30本．左臀部に12 cm大の褐色局面あり．
b．病巣を脂肪組織を残して切離
c．一期的に網状分層植皮術を施行

235

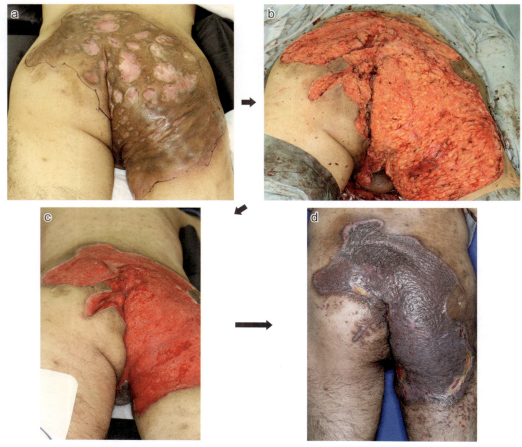

図2 臀部慢性膿皮症の重症例（43歳男性）
a. 術前：外痔瘻を合併していた．右臀部に拡大しているように見える．
b. 病変部のデブリードマン：肛門の痔瘻に連続して左臀部にジグザグにアリの巣状に瘻孔が連続していた．瘻孔部は大臀筋上でデブリードマンを行った．右臀部には痔瘻との連続性はなく，面積は広いが脂肪組織を十分に残すことができた．
c. 開放創とし，肉芽形成後に分層植皮：局所の感染のコントロールがつかなかったため，3週間開放創とし，肉芽形成を待って分層植皮した．背部や大腿後面にも毛包炎様の病変が存在する．
d. 植皮後2ヵ月

　しかし重症例では二期的手術，すなわち1回目に病変部切除（デブリードマン）を行い，十分に感染がとれた状態で（1〜3週間後に）網状分層植皮術を行う（図2）．posterior thigh flapなど皮弁を用いる再建法もあるが，広範囲な欠損層を被覆するのは困難で，またメッシュ化した分層植皮は生着率向上のみでなくドレナージ効果も高いので感染した創傷を被覆するのには植皮が有利である．術後に仰臥位になると褥瘡 pressure sore を生じるため，しばらくは側臥位や腹臥位での除圧が必要になる．痔瘻が生じている場合には併せて治療を行う．

2. 毛巣洞の外科的治療

　手術にあたっては瘻孔を完全切除しないと再発するため，あらかじめピオクタニンなどの色素を瘻孔開口部から注入して瘻孔壁を染色しておく（図3c）．術前のMRI画像である程度の深さが推測できるが，多くの場合は腰背筋膜 lumbodorsal fascia 上で切離すること

慢性膿皮症（臀部，頭部，腋窩など），毛巣洞の外科的治療について教えて下さい

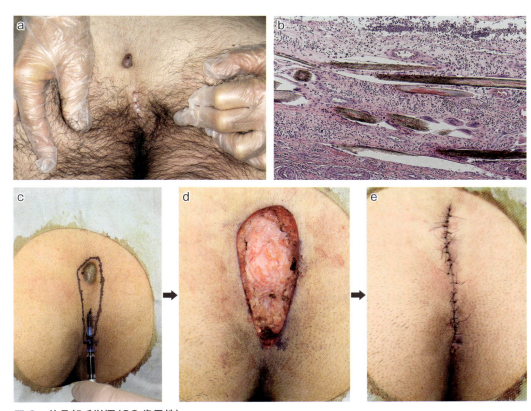

図3　仙骨部毛巣洞（22歳男性）
a. 術前：仙骨部頭側に結節を伴った瘻孔が1個，尾側に瘻孔が2個存在し，臀部〜大腿部は多毛．
b. 病理組織像：病理組織では慢性の炎症像のほか，毛髪（hair shaft）が散見されるが，毛包（hair follicle）はない．×200
c. 皮切デザイン：尾側の瘻孔よりピオクタニンを注入した．頭側の結節が青く透見される．皮切をデザインした．
d. 病巣切除：病巣を筋膜上で切離した．
e. 単純縫合：病変が小さいので，単純縫合を行った．

が多い．

　感染創であるためオープントリートメントを行う報告もあるが，治療期間が長くなる．小範囲であれば単純閉鎖も可能であるが（図3），ある程度の大きさであれば皮弁作成術が必要になる．臀部慢性膿皮症と異なり仙骨正中部（荷重部）に生じるため，よほど広範囲でない限り植皮術での再建は行わない．皮弁での再建が必要な理由は縫合部に大きな張力が働くという力学的な問題のほかに，後天性に毛巣洞が生じる原因として puncuture sinus and suction sinus theory[1]がある．これは臀裂が深くて体毛が密に生えている場合，自動車などに乗車して振動が働くと体毛の束がドリル状に皮膚を突き刺すという説である．皮弁を行うことにより臀裂の陥没を解消できるため，再発防止になると考えられている．Z形成術[2]がすでに1960年代から報告されており，頻用されている．近年ではW形成術も行われている．皮弁には筋膜を含めると血流が安定するが，必ずしも含める必要はない．回転皮弁[3]は血流が不安定で不向きとされる．筆者は単純閉鎖の場合を除き，縫合線が臀裂に一致するような術式（両側VY伸展皮弁や1辺が小さいW形成術など）を避けるようにしている．中等度の欠損層ではZ形成術（図4）で，やや大きな欠損創では穿通枝大臀筋

VI章　感染症

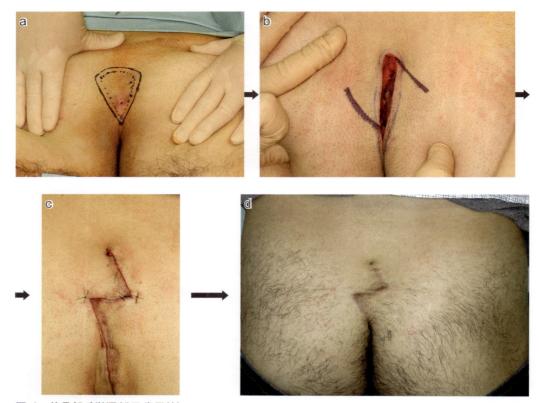

図4　仙骨部毛巣洞（27歳男性）
a. 皮切デザイン：扇形に病変が広がっている．
b. Z形成のデザイン：単純縫合では緊張が強いので，60度の皮弁の角度でZ形成術をデザインした．
c. 皮弁転位後：皮弁を転位し，3点縫合したところ．
d. 術後5ヵ月：創部に緊張はなく，離開や肥厚性瘢痕もない．臀裂の凹みが消失している．

膜皮弁[4]での再建（図5）を行っている．

治療の工夫

1. 膿皮症・毛巣洞

　膿皮症・毛巣洞とも，できる限り急性炎症期には手術は避ける．しかし抗菌薬の投与で消炎しないケースが多く，その場合は前述のように二期的な手術を計画する．

2. 慢性膿皮症の戻し植皮

　慢性膿皮症の治療において，採皮を病変部から行う「戻し植皮」[5]もしくは「リサイクル植皮」が報告されている．デブリードマンで除去された検体から上皮をドラム型のパジェットフードダーマトームで分層採皮して再び欠損創に充てる，という手技である．採皮部を必要としないメリットはあるが，病巣を植皮として戻す点と，一期的な手術になる点で，感染制御された症例に限り用いられる．

3. 便汚染に対する術後管理

　肛門に近い手術になり，とりわけ痔瘻を合併した慢性膿皮症では術後に創部の便汚染が

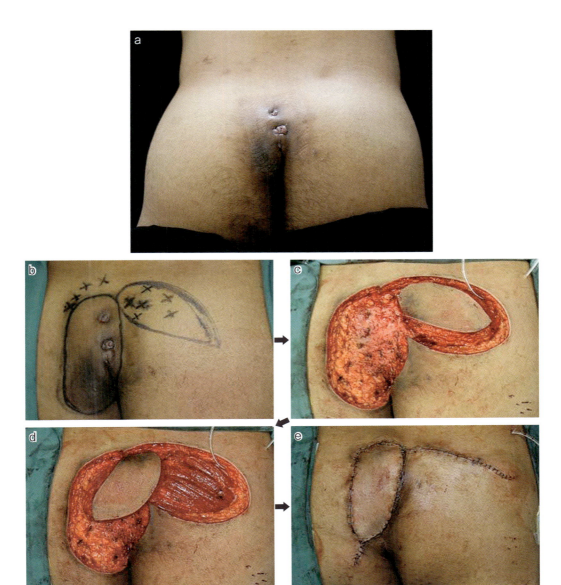

図5　毛巣洞（38歳男性）
a. 術前：仙骨部に瘻孔が2個存在し，左臀部〜坐骨部にまで炎症が広がっている．
b. 皮弁デザイン：穿通枝をドプラー血流系で数個同定し，右臀部に皮弁をデザインした．
c. 切離：病巣を筋膜上で切離した．
d. 穿通枝筋膜皮弁で再建：皮弁を大臀筋膜を付けて挙上，欠損部に転位したところ
e. 閉創後：緊張なく閉創できた．吸引ドレーンを挿入した．

問題になる．一時的な人工肛門造設術を施行するのが最も術後管理が行いやすいが侵襲が大きい．フレキシシール（ConvaTec Japan社）といわれる便ドレーンを肛門に挿入する方法は低侵襲で簡便であるが，ドレーンが便で閉塞しないよう，酸化マグネシウム製剤などで便の硬さをコントロールする必要がある．現在のところ慢性膿皮症や毛巣洞の術後管理に保険適用はない．

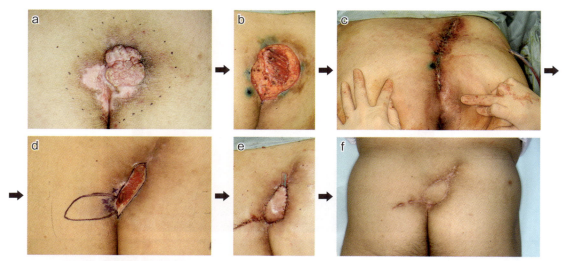

図6 仙骨部有棘細胞癌（71歳男性）
a. 術前：30年前から仙骨部に結節があり，1年前からカリフラワー状の腫瘤になった．毛巣洞から二次発生した有棘細胞癌が疑われた．
b. 切離：病巣を大臀筋上で切離した．
c. 単純縫合：悪性疾患であったため，複雑な再建は避けて単純縫合した．
d. 術後，創離開：しかし術後に傷が離開し，潰瘍と瘻孔を形成した．左臀部に穿通枝筋膜皮弁をデザインした．
e. 皮弁で再建：創を新鮮化した後，皮弁で被覆した．
f. 術後1年：創に緊張なく，腫瘍の局所再発もない．

術後の後療法・生活指導など

　他の化膿性疾患と同様に糖尿病の合併や喫煙者では悪化しやすいほか，膿皮症・毛巣洞では毛深い男性や自動車の運転など長時間の座位で従事する人に好発する．特に臀部慢性膿皮症では持続的な圧迫が悪化要因と考えられているため，長時間の座位を避けるよう指導する．清潔，入浴，剃毛や脱毛なども勧められる．

　ミノサイクリンなど長期投与可能な抗菌薬内服を予防的に行うこともあるが，耐性菌の出現の問題もあり，賛否が分かれる．

　また，膿皮症，毛巣洞とも10年以上の長期罹患で有棘細胞癌など二次発癌する（図6）ことがあり，術後の経過観察が必要になる．

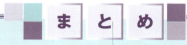

1. 術前に造影 MRI などの画像検査を行う.
2. 臀部慢性膿皮症は痔瘻を合併することが多い.
3. 臀部慢性膿皮症の重症例ではデブリードマン後,二期的に網状分層植皮術を行う.
4. 毛巣洞の手術では,瘻孔を取り残さないよう,切除前にピオクタニンなどの色素を注入する.
5. 中等症以上の毛巣洞ではZ形成術などの皮弁作成術を行う.
6. 長期罹患例では二次発癌に注意する.

臨床写真の一部をご提供いただいた福田知雄先生はじめ,埼玉医科大学総合医療センターの先生方に感謝する.

■文　献
1) Brearley R：Pilonidal sinus；a new theory of origin. Br J Surg **43**：62-68, 1955
2) Middleton MD：Treatment of pilonidal sinus by Z-plasty. Br J Surg **55**：611-612, 1968
3) Allen-Mersh TG：Pilonidal sinus：finding the right track for treatment. Br J Surg **77**：123-132, 1990
4) 光嶋　勲：Perforatorbased flap(穿通枝皮弁). 形成外科 **39**：981-992, 1996
5) 山田瑞貴：臀部慢性膿皮症における「もどし植皮」の1例. 日皮外誌 **4**：86-87, 2000

■ VI章 感染症

創感染と創離開への対処法は？

前田文彦
前田皮膚科クリニック

創感染，創離開を起こす原因

術後に創感染が起こす原因として以下のことが挙げられる．
①不適切な縫合による過緊張のための創縁壊死
②術後血腫に対する感染
③縫合糸膿瘍
また糖尿病などの原疾患のコントロールが不良な場合や全身状態が不良な場合に手術をしなければならない場合も，感染・離開の可能性が高い．

初期の創感染対策

感染初期に感染しているか否かの判定は困難である．明らかな膿の貯留がなくとも炎症サインである局所の熱感，腫脹，発赤，疼痛があれば感染を疑い抗菌薬を投与する．抗菌薬を選択する際には，皮膚常在菌からの感染を疑う場合は黄色ブドウ球菌 *Staphylococcus aureus* と化膿性レンサ球菌 *Streptococcus pyogenes*（A群 β 溶血性レンサ球菌）の関連をまず疑うためそれらの菌に感受性のある抗菌薬を投与する．もし術後に抗菌薬を予防投与していた場合は耐性菌への感染の可能性も考慮し抗菌薬の変更が必要な場合もある．

明らかに皮下膿瘍を形成していたり抗菌薬への反応がなく炎症が拡大してきた場合，縫合創を解放し洗浄する．過緊張があり皮膚壊死が出現・拡大しそうな場合にも縫合部に切開を入れ減圧をする場合もある．創部の壊死が生じた場合，壊死組織は速やかにデブリードマンを行う．創部に膿瘍や血腫がある場合，まず洗浄を行い創部を清浄化する必要がある．その場合には可能なら細菌培養を採取し感染コントロール不良の際に備える．縫合糸膿瘍や人工物に対する炎症反応が強い場合，可能なら異物となっている人工物を取り外し炎症を抑えることが必要である．

創離解した場合の対策

感染にて創離解した場合はまず創縁に残った縫合糸を除去する．次に壊死組織をデブリードマンし細菌培養を採取後に創部の洗浄を行う．その後は次に述べる wound bed preparation のコンセプトのもとに創部を整える．

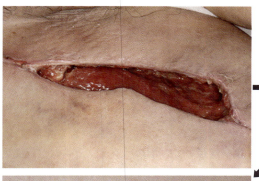
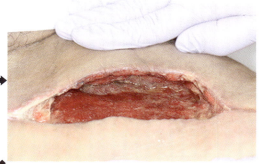
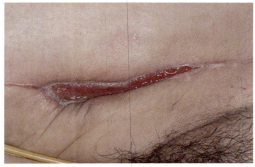

図1　鼠径郭清後創離開した症例
a. wet to dry 法で数日処置後
b. NPWT4日後：下床は全体的に薄い肉芽組織で覆われている．
c. NPWT21日後：創は縮小し，また周囲からも上皮化している．

wound bed preparation とは

　創傷治癒を促進するために創床環境を分析・調整しようという創傷治療コンセプトのこと．具体的には創局面の性状に応じて適切な局所処置を行い速やかな創傷治癒を目指す．その際に重要なのは感染・炎症の制御，過剰な滲出液の軽減および創面の保護である．
　以下にその方法を述べる．

1．wet to dry 法（図1a）

　生食ガーゼで創内を充填し数時間後に線維に巻き込まれた壊死組織ごと取り除く方法．1日に3回以上交換すると細菌が増殖する前にガーゼを取り除けるので壊死組織がとれ感染のコントロールもよい．ただ頻回の処置が必要で煩雑である．またガーゼを取り除くときに下床の肉芽を巻き込み出血などを生じることがあるので注意が必要である．

2．精製白糖ポピドンヨード軟膏（ユーパスタなど）

　最近ポピドンヨードの細胞毒性に注目が集まり，創部細胞への細胞毒性のためポピドンヨードを感染創に使わないほうがいいという意見がある．ただ実際精製白糖ポピドンヨード軟膏を臨床で使用すると感染はコントロールされ肉芽形成も促進される印象があり，臨床では感染創によく用いられる．本剤が有効である理由として，低濃度のポピドンヨード溶液内では線維芽細胞は正常に働き細菌は死滅するとの報告がある．また精製白糖ポピドンヨード軟膏は高浸透圧環境をもたらし浮腫を軽減させ，フィブリン形成の抑制と抗菌作用でバイオフィルム形成を阻害するためと考えられている（「コラム：潰瘍治療の夜明け　イソジンシュガーゲル誕生　余話」(302頁)参照）．

VI章　感染症

3. スルファジアジン銀クリーム（ゲーベン®など）

広い抗菌スペクトラムを持ち浸透力も強い．創面がまだ壊死組織に覆われている場合に適応となる．耐性菌は生じにくいが組織傷害性が強いため壊死組織が除去され感染が落ち着いたら速やかに使用を中止する．

4. 塩基性線維芽細胞増殖因子（bFGF）（フィブラスト®など）

bFGF は創傷治癒過程でマクロファージや血管内皮細胞などから放出され線維芽細胞の増生を促して創傷治癒を促進させる．また血管新生を進めることでも創傷治癒を促進する．

このように非常に効果的な薬剤だが壊死組織が残存していたりバイオフィルムが形成されている傷の場合，その効果は減弱する．高価な薬剤のためその効果が十分発揮できる環境に整備した後に使用することが望ましい．

5. 局所陰圧閉鎖療法 negative pressure wound therapy（NPWT）（図1b, c）

創面にポリウレタンフォームを装着しその上部をポリエチレンフィルムで密閉後，吸引後のチューブを装着し陰圧をかけることで皮膚潰瘍の肉芽形成および創部の縮小を図る治療法（V.A.C.®治療システム，RENASYS®創傷治療システムなど）．持続的に陰圧をかけることで肉芽が収縮し患部の血行増加，各種サイトカインや組織の形成を促進し創傷治癒を進める有効な方法．ただ出血しやすい部位や抗凝固薬を使用している患者には使用できない．また創部を密閉するため明らかな感染創では使用を避けたほうがいいと考える．

まとめ

1. 創感染を疑うときには炎症サインを見逃さないよう気をつける．
2. 創離開した場合，速やかにデブリードマンと創洗浄を行う．
3. 以後は wound bed preparation のコンセプトに従い，感染・炎症の制御，過剰な滲出液の軽減および創面の保護を行い創傷治癒を目指す．

■Ⅵ章 感染症

術前の予防的抗菌薬，術後抗菌薬の選択と投与の仕方は？

是枝 哲
これえだ皮フ科医院

抗菌薬予防投与は必要か？

周術期に抗菌薬を投与することは非常に一般的に行われている．しかし，感染のない状態で，侵襲がそれほど大きくない手術を行った場合などに，はたして抗菌薬の投与は必要なのであろうか？　例えば直腸からの前立腺針生検などでは，穿刺する場所が非常に不潔なので，抗菌薬予防投与は必須である．しかし，皮膚の手術では清潔が十分に保たれていることが多い．

1991年にBenciniらが発表した論文[1]では，皮膚の手術患者群を，①抗菌薬投与なし，②術後より3日間抗菌薬投与，③術中に術野に抗菌薬投与，④術前2日前より4日間抗菌薬投与，の4つのグループに分けて比較したところ，術後感染の率はそれぞれ，① 4.3％，② 1.5％，③ 0.9％，④ 0.2％であった．このデータより導かれることは，やはりどのような投与法であれ抗菌薬の予防的投与は術後感染の確率を下げるという事実である．さらにいえば，術前から抗菌薬を投与しているほうがより効果的ということである．

しかし，別の見方をすれば，抗菌薬の投与がなくても約96％の症例は感染を起こさない．この術後感染の確率では予防的投与が必須とまではいえない．薬剤に対するアレルギーの可能性がある場合や，妊娠などの状況で患者が内服を拒むなど抗菌薬を投与したくないケースにときどき遭遇するが，感染のリスクが少ないと思われる症例には，抗菌薬を投与しないという選択も許容できる．その場合の感染症リスクはわずかに増えると，前もって患者に説明しておくことが望ましい．

Benciniら[1]の報告ではさらにどのような症例に感染が起こっているかも分析している．抗菌薬を投与したにも関わらず感染が生じた症例は，腋窩や鼠径部の手術症例であった．間擦部は擦れる刺激や，湿った環境などにより感染を起こしやすいと考えられる．

皮膚生検では通常はトレパンにより直径3，4mm大だけの皮膚採取することが多く，このような侵襲が少ない手技に関して基本的に抗菌薬は必要ない．しかし，感染リスクの高い部位や大きく皮膚採取が必要な生検では，抗菌薬投与を考慮してもよい．

抗菌薬の選択は？

皮膚の感染症はほとんどグラム陽性球菌が起因菌であり，そのなかでも表皮ブドウ球菌と黄色ブドウ球菌が7，8割で，黄色ブドウ球菌が優位である．その他に化膿性レンサ球菌の場合もある．グラム陰性桿菌によるものは10％前後である[2]．そのためグラム陽性球菌に強いβ-ラクタム系薬（ペニシリン系やセフェム系）が第1選択になる．セフェム系の場合はグラム陽性球菌に対して効果が強い第1，第2世代の抗菌薬がよい．その他では

245

ニューキノロン系，マクロライド系，テトラサイクリン系なども選択となる．しかし，外陰部 Paget 病の手術などの会陰部の手術では腸内細菌が起因菌になる場合が多く，グラム陰性桿菌もターゲットにして，第3世代セフェム系薬などを選択する．

β-ラクタム系薬で効果がないときは，MRSA 感染の可能性も想定し，点滴ならバンコマイシン，内服ならホスホマイシンの追加か 16 歳以上ならミノマイシンを投与する．

投与回数は，各々の抗菌薬の特性を考え決定する．ニューキノロン系は濃度依存性の薬剤なので，1日投与量を1日に1回で投与する．β-ラクタム系薬は時間依存性の薬剤であるため，MIC を超える血中濃度をできるだけ長い時間保つように1日あたりの投与回数を増やす[3]．

侵襲が大きい手術，入院患者手術など

侵襲が大きい手術であれば術後感染を起こす可能性は小手術に比べ高くなる．また，外陰部の手術などでは，さらにリスクは高くなり，表面がびらんになっている腫瘍の切除術の場合はすでに critical colonization の状態になっていると思われる．そのため，そのような症例には積極的に抗菌薬の投与を行うほうがよい．

入院手術であるなら，手術直前に抗菌薬を点滴で投与し，手術開始時には抗菌薬の血中濃度がある程度上がっていることが望ましい．術後も3日間ほど続ける．白血球や CRP の値を参考にし，術後感染が疑われるなら投与を続けるか抗菌薬の変更を検討する．

慢性膿皮症の術後などは感染が治まらず，長期に抗菌薬の投与が必要な場合がある．そのようなときに臨床症状が感染を疑わせないのに，白血球の増多や CRP の上昇がみられ発熱が続くことがある．そのときは薬剤熱の可能性も考え，抗菌薬の中止とともに発熱と炎症所見が改善すれば，薬剤熱であったと考える．

小手術，外来日帰り手術など

侵襲が少ない手術であるなら抗菌薬の投与が必要ない症例もある．しかし，術後感染の可能性がまったくないわけではなく，次回受診日まで患者を診ることがないので，予防的に抗菌薬を投与することは十分に意義がある．もし抗菌薬を投与するなら，術前から投与していることが望ましいが，都道府県によっては，手術日より先に抗菌薬が処方されている場合，保険の審査を通らない可能性がある．それらの理由により手術日にしか抗菌薬を処方できない場合は術後からの投与となる．清潔な手術の予防的投与であれば内服の β-ラクタム系薬を3日ほど服用してもらう．

前述の通り，予防的投与を行わない場合でも 96% は感染を起こさないので，十分に清潔な手術で感染リスクの少ない部位で，抗菌薬を投与したくない理由があれば，投与なしでもよい．

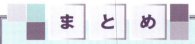

1. 抗菌薬予防投与は術後感染のリスクを下げるが,行わない場合でも約4％程度である.
2. 皮膚の手術ではグラム陽性球菌をターゲットにして,β-ラクタム系薬(ペニシリン系やセフェム系)を投与するのがよい.
3. 抗菌薬投与は術前から行うことが望ましい.
4. 腋窩,鼠径部などの間擦部の手術は感染のリスクが高い.
5. 侵襲が大きい手術や入院手術では,点滴による抗菌薬投与が望ましい.
6. 外来手術においては,内服抗菌薬を3日間程度処方する.

■文 献
1) Bencini PL, et al：Antibiotic prophylaxis of wound infections in skin surgery. Arch Dermatol **127**：1357-1360, 1991
2) 渡辺晋一：皮膚細菌感染症のエンピリック治療 What's new in 皮膚科学 2006-2007. メディカルレビュー社,東京,p.76-77,2006
3) 渡辺晋一：抗菌内服薬の選び方・使い方について教えてください マイスターから学ぶ皮膚科治療薬の服薬指導術. メディカルレビュー社,東京,p.82-83,2016

マイ アパラート

LigaSure™

寺本由紀子

埼玉医科大学国際医療センター皮膚腫瘍科・皮膚科

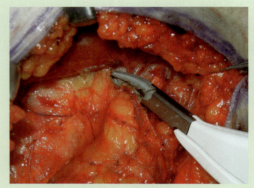

図1　LigaSure™（small jaw タイプ）によるリンパ管シーリング（腋窩リンパ節郭清時）

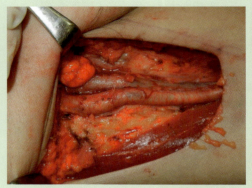

図2　LigaSure™ を用いて行った鼠径部リンパ節郭清後の術野

　LigaSure™ は血管シーリングシステムである．その歴史は意外と古く，アメリカで販売開始されてからすでに約20年経過している．これまで，腹腔鏡下手術をはじめ乳腺外科や頭頸部外科領域など幅広い分野の手術において使用されている．ハンドルは用途に合わせて10数種類の型があるが，なかでも筆者らのお気に入りは鼠径，腋窩，頸部のどのリンパ節郭清にも用いることができる small jaw タイプである（図1）．

　LigaSure™ はバイポーラや超音波凝固切開装置と同様に「あご」と呼ばれる先端に組織を挟んで使用する．あごの部分では電気エネルギーにより組織内で熱を発生させ，血管壁やリンパ管壁を含む蛋白質を変性させる．また，あごで挟んだ圧力により熱変性した蛋白質同士が融合・一体化することで血管，リンパ管腔が完全にシーリングされる．さらに，本体のコンピュータ装置で組織抵抗値を計測しシーリングが完了したことを音で知らせてくれるので，続いて手元のレバーを引くと内蔵された刃が動き，シーリングされた組織を切離することができる．この所要時間は，わずか10秒程度である．手結びで結紮・切離すると二人がかりでどんなに頑張っても30秒はかかるので，手術時間を短縮することができる．また，誰が行っても一様の効果を発揮するため，術者による差もほとんど生じない．7 mm 径までの血管・リンパ管をシーリングできるとされ，LigaSure™ を使用し始めてからリンパ節郭清時に手結びで結紮する回数は激減した．郭清後の術野は異物がなくすっきりしてきれいである（図2）．使用開始当初は，術後にシーリングが再開通し再出血やリンパ漏が起こるのではないかと心配したが，そのような合併症は自験例ではこれまで認めていない．術後ドレーンのリンパ液の排液量は手結びのときと比較し，むしろ早く減少している．

　さらに LigaSure™ は，リンパ節郭清だけでなくびまん性蔓状神経線維腫など血流豊富な腫瘍切除に使用することで出血をコントロールでき，皮膚科領域でも汎用性があると考える．

VII章

物理・化学的障害

■ VII章　物理・化学的障害

外傷処置の基本について教えて下さい

佐々木　薫・江藤綾乃
筑波大学医学医療系形成外科

外傷処置は外科手術の基本

　外傷処置は外科手技の基本である．不適切な診断や手技により，不可逆的な不良な経過をたどることもあるため，初期治療は重要である．本稿では若手の形成外科，皮膚外科の医師が救急外来に呼ばれて対応するような比較的軽度の外傷を対象に，処置の基本と実際の手順について述べる．

創の状態を評価する

1．汚　染
　受傷機転，受傷時の状況から創の汚染の程度を推測しながら，異物の混入の有無などを直接的に観察し汚染状態を評価する．

2．組織損傷
　組織の挫滅，欠損，血流状態など，受傷時に生じた不可逆的な組織損傷を評価する．

3．合併損傷
　血管，神経，筋肉，腱，骨などの深部組織の合併損傷を評価する．

a．血管損傷
　四肢外傷時は末梢循環障害の有無を評価する．活動性の出血がある場合には，止血を行う．バイポーラー，電気メスなどの熱凝固や，アルギン酸カルシウム不織布（ソーブサン®），微線維コラーゲン（アビテン®）などの創被覆材を用いてもよいが，圧迫で止血できることも多く，指動脈損傷であれば創部圧迫と患肢挙上で十分である．

b．神経損傷
　主要な神経の解剖学的な知識が必要である．損傷部位，知覚異常，筋力低下などから神経損傷を診断する．知覚神経であれば損傷部付近に叩打痛（Tinel sign）を生じることがあり診断の助けとなる．物理的な神経損傷があれば神経縫合術の適応となるため，損傷の有無を評価する（図1）．

c．筋肉，腱損傷
　四肢においては腱損傷が合併しやすい．上肢では安静時の指の肢位が重要である（図2）．前腕部では複数本の筋・腱が同時に損傷しやすい（図3）．手の外科治療では外科的処置に加えて後療法まで理解し治療する必要がある．

d．涙道損傷
　内眼角部の損傷時に涙小管断裂が生じやすい．通水テストや涙道ブジーなどにより涙道損傷の有無を確認する（図4）．損傷時は手術による吻合術が必要になる．

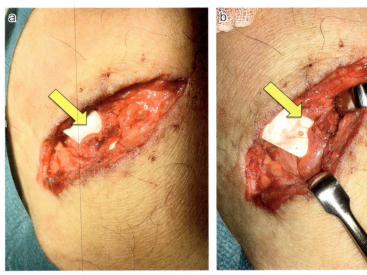

図1 エンジン式刈払機で受傷した右下腿近位部外側挫創と総腓骨神経(➡)断裂 (a)と縫合後(b)

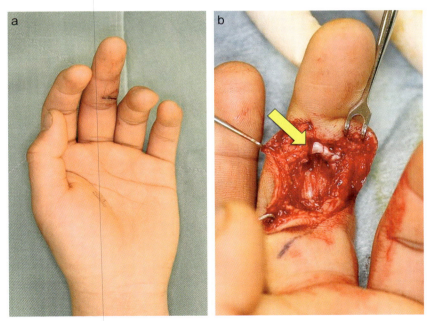

図2 カッターで受傷した中指切創
深指屈筋腱(➡)断裂を合併していた．肢位の異常(a)と腱損傷部(b)．

創の処置を行う

1．創の清浄化

　創周囲皮膚のスクラビング，創内の生理食塩水による洗浄，異物除去(摘除，ブラッシング)を愛護的に行う．消毒薬は組織障害性があるため創周囲の皮膚にとどめるのが望ましい．

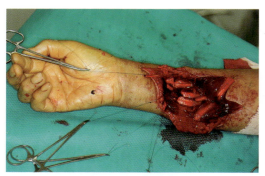

図3 ガラスで受傷した右前腕切創
複数の屈筋，正中神経断裂を合併していた．

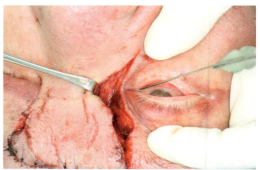

図4 涙小管断裂の評価
内眼角部の顔面挫創に対して涙道ブジーを用いて涙小管断裂を評価した．

2. デブリードマン

挫滅などの組織損傷がある場合や重度の汚染がある場合にはデブリードマンが必要となる．損傷組織や汚染組織は創感染，創治癒遅延のリスクになるため，可及的に除去する．ただしデブリードマンによって整容的，機能的に影響が大きい場合には，デブリードマンは最小限にとどめるべきである．顔面の組織や，四肢における神経，筋，腱がそれにあたる．組織損傷，汚染が強くデブリードマンが追加で必要と思われる創は，縫合せずに開放創として管理し，数回に分けて行う．

> **★ ワンポイント　縫合すべきか開放創とすべきか**
>
> 創の清浄化，初回のデブリードマンを終えた段階で，創を縫合すべきか開放創とすべきか判断する．組織損傷，汚染ともに軽度であれば縫合処置が適している．逆にいずれも重度であれば開放創とするのが安全である．しかし十分な洗浄と創内ドレーン留置により滲出液の排液が十分であれば縫合してもよい．これについては文献的にも統一の見解はなく，症例に応じて対応する必要がある．
>
> また創閉鎖の一つの基準としてゴールデンタイムがある．それは受傷からの経過時間が6～8時間以内を指し，それ以降は創感染のリスクが上がるとされる．したがってゴールデンタイムを過ぎた創は開放創として管理するのが一般的である．しかしゴールデンタイムを過ぎていても創縫合を行うことが可能な場合もある．

3. 縫合処置

a. 縫合方法

結節縫合が基本となる．創縁を内反させずに創面同士が接着するように縫合する．バイトを大きくとりすぎると創縁が内反しやすくなる．結節を作った際に縫合糸が円形になることを想定して縫合糸の深さとバイト幅を調節する．初期治療における真皮縫合については議論があるところではあるが，筆者は創汚染が少なく，鋭的な損傷であれば真皮縫合を行うこともある．

b. 縫合糸

縫合糸は非吸収糸であるモノフィラメントのナイロン糸を用いる．吸収糸は非吸収糸に

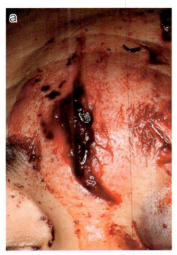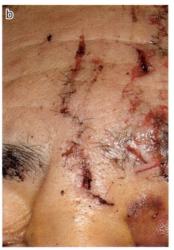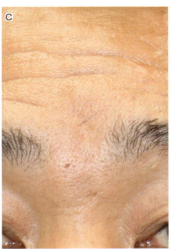

図5　顔面の縫合処置
顔面ガラス切創に対して 7-0 黒ナイロンにて縫合を行った．受傷時（a），受傷後 2 日（b），受傷後 2 年（c）

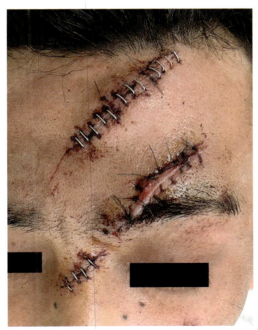

図6　不適切な縫合例
顔面切創に対してマットレス縫合，ステープラーによる創接合が行われた．

比べて組織反応が強く縫合糸痕が残りやすいため，表層の縫合には用いない．糸の太さ，強度については顔面であれば 5-0 〜 7-0，その他の部位であれば 4-0 〜 6-0 を用いる（図5）．創の深さ，皮膚の厚み，創縁の緊張などにより使い分ける．

c．縫合のポイント

縫合は丁寧な愛護的操作を行う．縫合糸痕を意識し，マットレス縫合，大きなバイト，縫合糸の締め込みにより生じる瘢痕は残さない．処置後に腫脹が進行し縫合糸の締結がきつくなることも考慮する．また，ステープラーは簡便に創閉鎖できる有用な器材であるが，

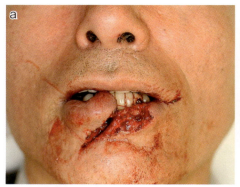 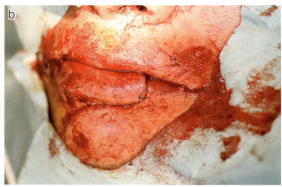

図7 下口唇の挫創
初診時(a). 赤唇，白唇の境界部をキーポイントとして一番初めに縫合した(b).

整容的な観点からは丁寧な縫合に代わる創閉鎖方法ではない．頭皮，体幹など真皮の厚い皮膚に適しているが，真皮の厚みがさまざまな顔面など適宜バイト幅を調整する必要がある部位には適していない．さらにステープラーの刺入点が点状の瘢痕として残ることがあるので，顔面においては避けるべきであり，それ以外の部位でも注意が必要である（図6）．縫合の際には眼瞼・鼻・耳介・口唇・眉毛・しわなどの，ランドマークから縫合するとよい（図7）．

4．開放創管理

開放創の管理には外用薬処置，wet to dry dressing，創傷被覆材，陰圧閉鎖療法 negative pressure wound therapy（NPWT）などさまざまな方法がある．外用薬処置，wet to dry dressing は従来の治療方法と，近年普及してきた創傷被覆材や，NPWT など　開放創管理の選択肢は広い．創部に感染がある，またはそのリスクが高い場合は，外用薬処置あるいは wet to dry dressing を行う．創感染が沈静化した状態となれば創傷被覆材，NPWT が選択できる．NPWT は肉芽増生作用に優れ，手術までの創状態改善 wound bed preparation に有用である．

抗菌療法

抗菌薬予防投与に関して，軽症の手外傷に対する抗菌薬予防投与に有効性がなかったとするシステマティックレビューが報告されており，外傷すべてに抗菌療法は必ずしも必要ではない[1]．しかし，汚染の強い創，ドレナージが難しい刺創，動物咬創，刺創では感染のリスクが高いため抗菌療法を行う．

1．外　傷

皮膚，口腔内，腸管，陰部など体の部位により常在菌が変わり，それに応じて抗菌薬を選択する．皮膚では *Staphylococcus aureus* を念頭に薬剤を選択し，セファロスポリン系では第三世代より第一世代が適している．時に混合感染となる場合もあり，適宜創培養を行う[2]．

> ### ★ ワンポイント　破傷風
>
> 　*Clostridium tetani* は土壌や動物の消化管に存在するため，動物咬創や土壌に汚染された創では破傷風発症のリスクになるため予防が必要である[3]．わが国では破傷風ワクチン接種（破傷風トキソイド3回接種）は1968年から開始されている．
>
> 　外傷後の破傷風トキソイド，グロブリンの使い分けについては，破傷風ワクチン接種歴と創の状態（大きさ，深さ，汚染）の2点を考慮する．3回以上のワクチン接種歴がある人は，創の状態が悪くなければ，ワクチン接種後10年以内であれば接種は不要である．一方，創の状態が悪くワクチン接種後5年以上経っている場合には1回のトキソイドの追加接種を行う．ワクチン接種歴がない人，不明な人では，トキソイドの摂取が推奨され，創の状態が悪い場合にはトキソイド，グロブリンを併用するのがよい[4]．

2. 動物咬創

　動物咬創はほとんどイヌ，ネコであり，この両者で90%以上を占める．イヌよりもネコのほうが感染率が高い．*Pasteurella multocida*，*Staphylococcus aureus* が起因菌となることが多い．前者は第一世代セファロスポリンが効きにくく，アモキシシリン・クラブラン酸（オーグメンチン®）を投与する[2]．

各　論

1. 切　創

　鋭的な要因による創で，深部組織にまで損傷が達する場合も多く，合併損傷に注意する．また創縁の組織損傷が少ないことから，整容性に優れた結果を得やすく，処置の良し悪しが結果に反映されやすい．

2. 割創（裂創）

　組織が伸展されることにより生じる創である．切創に比べ創縁の組織損傷は強い．また，思いもよらない外力が加わっていることがあるため骨折などの合併損傷に注意する．

3. 挫　創

　挫創は挫滅，汚染を伴う創全般を指し，その程度はさまざまである．縫合すべきか開放創とすべきか判断に迷いやすい創である．組織欠損がない場合は十分な洗浄を行ってドレーンを挿入して縫合閉鎖することが多い．

4. 剝脱創

　皮膚が全層で剝脱した創を指す．degloving injury といわれ，手部では文字通り手袋状に皮膚が剝脱することもある（図8）．日常診療で遭遇する頻度が高いのは萎縮した皮膚に生じる皮膚裂傷 skin tear であるが，それが弁状に剝脱すると剝脱創となる．四肢における遠位茎の剝脱創は剝脱皮膚の血流障害が起こりやすいため，有茎植皮として創閉鎖すると治癒しやすい（図9）．

5. 刺創，咬創

　刺創は小さい皮膚損傷部に対して深部まで損傷が及ぶ創である．創の清浄化が困難な場

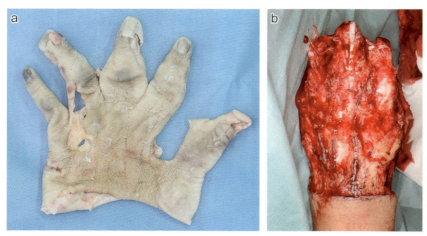

図8　ローラーに巻き込まれた手袋型の剝脱損傷
典型的な degloving injury である.

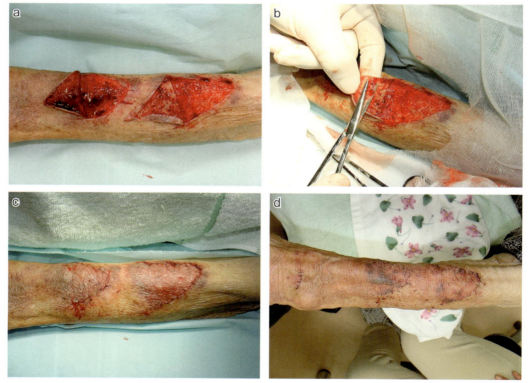

図9　高齢者の前腕に生じた遠位茎剝脱損傷(a)
皮下組織を除去し(b)有茎植皮として縫着し(c), 1週間後の生着を確認した(d).

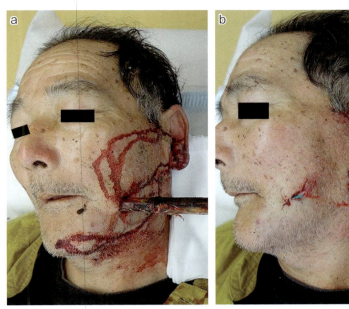

図10 竹片の顔面刺創
受診時(a). 異物を除去した後創清浄化, ペンローズドレーンを挿入し創縫合した(b).

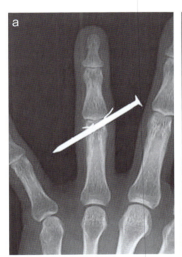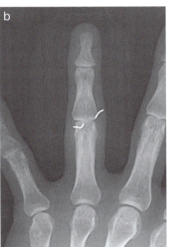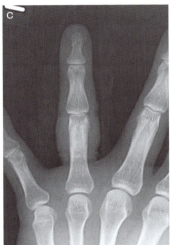

図11 ロール釘打ち機で受傷した釘貫通創
他院受診時(a). 釘を抜去後, 釘連結軟鋼線が残存した状態で紹介され(b)外科的に除去した(c).

合も多く創感染のリスクが高い．開放創とするか，十分な洗浄の後にドレーンを挿入し縫合してもよい（図10）．また刺創は刺入物残存のリスクがあり，特に木片や古釘など細かい異物が残留する可能性があるため十分に洗浄し開放創として管理したほうがよい．異物残留時にはなるべく除去する（図11）．

6. 血 腫

打撲，擦れなどにより皮下，軟部組織内の血管が損傷して血腫を形成する．広範囲の血

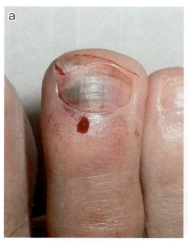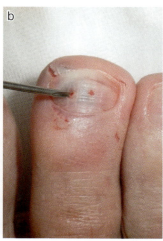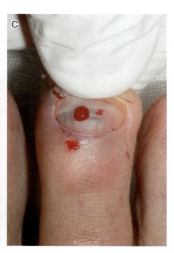

図12 爪下血腫処置
受診時(a)爪甲に18G針で穴をあけ(b)，内容を排出した(c)．無麻酔で行うことが多い．

腫は皮膚壊死を生じることもある．また閉鎖性の血腫であっても感染の可能性がある．

> ★ **ワンポイント**　爪下血腫
>
> 　打撲により爪甲と爪床の間に血腫を形成した状態である．基本的には処置を要さないが，疼痛を伴う場合は爪甲に穴をあけ，内容を排出するとよい（**図12**）．末節骨骨折を合併している場合も多い．

まとめ

1. まず創部の汚染，組織損傷，合併損傷を評価する．
2. 次に創の清浄化，デブリードマンを行い，縫合すべきか開放創とすべきか判断する．
3. 縫合は丁寧に，縫合糸痕を意識して，ランドマークから縫合を行う．
4. 適切な抗菌療法を行う．

■ 文　献

1) Zehtabchi S：The role of antibiotic prophylaxis for prevention of infection in patients with simple hand lacerations. Ann Emerg Med **49**：682-689, 2007
2) 三好和康ほか：外傷・動物咬傷. medicina **53**：1034-1036, 2016
3) Steavens DL, et al：Practice guidelines for the diagnosis and management of skin and soft tissue infections. Clin Infect Dis **59**：e10-52, 2014
4) 岡部信彦監修：最新感染症ガイド R-Book2015. 日本小児医事出版社, 2015

■ VII章 物理・化学的障害

リストカットの治療について教えて下さい

川井啓太・山本直人
新東京病院形成外科・美容外科

リストカットとは

　　カッターナイフなどの刃物を用いて主に前腕部を傷付ける行為である．単にリストカットという場合は「自傷行為」の範疇に入るものを示すことが多いが，まれに希死念慮のある「自殺企図」の場合があり，診療においては注意を要する．自傷行為と自殺企図との違いを把握しておく必要がある（図1，2）．

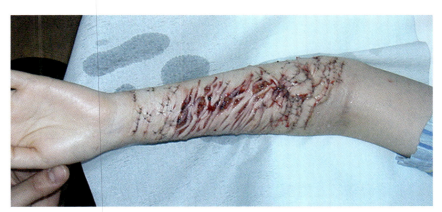

図 1　剃刀による自傷行為としてのリストカット
非常に多くの切創がみられるが，皮下組織にとどまり，神経・血管・腱損傷を認めない．

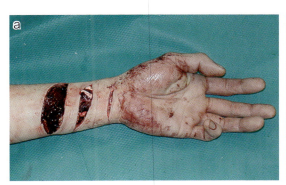
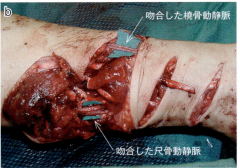

図 2　希死念慮のある深いリストカット
a．術前：橈骨動静脈・尺骨動静脈・正中神経・尺骨神経・尺側手根屈筋・橈側手根屈筋・浅指屈筋の損傷がみられた．
b．術中：吻合した橈骨動静脈・尺骨動静脈

1. 自傷行為

その瞬間を生きるために不快な感情から解放されることを意図して行われる行為である．ごく軽微な身体の損傷であることが多く，致死性は低い．高頻度に繰り返されることが多い．行為後に不快な感情は速やかに減じる[1].

2. 自殺企図

意識を終わらせることで精神的苦痛から逃れようとする行為である．致死性が高い方法を選択することが多く，重篤な身体障害を残し致死的な結果となる可能性が高い．過量服薬の一部は繰り返されるが，反復性をもつことはまれである．行為後も苦痛の軽減は得られず，改善には精神科医の治療が必要である[1].

　①行為時の心境，②損傷の場所・程度，③頻度を総合して，自傷行為と自殺企図のどちらであるかを判断する．自殺企図を疑う（希死念慮のある）症例は早急な精神科医の診察が必要である．

初期対応

自傷行為としてのリストカットは浅層にとどまる創傷であることが多いが（図1），深い創傷だと橈骨動脈・尺骨動脈の損傷により大量出血をきたし，出血死につながることがある．爪床のCRT（capillary refilling time）が2秒以上に延長している場合，橈骨動脈・尺骨動脈とも損傷している可能性があり緊急手術の適応となる（図2）．救急外来での初期対応としては血圧計をエア・ターニケット代わりとし，損傷した血管の確認・止血処置を行う．興奮や錯乱状態であれば沈静を行う．

合併損傷の確認と治療

浅層にある長掌筋腱が切断されている場合が多いが機能的に問題にならないので縫合する必要はない．

深い損傷になると，橈側では橈骨動静脈・橈側手根屈筋，正中では正中神経・浅指屈筋，尺側では尺骨動静脈・尺骨神経・尺側手根屈筋の損傷の可能性がある．橈側手根屈筋は手関節の屈曲・橈屈，尺側手根屈筋は手関節の屈曲・尺屈，浅指屈筋は第2〜5指のPIP関節の屈曲する働きをもつため，各関節の可動域を確認する．尺骨神経・正中神経の感覚支配領域も確認し，損傷の有無を判断する．深い損傷では全身麻酔での創傷の確認・手術を躊躇しないで行う．大量出血があった場合は貧血のチェックと必要に応じ補正を行う．腱損傷の修復後は通常の手外傷と同様のリハビリテーションが必要となるが，精神状態により患者の協力が得られないことも多い．

瘢痕の治療

大きく分けて手術療法・フラクショナル炭酸ガスレーザー治療が選択される．いずれも基本的に保険適応はなく，自費診療での治療となる．

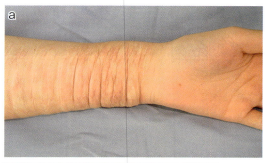
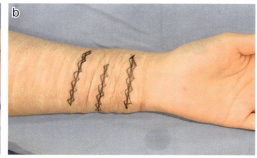
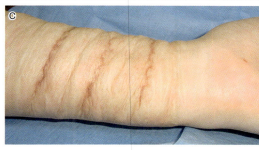

図3 瘢痕形成
a. 術前：瘢痕による陥凹変形をきたしている．
b. デザイン：陥凹部にW形成をデザインした．
c. 術後1ヵ月：瘢痕はまだ成熟していないものの，陥凹は改善している．

　幅が狭く短い場合は切除・単純縫縮，長い瘢痕の場合はW形成術・Z形成術が行われる（図3）．いずれも術後3ヵ月以上のテーピングを行うよう指導する．縫縮できない幅の瘢痕であれば，分割切除，植皮，tissue expanderによる瘢痕形成術があり，状況により選択する．

まとめ

1. 自傷行為によるものか自殺企図によるものかを判断する．自殺企図によるものが疑われる場合，早急な精神科医の診察を要する．
2. 初期対応で大量出血している場合は動脈損傷を疑い，止血処置を行う．
3. 感覚・手指の動きを確認し，神経・屈筋腱の損傷の程度を把握する．
4. 瘢痕の治療は手術療法・レーザー治療が行われる．創の状態に合わせた治療法の選択を行う．

■文　献
1) B.W. ウォルシュ：自殺行為治療ガイド．金剛出版，2007

■ Ⅶ章　物理・化学的障害

熱傷治療の基本について教えて下さい

高見佳宏*, **, 小野真平*
*日本医科大学付属病院形成外科, **北多摩病院形成外科

熱傷の深度，面積，重症度の判定について

　熱傷は皮膚に対する物理・化学的損傷の代表であり，その原因には熱性液体，熱性固体，火炎，閃光熱がある．熱傷は軽症から重症まで幅広い病態を呈するので，最初に判断すべきは外来治療が可能か，入院が必要か，より高次の治療施設に送るべきか，すなわち「重症度の判定」である．重症度の判定で最も重要な指標は，熱傷の深度と受傷面積である．

1. 熱傷深度

　熱傷深度は障害が皮膚のどのレベルまで達したかによって，表皮に限局したⅠ度熱傷（発赤，疼痛），真皮に達するⅡ度熱傷（水疱を形成，破疱すればびらん），皮下脂肪層に達するⅢ度熱傷（白色・羊皮紙様，疼痛なし）に分けられる．Ⅱ度熱傷はさらに2週間程度で上皮化する浅達性Ⅱ度熱傷と上皮化に3～4週間かかる深達性Ⅱ度熱傷とに分けられる．皮膚付属器（毛包・脂腺・汗腺）からの表皮再生が良好な浅達性Ⅱ度熱傷に比べ，深達性Ⅱ度熱傷では何らかの瘢痕を残す．

2. 熱傷面積

　熱傷面積は全体表面積に占めるⅡ度・Ⅲ度熱傷創面積の百分率で示される．その算定には，「9の法則」と「5の法則」が繁用されている（図1）．より詳しい評価には Lund and Browder の図表が用いられる[1]．小範囲や散在する創面には，患者の手の平を体表面積の1%とした「手掌法」が用いられる．

3. 熱傷重症度

　熱傷重症度の判定にはいくつかの評価基準が用いられている．

a. Artz の重症度基準

　熱傷の程度と選択すべき病院のレベルを示したもので，古典的ではあるが今なお有用な基準である（表1）．この基準のなかで，重症熱傷は熱傷センター等の専門施設で，中等度熱傷は一般病院での治療が推奨されている．しかし日本では熱傷センターが発達していないため，一般病院でも重症熱傷の治療を余儀なくされる場合が少なくない．

b. Burn Index

　Burn Index（BI）は，Ⅲ度熱傷面積（%）＋Ⅱ度熱傷面積（%）の1/2で算定される．一般にBIが15以上は重症とされる

c. Prognostic Burn Index

　Prognostic Burn Index（PBI＝BI＋年齢）はBIに年齢因子を加えた評価で，100以上は予後不良である．

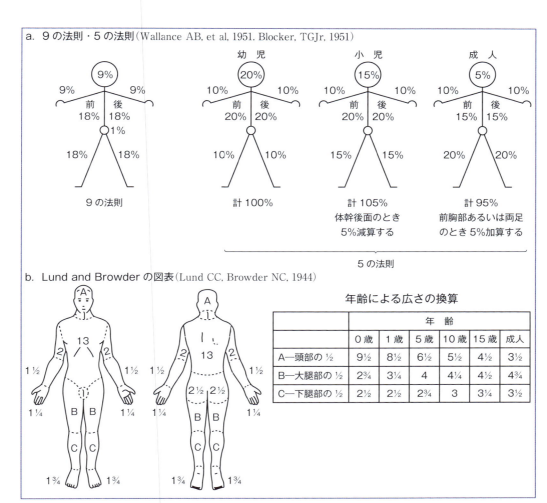

図1 熱傷面積の算定方法　　　　　　　　　　　　　　　　　　　　（文献1）から転載）

表1　Artzの重症度基準

重症熱傷（専門施設に入院）
- Ⅱ度熱傷　TBSA30％以上
- Ⅲ度熱傷　TBSA10％以上
- 顔面・手・足の熱傷
- 気道熱傷が疑われるもの
- 軟部組織の損傷や骨折を伴うもの

中等度熱傷（一般病院に入院）
- Ⅱ度熱傷　TBSA15％以上30％未満
- Ⅲ度熱傷　顔面・手足を除く部位でTBSA10％未満

軽症熱傷（外来治療可能）
- Ⅱ度熱傷　TBSA15％未満
- Ⅲ度熱傷　TBSA2％未満

TBSA：全体表面積

表2　熱傷初期輸液法

a　Parkland法（Baxterの公式）による熱傷初期輸液法

初期24時間の輸液量（乳酸リンゲル液）＝
　　4mL×体重kg×受傷面積％TBSA
最初の8時間で1/2量を投与する．

b　Advanced Burn Life Support（ABLS）による熱傷初期輸液公式

	成　人	小児（14歳未満，体重40kg未満）
初期24時間の輸液量（乳酸リンゲル液）	2mL×体重kg×熱傷面積％TBSA（高電圧電撃傷では4mL）	3mL×体重kg×熱傷面積％TBSA
輸液速度	最初の8時間で1/2量，残り16時間で1/2量	
時間尿量	0.5mL/kg/時	1.0mL/kg/時

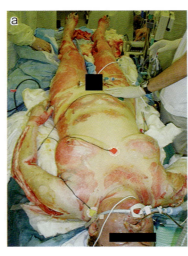
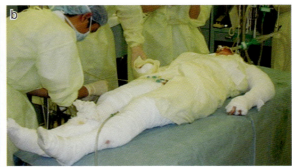

図2 重症熱傷の治療例
a. 39歳女性，火災による熱傷の救急搬入時：68.5% TBSA，Ⅱ度Ⅲ度熱傷(BI：60.75)．四肢Ⅲ度熱傷は全周性のため減張切開を行った．
b. 救急外来での熱傷創処置直後

熱傷の初期治療は

1. 重症熱傷

　重症熱傷では呼吸・循環管理と創の治療を同時並行的に進める必要がある．創については四肢の減張切開の検討(図2a)，早期手術(デブリードマンと植皮)の準備，手術手順の検討(受傷部位による手術の優先順位や将来の形成外科的治療を見据えた採皮部の選択，同種皮膚の利用，培養皮膚の適応など)を行う[2]．初期輸液は救命治療上重要であり，これまでに種々の初期輸液方法が紹介されてきた．ここでは広く用いられているParkland法と，米国熱傷学会による熱傷救急の教育プログラム：Advanced Burn Life Support(ABLS)[3]で推奨されている輸液方法を示す(表2)．

　局所療法として，重症熱傷では創部の冷却は行わない．創部に煤などの汚染があれば，温水シャワーで洗浄した後，ワセリン基材の軟膏と非固着性ガーゼ等を貼付し，すばやく厚めのガーゼで被覆する(図2b)．破傷風トキソイドを注射する．また十分な疼痛管理を行う．

2. 軽症熱傷

　軽症例ではまず創部の冷却(水道水で5〜30分程度，衣類の上から)を行った後，保存的治療を開始する．重症例以外では早期手術は選択されないが，手部・関節部の深達性Ⅱ度熱傷やⅢ度熱傷であれば，その機能的予後に鑑み，比較的早目の手術を考慮すべきである．

3. 特殊な熱傷

　カップ麺などの即席麺による小児熱傷(カップ麺熱傷)が世界的にみられる．特に日本は即席麺の消費量(世界3位)が多いので，即席麺による熱傷は後を絶たない．2歳以下の幼児で，頤・頸部・前胸部〜体幹・四肢の受傷が多い．大人が目を離さないことで多くは防止可能と考えられる．一方高齢者では仏壇のろうそくが衣服に燃え移って受傷すること(仏壇熱傷)があるので注意を要する．40〜50℃程度の熱源に長時間接触して生じる低温熱傷は，皮膚深部まで傷害されることが多くしばしば難治性となる．これらの治療は一般の熱傷と同様である．

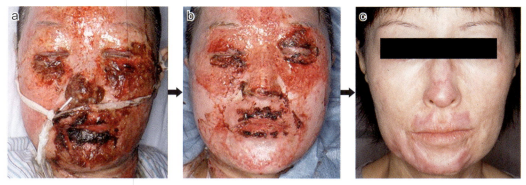

図3　開放療法で上皮化を得た顔面Ⅱ度熱傷例
a. 45歳女性，火災による顔面のⅡ度熱傷：受傷後2日目．
b. 開放療法7日目：上皮化が進行中．
c. 受傷後3ヵ月：一部に肥厚性瘢痕を残したが，それ以外の創痕は目立たない．

4. 熱傷類縁外傷

　気道熱傷は，気管内挿管・呼吸管理を念頭に対処する．意識障害があれば一酸化炭素中毒を考えて酸素投与を開始する．化学損傷は中和剤を探す前に直ちに水道水による十分な創洗浄を行う．また放射線損傷と同様に二次汚染に注意する．電撃傷・雷撃傷は受傷面積から重症度を判定できない．不整脈・心室細動，横紋筋融解，腎不全，肺水腫に注意する．化学損傷・電撃傷の皮膚損傷は進行性であることが少なくない．凍傷の初期治療は40〜42℃の温水による急速加温である．これら熱傷類縁外傷の皮膚障害の初期対応後の治療については熱傷に準ずる．

熱傷創治療の実際について

1. Ⅰ度熱傷

　Ⅰ度熱傷では疼痛管理が主体となる．局所治療にはワセリン基剤のステロイド含有軟膏が繁用されている．

2. Ⅱ度熱傷

　水疱は可能な限り温存し「生体包帯」として利用する．創部を消毒や洗浄した後に内容液を吸引し，ワセリン基剤の抗菌薬含有軟膏を塗布してガーゼ保護する．水疱膜が破れたものは洗浄後，ワセリン基剤の抗菌薬含有軟膏を塗布し非固着性ガーゼでカバーする．創の湿潤環境を保持する種々の創傷被覆材も創感染に注意したうえで使用しうる．顔面熱傷では開放療法が選択されることが多い(図3)．Ⅱ度熱傷の治療には線維芽細胞増殖因子製剤（フィブラスト®スプレー）の投与も効果的である[4]．

　深達性Ⅱ度熱傷創は浅達性Ⅱ度熱傷創よりも治癒までに長い時間を要するが上皮化による自然治癒も期待できるので，受傷後しばらくは壊死組織を切除しつつ外用療法を行う．しかし自然治癒後に肥厚性瘢痕や拘縮をきたす可能性があるので，受傷部位や受傷範囲によっては常に手術を考慮すべきである．また当初は浅達性Ⅱ度熱傷と診断されても後日深達性Ⅱ度熱傷であることが判明したり，高齢者や糖尿病患者ではⅡ度熱傷創が細菌感染に

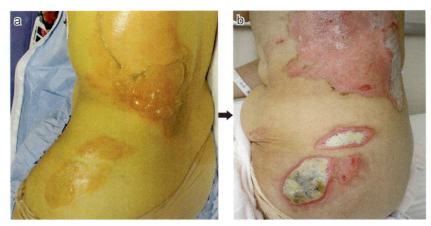

図4 創感染によるⅡ度熱傷からⅢ度熱傷への進行例
a. 69歳女性，左側胸部・背部・臀部の熱湯による熱傷の初診時：創は浅達性Ⅱ度熱傷主体と考えられた．
b. 受傷後2週目：側胸部の創面は上皮化してきたが，背部・臀部のⅡ度熱傷創は細菌感染によりⅢ度創レベルへ急速に進行した．

よって急速にⅢ度化したりすることがあるので注意を要する（図4）．

3．Ⅲ度熱傷

小範囲では創収縮と周囲からの上皮化を期待できる（外用剤はスルファジアジン銀製剤が繁用される）が，ある程度の範囲を超えた創（直径5cm以上）に対しては原則として手術を行う．

4．熱傷の植皮術

まず熱傷創のデブリードマンを行う．デブリードマンの方法には連続分層切除法（出血する層まで接線方向の薄い創切除を繰り返す方法）と筋膜上切除法（深筋膜上の皮下組織を熱傷創とともに切除する方法）がある．後者は主に重症熱傷に対する広範囲の手術に用いられる．デブリードマン後は丁寧に止血をし，温生食で創を洗浄する．術中低体温に注意する．

植皮方法として分層植皮，全層植皮，シート状植皮，網状植皮，パッチ植皮，マイクロ・スキングラフト，自家培養表皮移植がある．植皮の部位，植皮の範囲，採皮部の犠牲，性別，年齢，患者の全身状態などを総合的に判断し，適当な植皮方法を選択する（図5）．高齢者では採皮部が潰瘍化し難治性となることがあるので，採皮部の縫合閉鎖も推奨される．

範囲の限局した熱傷であれば，植皮の前に人工真皮を用いることで，薄い分層植皮を厚めのそれに近づけ，採皮部の瘢痕を抑制することが可能である（図6）．

自家培養表皮移植は重症熱傷に対して商品化・保険適応されている．移植後の生着率向上のために，同種皮膚移植による創面の事前の「真皮化」や，高倍率自家網状植皮との同時移植が行われている．培養表皮に真皮成分を加えた複合型培養皮膚は試験的に移植されており，培養表皮よりも高い生着性が報告されている[4]（図7）．

植皮術後は拘縮防止のため早期からリハビリテーションを行い，植皮部・採皮部とも肥厚性瘢痕化の予防対策をとる．

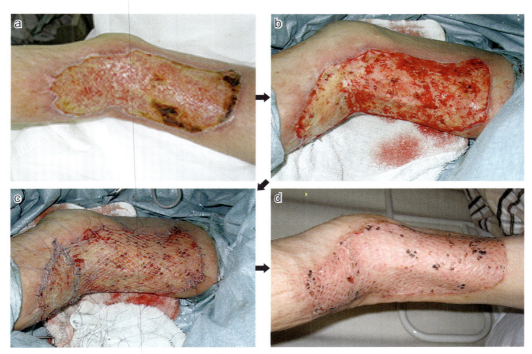

図5 深達性Ⅱ度・Ⅲ度熱傷に対する網状植皮術
a. 72歳男性，右下肢の深達性Ⅱ度・Ⅲ度熱傷例
b. 連続分層切除法によるデブリードマン
c. 高齢のため生着性を優先して網状分層植皮術を施行
d. 植皮後21日目：良好な創閉鎖が得られ膝関節の可動域も保たれた．

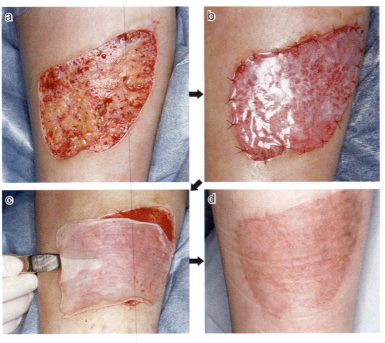

図6 人工真皮を利用した分層植皮術
a. 24歳女性，人工真皮（ペルナック®）貼付直前の状態：Ⅲ度創面をデブリードマンし脂肪組織が露出している．
b. 人工真皮移植後2週：表層のシリコン膜下に血行化した人工真皮層が透見される．
c. 分層植皮術：表層のシリコン膜を除去し人工真皮上に臀部からのきわめて薄い分層植皮術を行った．
d. 植皮後3ヵ月：厚めの分層植皮に近い質感が得られた．

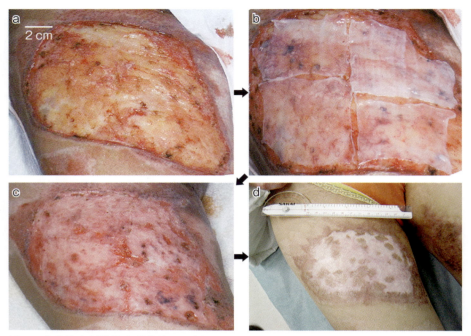

図7 自家複合型培養皮膚移植の1例
a. 36歳女性，右大腿部の火炎熱傷：Ⅲ度創面をデブリードマンし脂肪組織が露出している．
b. 自家複合型培養皮膚移植：同種無細胞真皮マトリックスを担体・真皮層とした自家複合型培養皮膚（表皮層と真皮内線維芽細胞が自家培養細胞）を4枚（各5cm角）移植した．
c. 移植後14日目の所見：生着は良好である．
d. 移植後7ヵ月目の所見：培養皮膚移植部は安定している．

熱傷の後遺症，熱傷慢性期の治療について

　熱傷の慢性期には，瘢痕の成熟化を促進し，色素沈着を防止し，肥厚性瘢痕を抑制するための治療・ケアが行われる．通常この期間は創の上皮化後半年から1年だが，小児では成長に伴う拘縮の進行があるのでより長期間のケアを要する．またこの時期には，上皮化したばかりでまだ脆弱な瘢痕に水疱や皮膚潰瘍ができやすいため，リハビリテーションが期待通りに進まないといったことも経験される．熱傷慢性期の一般的なケアとして，外用療法（ステロイド剤，保湿剤，止痒剤），圧迫療法（サポーター，シリコンジェルシート等），内服療法（止痒剤等），遮光，リハビリテーション，メイキャップ療法などが行われている．保存的治療によっても改善しない場合，特に瘢痕拘縮が強い場合には手術が必要となる．手術法にはZ形成術，正方弁法，植皮術，皮弁術（特に薄層皮弁術）などがあり，拘縮の部位や程度に応じて選択される（図8, 9）．ケロイドについても症状が強い場合は，放射線照射を併用した手術が行われている．

　これらの治療によっても残された「傷跡」に対する苦悩はしばしば深く，精神的なハンディキャップとなって患者の社会的活動性を制限する．こうした問題に対して，近年「外見の心理学」からアプローチする必要性が指摘されている[5]．

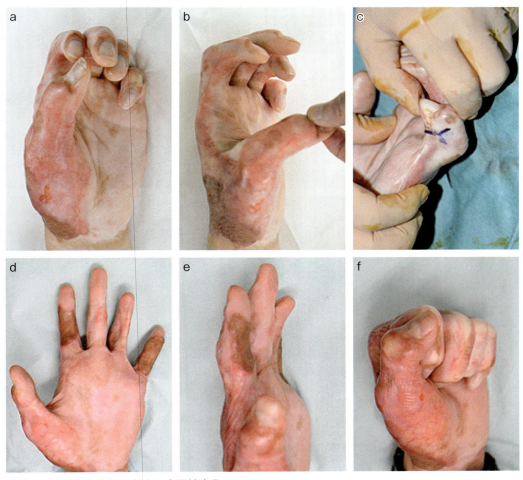

図8 手指の屈曲拘縮に対する全層植皮術
a, b. 30歳男性,左手指の火炎熱傷:左示指・小指に高度の屈曲拘縮を認める.
c. 瘢痕拘縮解除の手術デザイン
d, e, f. 鼠径部からの全層植皮術後3ヵ月目の状態:植皮部は色素沈着を生じているものの安定しており,指の伸展・屈曲とも良好である.

まとめ

1. 熱傷は軽症から重症まで幅広い病態を呈するので,初期治療ではまず重症度の判定を行う.
2. 熱傷の治療においては,重症熱傷の輸液療法,熱傷の深度に応じた保存的治療法,種々の手術法,リハビリテーション等についての理解が必要である.
3. 熱傷の慢性期には,瘢痕のケア,拘縮の防止と治療,社会復帰のための心理・社会的サポートのため,関連職種によるチームアプローチが求められる.

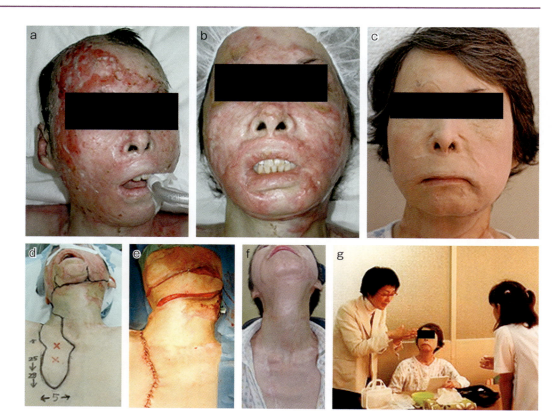

図9 顔面の広範な熱傷瘢痕・外貌変化に対する手術治療とメイキャップ療法

a. 60歳女性：火災による顔面・頸部熱傷．受傷後4ヵ月目の状態．
b. 受傷後8ヵ月目の状態：広範な肥厚性瘢痕と拘縮を認める．
c. 受傷後1年10ヵ月目：多数回の顔面形成手術（植皮術，皮弁術）の後，メイキャップ療法を導入して生活の幅を広げた．
d. 頤部・頸部の瘢痕拘縮に対して，胸部の薄層皮弁による形成術を行った：図は拘縮部と皮弁のデザイン．
e. 瘢痕拘縮を切離解除し皮弁を移行した．
f. 術後1年目の状態：拘縮は十分に解除されている．
g. 退院前にメイキャップ療法の指導を受けているところ．

■文　献
1) 日本熱傷学会編：熱傷用語集（2015改訂版）．p.53，2015
2) 髙見佳宏ほか：救急搬入時の診察と処置．熱傷治療マニュアル，木所昭夫編著，中外医学社，p.72-76，2007
3) American Burn Association：Advanced Burn Life Support Course Provider's Manual. American Burn association, Chicago, Illinois, USA, 2011.
4) 日本熱傷学会編：熱傷診療ガイドライン（改訂2版）．春恒社，p.63-65，2015
5) 原田輝一，真覚　健訳：アピアランス（外見）の心理学．福村出版，2017．

■ VII章　物理・化学的障害

動物咬創の外科的治療のポイントは？

南本俊之
市立函館病院形成外科

動物咬創について

本項目ではその対象を，人の生活に身近なペットであるイヌやネコによる咬創と，野外で遭遇する可能性のあるヘビによる咬創とクマによる外傷について述べる．

イヌやネコによる咬創（図1～3）

イヌやネコによる咬創の特徴は，①これらの動物の口腔の特色，②これらの動物の口腔内微生物の特色，③これらの傷に対する過小評価，という3つの要素がからみ合ってできていると思われる．これらを踏まえたうえでの治療を述べる．

1. イヌやネコの口腔

イヌやネコの口腔の特色は，①歯の形が食べ物を切り裂くように歯冠が円錐状に盛り上がっており，犬歯の発達が著しいこと（図1），②歯列が交互に合い，食物を歯に挟み，切り裂く運動に適していること，③顎関節が縦の動きに適していることであり，噛み付くことに適している．この口で獲物を噛み，引きちぎる方向に引っ張るので，たとえ，イヌやネコそのものが小型であっても，深くまで傷が及び，咬まれたところを中心に，広い範囲で皮下組織が損傷される（図2，3）．

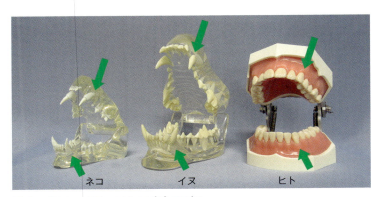

図1　ネコ，イヌ，ヒトの咬合モデル
イヌとネコは食肉目に分類されるが，イヌが植物をある程度摂取するのに対し，ネコは植物をほとんど摂らない．図の左側よりネコ，イヌ，ヒトと，肉食の程度が強い順に咬合モデルを提示し，左側の上下犬歯に矢印を当てている．ネコは犬歯が著しく発達しているが，切歯，臼歯は小さい．ヒトの犬歯は大きい歯ではあるが，切歯，臼歯もそれなりの大きさであり，大臼歯は犬歯よりも大きい．イヌの犬歯は発達が著しいが，ネコよりも切歯，臼歯は大きい．イヌやネコは食物に，この大きな犬歯を突き立てて食いち切る．

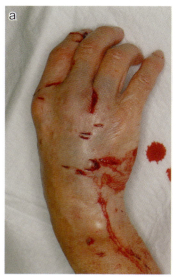 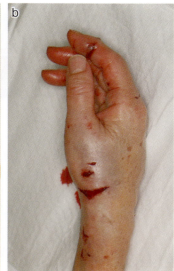 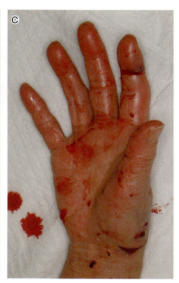

図2 イヌ咬創
70代女性,飼い犬に右手を咬まれ,当院受診となった.受診時,右手背と右示指掌側の遠位指節間関節に複数の傷を認めた(a,b,c).局所の処置として創洗浄を行い軟膏塗布のみを行った.抗菌薬はアモキシリンの投与を行った.受傷後11日目で右示指に知覚異常はあるが,傷はほぼ上皮化させることができた.受傷後1ヵ月半で知覚異常は回復し,創部拘縮もなく診察終了となった.

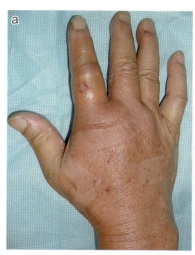 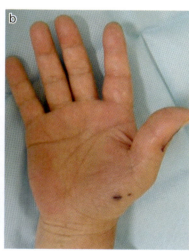

図3 ネコ咬創
70代男性,逃げた飼いネコを捕まえる際,右手を咬まれ,その翌日に当院受診となった.受診時,右示指から手首まで,背側を中心とした腫脹を認めた(a,b).局所の処置として,創培養と洗浄を行った.抗菌薬の投与は,アンピシリンの点滴静注の後,クラブラン酸カリウムとアモキシリンの内服を行った.受傷後2週間で腫脹も取れ,治癒に至った.創培養からは *Pasteurella multocida* が検出された.

2. イヌやネコの口腔内微生物

a. パスツレラ症

　イヌやネコの咬創から侵入した病原体による感染症のなかで,最も患者数が多いと考えられているのがパスツレラ症である.パスツレラ属の菌は,約75%のイヌ,およびほぼ100%のネコの口腔内,上気道,消化管に常在しているが,動物は保菌していても症状は現さない[1,2].潜伏期間は通常,受傷後2日以内であり,数時間で局所の発赤が起こる場

合もある．受傷部位の化膿，疼痛，発熱，蜂窩織炎，リンパ節の腫脹に進む場合もあり，受傷部位や傷の深さによって，関節炎や骨髄炎を起こすこともある．早期に抗菌薬投与，膿汁の吸引，受傷部位の切開排膿が必要な場合もある．

b．破傷風

嫌気性の破傷風菌が傷口から体内に侵入することで感染を起こし，神経毒であるテタノスパミンを産生する．口が開きにくい，つばが飲み込めないなど症状に始まり，重症となると全身の強直性痙攣を引き起こす．感染から発症までは3日〜3週間ほどで，短いほど予後は不良である．死亡率はおよそ50％である．

c．狂犬病

狂犬病ウイルスが原因の脳炎と神経症状を示す疾患で，発症すると死亡率は100％とされている．感染源として重要なのは，イヌ，ネコ，キツネなどの肉食獣と，コウモリなどの翼手目の動物とされている．1957年以降，日本国内での動物咬創による発生はない．日本，英国，オーストラリア，ニュージーランドなどは厚生労働大臣が指定する狂犬病清浄地域であるが，好発地域で感染獣に咬まれた場合は注意する必要がある．

3．イヌやネコによる咬創の評価

咬まれた直後，体表面で見えるのは，犬歯を中心とした小さい傷である場合が多く過小評価しやすい．このため，腫脹や疼痛がひどくなってから医療機関に駆け込む場合もみられる．パスツレラ属の細菌のように，多くのイヌ，ネコの口腔内にいるものを認識しておかなければならない．傷の大きさが小さいにもかかわらず，治癒に至るまで時間がかかることを医療従事者は受診者に十分説明しておかなければならない．

4．治　療

①創洗浄・排膿・縫合

傷は水で洗浄し貯留している膿を排泄する．体表面の傷が小さく十分な排膿が得られない場合は，麻酔を行い，傷を切開し排膿する．傷は原則として開放創とすべきであるが，口唇，鼻孔など治癒の後，変形が著しいと推測できる場合だけはピンポイントで，非吸収性のモノフィラメントの糸を用いて縫合する[1,2]．

②抗菌薬の選択

パスツレラ属の細菌は通常ペニシリン系に感受性があるため，ペニシリン，アンピシリンが第1選択であり，そのほかには第2・3世代セフェム，クラリスロマイシン，ドキシサイクリン，アジスロマイシン，ニューキノロンが使用される．混合感染までを念頭に置く場合は，アンピシリン・スルバクタムやアモキシシリン・クラブラン酸カリウムが適切な場合もある．

③破傷風の予防

破傷風の予防のため，破傷風沈降トキソイドとテタノブリンの投与は必須である．受傷後3週間は慎重に経過をみていく必要がある．咬創そのものは治癒しかかっているが口が開きにくい，顎が疲れるという症状や，歩行や排尿・排便に障害をきたすようになったら，全身管理ができる医療施設に移し，治療を行う必要がある．

日本国内のイヌに咬まれて狂犬病になった例はこの50年間ないので，通常の場合では，ワクチンを受ける必要はほとんどない．しかし，狂犬病の予防接種をしているイヌの割合が70％ほどにまで下がっていること，漁船や貿易船に乗ってくるイヌは狂犬病に関して

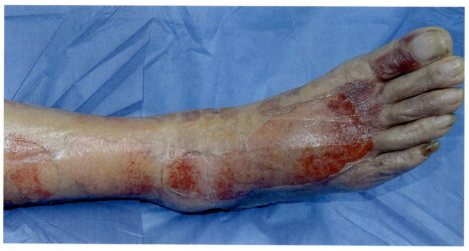

図4 ヘビ咬創
70代男性，9月に屋外を散歩中，草むらにいたヘビに右足趾を咬まれた．自宅の常備薬を用いていたが，右下肢全体が腫れ，痛みも強くなってきたので近医を受診した．その際，急性腎不全と横紋筋融解症が認められたため，当院に搬送となった．搬入時，右下腿を中心に発赤を認め，右鼠径部に至るまでの腫脹があり，水疱形成を認めた．右足趾の周辺に皮下出血を認めたので，ここを咬まれたものと推測した．水疱は右足背から下腿にかけて存在し，一部は破れていた．血液生化学検査で，肝機能障害，腎機能障害を認め，血清カリウム値は5.5 mEq/L（正常値3.6〜4.8 mEq/L），クレアチニンキナーゼはおよそ16,000 U/Lと正常値（57〜197 U/L）より大きく逸脱していた．受傷してからすでに2日経過していたので抗毒素血清は使用せず，急性腎不全に対しては持続血液透析濾過法を施行し，右下腿全体に対しては保存的治療を行った．搬入より3日後より腫脹が軽減し，5日後より水疱を形成していた箇所に上皮化が認められた．腎機能が回復し血液透析から離脱した後，転院となった（搬入より20日後）．なお，ヘビの地域分布によりマムシに咬まれたと推測された．

不明であることを考え，心配ならば，1回目の接種を0日として，3，7，14，30，90日に6回の接種を行う（曝露後接種）．

ヘビ咬創（図4）

　日本の代表的な毒蛇として，ハブ，マムシ，ヤマカガシが挙げられる．どのヘビに咬まれたかにより症状や，使用する抗毒素血清が違うので，ヘビの種類をできるだけ特定する．ハブは咬まれた場所の疼痛や腫脹が著しく，組織の壊死を起こすことがある．また，以前に咬まれて毒に感作されている場合は，アナフィラキシーショックを起こすことがある．マムシに咬まれた場合で，複視などの神経症状が出た場合は，比較的多くの毒が注入された可能性を示唆する．ヤマカガシの毒は，量そのものは多くなくとも毒性が強く，死亡率はハブやマムシよりも高いとされている[3]．

1. 医療機関を受診する前に行うこと

　再び咬まれないようにその場から速やかに離れ，局所と全身の安静を保ち，できるだけ早く医療機関を受診する[3,4]．その際，咬まれた場所が手であるのなら，指輪や腕時計は外す．応急処置として，毒を絞り出すために傷口に切開を加えたり乱切りを加えたりすることは，二次感染を引き起こす可能性があり，ヘビの咬み痕（牙痕）がわからなくなること

動物咬創の外科的治療のポイントは？

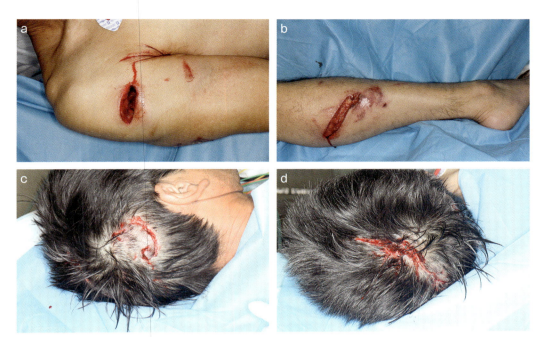

図5　クマによる外傷
60代男性，9月下旬の朝9時頃ぶどう狩りをしに山中に行き，体長2m近くのクマに襲われた．右上腕と右下腿を爪で引っかかれ，後頭部をかじられた．自力で現場から逃走することができ，救急車で当院搬入となった．右上腕と左下腿の傷は，各々5cmの長さであった（a，b）．生食で洗浄し，ペンローズドレーンを留置した後，皮下を吸収糸で縫合し，皮膚をステープラで固定した．後頭部は，10cmほどの傷が数条あり，頭蓋骨に達していたが組織欠損はなかった（c，d）．生食で洗浄した後，ステープラで閉創した．受傷後1週間入院し，退院となった．右下腿の治癒が遷延したが，外用薬で保存的加療を行い受傷後2ヵ月で終診となった．

もあるので行わない．咬まれた場所より心臓に近い場所を紐などできつく縛り上げることはせず，幅の広いもので，動脈や深部静脈を圧迫せず，リンパの流れを止める程度の縛りにとどめる．

2. 医療機関で行うこと

全身管理と局所管理を行う．医療機関で行う切開排毒は，毒素が局所にとどまる受傷2時間以内に，抗毒素血清投与は毒素が組織に作用する6時間以内に投与しないと効果は少ないとされている．

a. 全身管理

ハブやマムシの毒の場合は局所の腫脹と疼痛が主症状となる．ヤマカガシの毒の場合はフィブリノーゲンが0になるまで減少し，脳内出血などの症状を引き起こすことがある．いずれの場合にせよ，毒の注入が疑われた場合は入院して慎重に経過観察を行う（図4）．

抗毒素血清の投与と抗ヒスタミンやステロイドの投与も行う．アナフィラキシーショックを起こすことがあるので，エピネフリンや気管内挿管の準備もしておくことが重要である．消炎剤，広範囲スペクトラムの抗菌薬，蛋白分解酵素阻害薬，破傷風トキソイド，テタノブリン，セファランチン，強力ミノファーゲンなどの投与を行う[3,4]．

b. 局所管理

牙痕を確認し，そこに小切開を加え毒を排出する．ヤマカガシの場合は牙痕が明瞭でな

VII章　物理・化学的障害

い場合が多い．四肢を咬まれた場合，排毒をしながら受傷部位より中枢部を軽く縛り挙上する[4]．ハブ咬創が考えられる場合は減張切開が必要になるほど腫れることがある．

クマによる外傷（図5）

日本のクマは，北海道にヒグマが，本州以南にツキノワグマが生息する．

クマは通常，人間との無用の軋轢を避ける動物であり，人身事故のほとんどは，クマにとっての防御的な攻撃によるものと考えられている．その生息域に立ち入らなければある程度，事故を防ぐことができる．屋外に生ゴミを出しっぱなしにしたり，納屋などで食糧を保存したりする行為は，その場所を餌場としてクマに認識させてしまうので避けなければならない[5]．

クマの生息域に立ち入る場合は，クマ鈴や携帯ラジオ，呼子により，クマに人の存在を知らせること，クマスプレーをいつでも使えるような状態にしておくことが重要である．しかし，それでもクマとの遭遇事故を完全になくすことはできない．防御的攻撃や，好奇心から接近したクマによる攻撃の結果，死亡した人間を食べ，この経験から補食目的の攻撃を行うようになるクマも存在する[5]．

クマは逃げるものなら何でも追いかけると考えられており，クマと遭遇したときに背中を向けて逃げることは避けるべきである．

クマによる外傷は，咬創に加え，たくましい腕で振り回した鋭い爪が被害者に当たるというものである．受傷部位としては，頭部・顔面が比較的高い割合を占めている．もし，積極的な反撃よりも防御をするのであれば，うつ伏せになって両腕で顔と頭の両側および頭部を保護する姿勢が非常に有効であると考えられ，ヘルメットなど頭部を保護できるものを着用することも有効であると考えられている[5]．

クマによる被害者を発見した場合は，その救出を急ぐとともに，まだ周りにいるかもしれないクマによる二次被害を防がなければならない．

医療機関に搬入した被害者の局所の管理もさることながら，全身管理が重要である．受傷部位は，汚染していたり，皮弁状に脱落していたり，あるいは捕食されている．そのため，止血，感染の予防に引き続いて組織の再建をいかにするかが重要であり，早急に集学的治療が行われる後方病院に搬送する必要がある（図5）．

まとめ

1. イヌやネコの咬創は，傷そのものが深い場合が多い．また治癒に至るまで時間がかかったり，思いがけない感染症に遭遇したりすることがある．
2. ヘビ咬創は，抗毒素血清の投与が重要であり，慎重な全身管理を要する．
3. クマによる外傷は重篤なものになることもあり，救命を急ぐとともに，再建を見据えた治療が必要である．

■狂犬病ワクチンやヘビ抗毒素血清の名称と入手先（2017 年 10 月現在）.
①乾燥組織培養不活化狂犬病ワクチン：一般財団法人化学及血清療法研究所　Tel.096-344-1211，アステラス製薬株式会社
②乾燥はぶウマ抗毒素：一般財団法人化学及血清療法研究所　Tel.096-344-1211
③乾燥まむしウマ抗毒素：一般財団法人化学及血清療法研究所　Tel.096-344-1211，アステラス製薬株式会社
④ヤマカガシ抗毒素血清：財団法人日本蛇属学術研究所　Tel.0277-78-5193

■文　献
1) 寺内雅美：犬咬傷と人獣共通感染症. Skin Surgery **19**：142-148，2010
2) 富永冬樹ほか：犬猫咬傷〜当院における 46 例の検討〜. 整形外科と災害外科 **64**：685-689，2015
3) 堺　淳ほか：フィールドワーカーのための毒蛇咬症ガイド. 爬虫類両生類学会報 **64**：75-92，2002
4) 重田匡利ほか：マムシ咬傷 35 例の検討. 日農医誌 **56**：61-67，2007
5) 第 2 章　各地における人身事故,「人里に出没するクマ対策の普及啓発および地域支援事業」人身事故情報のとりまとめに関する報告書, 日本クマネットワーク, 茨木, p.26-141, 2011

■ VII章 物理・化学的障害

美容異物，ピアストラブル，指輪埋没，釣り針刺し症，異物迷入の治療のコツは？

吉田龍一
新東京病院形成外科・美容外科

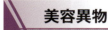

美容異物

　美容目的で注入，留置されたものは異物であるがゆえに感染症を併発することがある（図1～3）．感染症が併発した際はほとんどの場合で異物の摘出が必要になる（図2, 3）．ヒアルロン酸注入はしわ，たるみの改善目的で以前からよく行われているが，近年豊胸目的

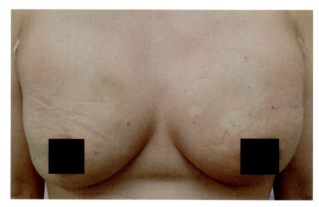

図1　ヒアルロン酸注入後感染
両側乳房全体に発赤，腫脹，熱感，圧痛を認めた．

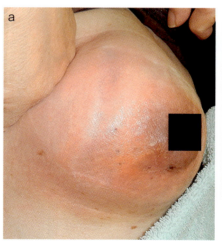
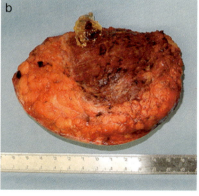

図2　乳房インプラント感染
a．術前：40年前に美容目的で挿入したインプラントが感染．左乳房に強い発赤を認めた．
b．摘出したインプラント：一部破損していた．

278

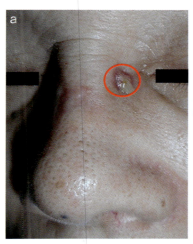
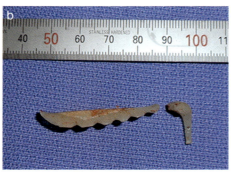

図3　鼻インプラント感染
a. 術前：35年前に隆鼻術を受けていた．左鼻根部より排膿あり．
b. 摘出したシリコンインプラント

で多量に注入する治療が行われており感染症例も散見されるようになった(図1)．豊胸術や隆鼻術後のインプラントは長年の経過を経て感染・露出することがあり，挿入したクリニックの閉店，担当者不在などの理由で治療を受けられずに困惑する患者も少なくない(図2, 3)．

治療の基本は異物の摘出，洗浄，抗菌薬投与であるが摘出後に陥凹変形などの醜形が残ることが多いため摘出前に十分に説明しておく．

ピアストラブル

ピアストラブルには，ピアス感染，ピアス迷入，耳垂裂，ピアスケロイドなどが挙げられる．
ピアス感染では基本的にはピアスを除去して抗菌薬投与と洗浄，抗菌外用薬塗布を行う．ピアス孔が自然閉鎖する可能性をあらかじめ伝えておく．

ピアス迷入では局所麻酔下でピアス芯の根元を小切開すると容易に除去できる(図4a)．
耳垂裂はピアスが引っ掛かったり大きなピアスを長期間使用することで発生する．急性期は縫合を行うが，時間が経って上皮化してから受診した場合は辺縁を切除して新鮮化してから縫合しなおす(図4b)．

ピアスケロイドは(図4c)，切除術後の後療法が大切である．ケロイド体質が強い場合は切除術後に電子線照射等が必要になるため専門施設への相談が必要になる．

指輪埋没

指輪は体重増加や外傷後の腫脹などで抜けなくなり埋没することがある(図5)．指輪埋没では結婚指輪や高価なものでは患者本人の許可が得にくいため，可能な限り切らずに除去する．腫れが軽度のものではString wrap法(図6：太めの絹糸を指に巻き除去する方法)で取れることが多いが，高度のものはリングカッターやニッパーなどで切断しないと取れない．その場合は皮膚の二次損傷に注意する．

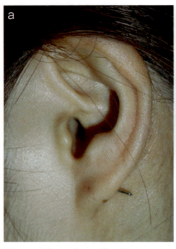
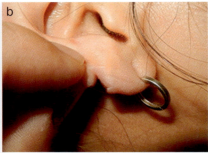
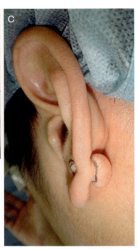

図4　ピアストラブル（文献1），p.17，図10より転載）
a. ピアス迷入：局所麻酔下，ピアス芯周囲に小切開を加え摘出．
b. ピアスによる耳垂裂：保存的に上皮化後に耳垂形成術を施行．
c. ピアスケロイド：ピアス刺入部が感染した後に腫瘤形成

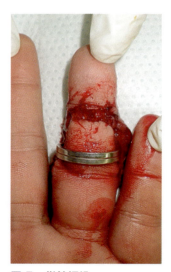

図5　指輪埋没
外傷による指の腫脹で指輪が外せなくなった．

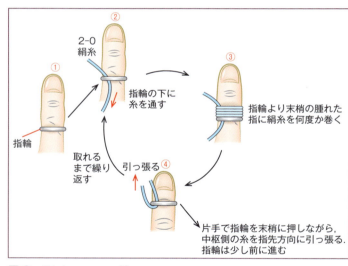

図6　String wrap法

釣り針刺し症

　釣り針など「かえし」のあるものは一旦突き刺して皮膚外に出し，「かえし」をニッパーなどで除去してから引き抜く（図7）．

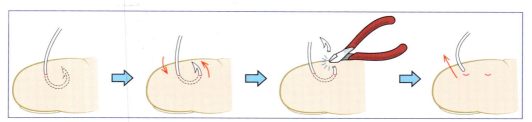

図7 「かえし」のある針の場合(文献1), p.16, 図9より転載)

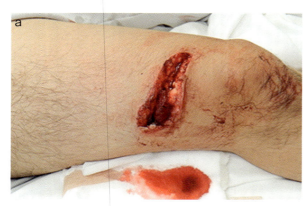
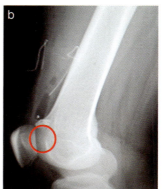

図8 大腿骨異物(文献1), p.15, 図6より転載)
a. 術前：電動のこぎりで受傷.
b. 単純X線写真：大腿骨に刃が残留.

異物迷入

　刃や異物が創部に残留している可能性がある場合は単純X線写真で必ず確認する(図8). 単純X線透過性の異物の場合は, エコー, MRIなどの撮影も考慮する.

　可及的に異物を除去後に洗浄を行い, 縫合閉鎖する前に残留異物がないか再度単純X線写真で確認する.

　創部が深く, 汚染が強い場合は抗菌薬点滴と創部の安静目的で入院も考慮する.

まとめ

1. 感染を併発した異物は可能な限り除去する.
2. ピアストラブル, 指輪埋没, 釣り針刺し症などは「本稿の知識」があれば対処可能.
3. 外傷性異物は初期治療時の可及的除去が重要.

■文　献
1) 吉田龍一, 山本直人：救急で役立つ小外科スキル. 逃げない！攻める！皮膚科救急テキスト, 出光俊郎(編), 文光堂, p.12-17, 2017
2) 三島吉登ほか：Ring removal—その指輪, 切る前に—. 日手会誌 30：173-175, 2013

マイ アパラート

8-0 合成吸収糸

清澤智晴
防衛医科大学校病院形成外科

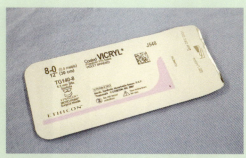

図 針付き 8-0 合成吸収糸
針長 6.5 mm,弱彎で台形の角針.皮膚表層の結節縫合として表皮と真皮の浅層に用いる.

　脳神経外科で主に使用されていたヒト乾燥硬膜は1990年代後半に形成外科でも眼瞼再建の一部として使われていた施設があったが,Creutzfeldt-Jakob病の発症を引き起こすことが明らかとなり販売が中止された.2001年頃よりコラーゲン注射も危険性があると報じられた.同じ頃,狂牛病やヒツジのスクレイピーがCreutzfeldt-Jakob病の類縁疾患として社会問題となった.ヒツジやウシなどの哺乳動物からコラーゲンを精製したカットグート(あるいはカットグット)という吸収糸も手術用糸として用いられていたが同様に製造,輸入が禁止された.手術において吸収糸を使うのは,消化管の手術で術野が汚染されているような場面が多かった.形成外科や皮膚科領域ではあまり出番のないカットグートであったが,筆者は抜糸が不要であることから熱傷時における植皮術の縫合でよく用いていた.
　カットグートが販売中止となると,いわゆる「溶ける糸」は合成吸収糸が台頭した.現在はカットグートと同様に早期に吸収される合成糸も存在する.そうしたなかで,針付きの8-0合成吸収糸という細い糸も眼科領域での必要性から販売されるようになった.眼科領域であるため針は小さい.筆者らは,これを皮膚表層の細かい結節縫合に使用している.

マイクロ持針器での把持操作であれば問題はないが,日常的に使用しているヘガール持針器ないしウェブスター持針器よりも,把持部分の幅が狭い血管縫合用持針器のほうが使いやすい.形成外科用5-0ナイロンなどをつかむヘガール持針器でも操作は可能であるが,やや使いづらい.
　8-0合成吸収糸のメリットはなんといっても抜糸が要らないことである.できるだけ瘢痕が目立たないようにしたい小児の顔の手術などでは,抜糸が不要であることは非常に助かる.現在では合成皮膚表面接着剤も販売されているが,顔の脂漏部位では接触性皮膚炎を起こすことがある.また真皮埋没縫合を密に行ったとしても表皮のレベルではわずかな段差を生じることがあり,接着剤よりも合成吸収糸で細かく皮膚表面を縫合したほうが正確に創を縫合できると筆者は思っている.
　多くの人が気になるのは縫合糸瘢痕(スーチャーマーク)と思われるが,筆者による経過観察では8-0合成吸収糸で皮膚表層を縫合すると術後数ヵ月で瘢痕が視認できなくなると感じている.また直径が細いため糸の溶解によって縫合部位から自然脱落する日数も短く1～2週間程度と思われる.

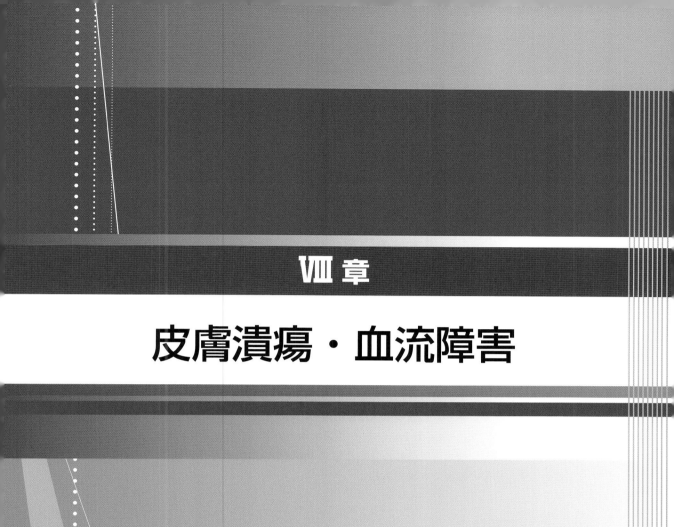

Ⅷ章

皮膚潰瘍・血流障害

■ Ⅷ章　皮膚潰瘍・血流障害

下肢潰瘍・壊疽の救済治療について教えて下さい

吉田龍一・山本直人
新東京病院形成外科・美容外科

原因・分類・治療方針の決定

　下肢壊疽・皮膚潰瘍を引き起こす原因として，主に糖尿病，閉塞性動脈性硬化症などによる下肢虚血 peripheral arterial disease（PAD），および両者の合併や感染の併発が挙げられる．下肢虚血の重症度分類である Rutherford 分類のⅣ，Ⅴ，Ⅵを重症下肢虚血 critical limb ischemia（CLI）と呼ぶ（表1）．
　このような症例は冠動脈疾患[1]，脳血管障害，腎不全（透析）などの多くの合併症を有していることが多く，急変する症例や ADL 低下から退院が困難となる症例に遭遇することもある．よって，多職種の連携が非常に重要な疾患であるが，主担当医が治療方針を明確にしておく必要があり，治療の全体像を把握しておく必要がある．治療方針の決定には壊死に陥った原因が糖尿病（図1a）か虚血（図2a）か，両者の合併かをあらかじめ把握することが重要である．なお下肢潰瘍の分類として，糖尿病性潰瘍の神戸分類[2]，WIfI 分類[3]などがあり，病態の把握に有用である．

臨床所見は？

　下肢潰瘍・壊疽の症例では糖尿病性か，虚血性か，両者の合併か，感染があるかどうかの見極めがきわめて重要である．理由は虚血がある場合，潰瘍・壊死部の治療の前に血行再建が必要となるためである．
　大部分の症例は臨床所見から虚血性か，それ以外かの鑑別は可能である．一般的に，虚血性は乾燥壊死がみられ，末梢が冷たく，末梢側から壊死していく（図2a）．虚血を伴わない糖尿病性では，湿潤壊死がみられ，足は温かく，壊死は必ずしも末梢側から進まない（図1a）．

診断・検査方法は？

　視診，触診，ドップラー聴診器，足関節上腕血圧比 ankle brachial pressure index（ABI），皮膚還流圧 skin perfusion pressure（SPP）などを用いて下肢虚血のスクリーニング検査を行う．触診もしくはドップラー聴診器で足背・後脛骨動脈の拍動を確認する．しかし拍動があっても側副血行路により，かろうじて血流が保たれている場合もあり，虚血は否定できない．
　ABI は 0.9 以下で PAD を疑うが（表2），透析などで動脈硬化が高度，ないしは石灰化のある症例では高値に出るので注意が必要である．

表1 Rutherford 分類

度	臨床所見	
0	無症候	
I	間歇性跛行(軽度)	
II	間歇性跛行(中等度)	
III	間歇性跛行(重度)	
IV	安静時疼痛	CLI
V	小さな組織欠損	CLI
VI	大きな組織欠損	CLI

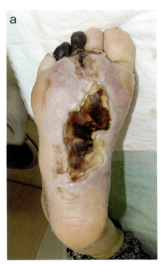
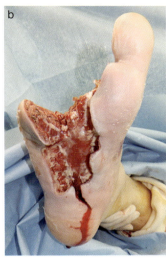
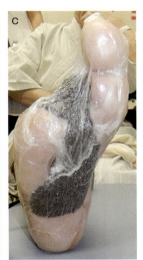
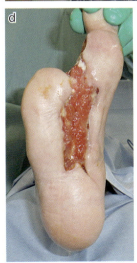
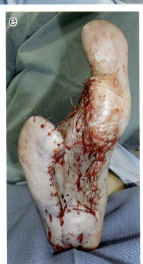
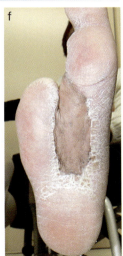

図1 糖尿病性壊疽
a. 術前：足底部を中心に感染，壊死，発赤，腫脹を認める．
b. デブリードマン後開放創とした．
c. 陰圧閉鎖療法(NPWT)を施行
d. 閉創術前：良好な wound bed preparation (WBP)．
e. 植皮術後：鼠径部より採皮して植皮．
f. 術後6ヵ月：再発なし．

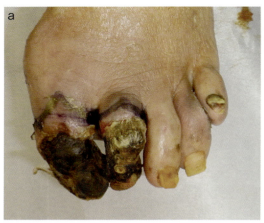
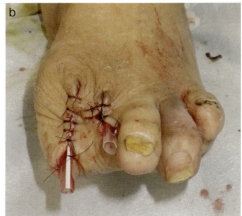

図2 虚血性壊死
a. 右Ⅰ，Ⅱ足指乾燥壊死
b. MP関節で離断し閉創

表2 各種血流評価方法

検査	評価
足関節上腕血圧比（ABI）	1.0～1.3：正常 0.9以下：PADの疑い 0.4以下：重症下肢虚血の疑い 1.3以上：高度の石灰化
皮膚環流圧（SPP）	50 mmHg以下：PADの疑い 40 mmHg以下：下肢虚血，創治癒不良
下肢動脈エコー	平井らの脈波分類：収縮期と拡張期の動脈波形によりD-Ⅰ～D-Ⅳに分類．D-Ⅰは正常で，数字が上がるほど測定部位より中枢の狭窄が疑われる．

（文献4）より引用）

　SPP測定は虚血評価に最も感度の高い検査である．40 mmHg以下で下肢虚血の診断となる．40 mmHg以上であれば創部治癒が期待できる（表2）[4]．
　スクリーニング検査で下肢虚血が疑われたら，下肢動脈エコー，CTアンギオ等の精査を行い動脈狭窄がみられれば血管内治療 endovascular therapy（EVT）（図3）もしくはバイパス手術（図4）にて血行再建を行う．下肢動脈エコーは低侵襲性に狭窄状態を調べることができるため大変有用である．平井らの分類でD-Ⅲ，D-Ⅳパターン（表2）がみられた場合は測定部位より中枢での動脈狭窄・閉塞が高度に疑われる．また，血行再建治療の成否の確認にも利用できる．

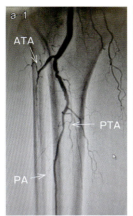
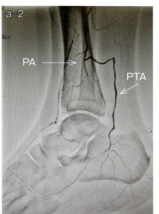
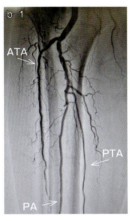
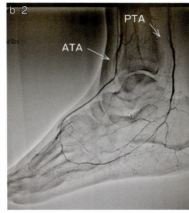

図3　血管内治療（EVT）
a. 血管内治療前
a-1：前脛骨動脈（ATA），後脛骨動脈（PTA）の閉塞を認める．
a-2：腓骨動脈（PA）からの側副血行で足部は栄養．
b. EVT後
b-1，2：ATA，PTA開通後

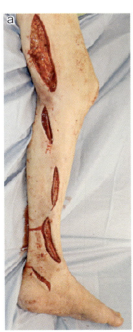
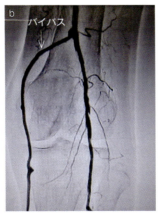
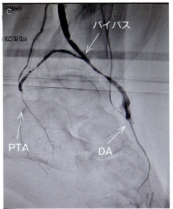

図4　バイパス手術
a. バイパス：大伏在静脈とその枝を使用して膝窩動脈から足背動脈と後脛骨動脈にバイパス．
b. 術後血管造影：膝窩動脈吻合部
c. 術後血管造影：足背動脈（DA）と後脛骨動脈（PTA）に端側吻合

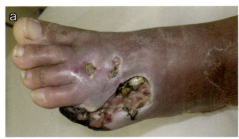
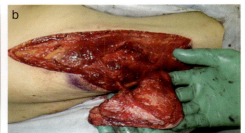
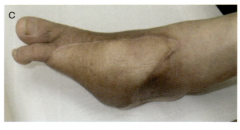

図5　遊離皮弁移植による足壊疽の救済治療
a．左足糖尿病性壊疽．デブリドマン前の状態
b．遊離大腿皮弁の挙上
c．遊離皮弁移植後1年

治療方法は？

1．虚血性の場合

虚血性の場合は血行再建を優先し，血行再建後は可及的に早期に切断術などの壊死組織の除去手術を計画する（図2b）．血行再建後に感染が急速に拡大することがあるので注意が必要である．

2．虚血がなく感染が併発している場合

虚血がなく感染が併発している場合は，壊死組織のデブリードマンによる感染制御を優先し，通常は二期的創部閉鎖を選択する．感染の鎮静化した後は創面の状態を良好にしてwound bed preparation（WBP）から閉創術を計画する（図1d）．WBPの方法として，軟膏治療，陰圧閉鎖療法 negative pressure wound therapy（NPWT）（図1c），マゴット療法（医療用ウジにより壊死組織除去，肉芽増生促進等の効果が期待できる），高気圧酸素療法，LDLアフェレーシスなどがある．虚血肢でのNPWTは，最初は50～80 mmHg程度の低圧で始めたほうが安全である．

3．歩行機能の温存

歩行機能の温存のためには中足骨基部は可能な限り温存すべきである．理由は，内外反変形予防と足関節の背底屈力の温存のため第Ⅰ中足骨基部に停止する前脛骨筋，長腓骨筋，第Ⅱ～Ⅳ中足骨基部に停止する後脛骨筋，第Ⅴ中足骨基部に停止する短腓骨筋を温存するのと，血流低下予防のため第Ⅰ，Ⅱ中足骨間を通る足背動脈と足底動脈の交通枝を温存するためである．

4．皮膚移植

切断面の単純縫合閉鎖（図2b）ができない場合は，組織欠損部への皮膚移植を要する．その際に欠損の大きさ，骨・腱の露出の有無，荷重部かどうか，歩行可能かどうか，全身状態等を考慮して総合的に最適な皮膚移植の方法を選択する（植皮：図1e，皮弁：図5b）．遊離皮弁はレシピエントとなる血管の状態を見極め，慎重な適応判断と高度な技量を要する（図5b）．すでに広範囲に壊死が及んでおり救肢が困難な場合は，救命目的で大

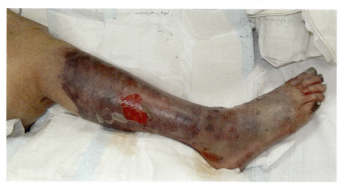

図6 救肢困難症例
膝関節近傍まで壊死が進行．大腿切断となった．

切断（一般的に，足関節以上の切断を大切断，足関節以下の切断を小切断という）を行わざるをえないことがある（図6）．

5. 創部治療後に必要な対策

下肢壊疽は創部の治療を行えばよいだけではなく，全身状態の改善，歩行機能維持のためのリハビリ，再発予防のためのフットウエア・装具の作成，残存する歩行機能に応じた住環境の整備等，必要な対策は数多く，多職種の連携が非常に重要である．

まとめ

1. 多職種の連携が非常に重要な疾患であるが，主担当医が治療方針を明確にして，治療の全体像を把握しておく必要がある．
2. 下肢潰瘍・壊疽の症例では糖尿病性か，虚血性か，両者の合併か，感染があるかどうかの見極めがきわめて重要である．まずは下肢虚血のスクリーニング検査を行う．
3. 虚血性の場合は，血行再建を優先し，虚血性でなく感染が併発している場合は，壊死組織のデブリードマンによる感染制御を優先する．
4. 広範囲に壊死が及んでいる場合は救命を優先し，大切断を行わざるをえないことがある．
5. 創部の治療後は，全身状態の改善やリハビリ，再発の予防など必要な対策は多く，他職種の連携が非常に重要である．

■文　献
1) Nishijima A, et al : Coronary artery disease in patients with critical limb ischemia undergoing major amputation or not. Plast Reconstr Surg Glob Open **5** : e1377, 2017
2) 森脇　綾，寺師浩人：病院と病態に基づいた糖尿病性足潰瘍の治療戦略（神戸分類）．PEPARS **85** : 1-10, 2014
3) Mills JL Sr, et al : The society for Vascular Surgery Lower Extremity Threatened Limb Classification System: risk stratification based on wound, ischemia, and foot infection（WIfI）．J Vasc Surg **59** : 220-234. e1-2, 2014
4) 上村哲司ほか（編）：下肢救済マニュアル．秀潤社，2014．

■ Ⅷ章　皮膚潰瘍・血流障害

うっ滞性潰瘍・静脈瘤の手術方法について教えて下さい

八代　浩
福井県済生会病院皮膚科

うっ滞性皮膚炎・潰瘍について

　下肢静脈の高血圧状態によって生じる湿疹・皮膚炎をうっ滞性皮膚炎と呼ぶ．重力の関係上，血液がうっ滞する下肢，特に下腿の1/3に皮疹が生じることが多く，潮紅の強い湿潤性あるいはヘモジデリン沈着による褐色局面や光沢のある落屑浸潤局面を生じ，経過は長い．そのため，自家感作性皮膚炎や難治性潰瘍を併発し，うっ滞性潰瘍と呼ばれる．原因の多くは一次性下肢静脈瘤であるが，二次性静脈瘤によっても生じる．

下肢静脈瘤について

　下肢表在静脈が拡張し，蛇行する疾患である．発生要因によって一次性下肢静脈瘤と二次性下肢静脈瘤に分類される．一次性下肢静脈瘤は，拡張し蛇行している静脈そのもの（主に大伏在静脈，小伏在静脈，穿通枝の静脈弁不全）に原因がある場合である．二次性静脈瘤は，拡張し蛇行している下肢静脈に原因はなく，二次性（続発性）に病変が存在する場合である．この原因には深部静脈血栓症 deep vein thrombosis（DVT）や血栓後後遺症に伴うもの（DVT 後症候群）のほかに妊娠，骨盤内腫瘍，動静脈瘻，血管内腫瘍などがある．

必要な検査

　うっ滞性潰瘍・静脈瘤の診断をするうえで重要な検査は多くあるが，日本皮膚科学会の「下腿潰瘍・下肢静脈瘤診療ガイドライン」[1]が提唱するアルゴリズムに沿って行うとよい（図1）．

1．問診診察
　職業（立ち仕事や力仕事），性別（女性に多い），出産の有無，家族歴，症状，臨床所見を確認する．

2．超音波ドプラ聴診器
　超音波ドプラ聴診器を用いて血流の状態（流量）を聴く検査である．主に動脈の拍動を確認するために用いられるが，深部静脈の血流や表在静脈の逆流の有無も手軽に確認できる．下腿ミルキング法（用手に下腿筋を圧迫する）などにより，伏在静脈や深部静脈に逆流性血行を生じさせ，「ザー」という逆流音を聞けば異常である（図2）．

3．超音波検査
　超音波検査では，断層法（Bモード）が基本となるが，実際には血流を評価するカラードプラ法が中心であり，duplex scan 法を併用することで表在静脈だけでなく，穿通枝不全

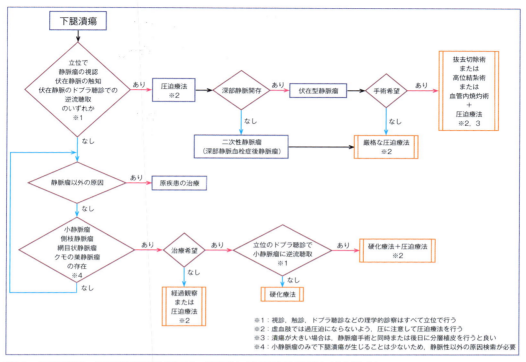

図1　下腿潰瘍・下肢静脈瘤診断アルゴリズム（先天性静脈瘤などを除く）

（文献1），p.2249，図8より引用）

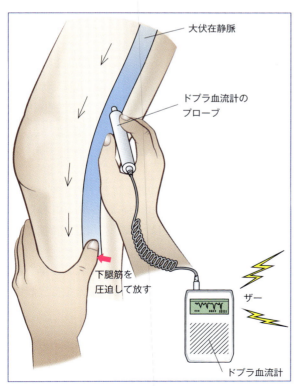

図2　ドプラ血流計による弁不全の診断（下腿ミルキング法）

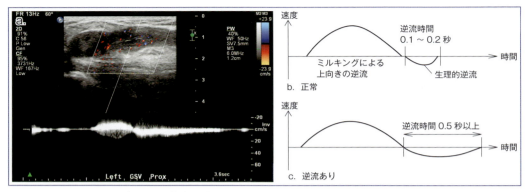

図3 duplex scan法による逆流の診断

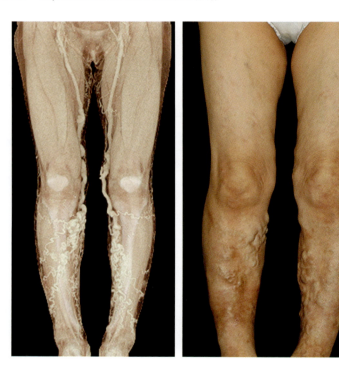

図4 3D-CTV画像
両側大伏在静脈の弁不全による一次性下肢静脈瘤である．視覚的に評価可能であり，手術時に有用である．

や深部静脈の流れの状態を診断できる．一次性下肢静脈瘤の診断は，下腿ミルキング法によりduplex scan法で正常では0.1〜0.2秒の生理的逆流が認められるが，0.5秒以上の逆流が生じた場合を異常と判断する（図3）．二次性静脈瘤では，DVTの確認が可能である．

4. 下肢CTV検査（造影または非造影）

造影または非造影CTVは，静脈エコーが困難な症例や病変が広範囲に及ぶ場合に適応となる．特に表在静脈の3D-CTVは下肢静脈瘤の立体構築ができ，手術を行う際に有用である（図4）．

5. 下肢MRI静脈検査（MRV）

CTと同様に3D画像を作成すれば，下腿静脈や下腿筋肉内静脈のように，多数静脈が存在する部位での診断に有用である．

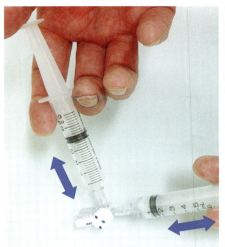
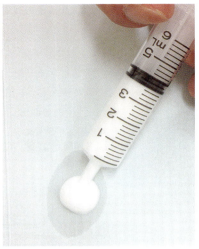

図5　フォーム硬化剤の作成方法（Tessari 法）
5 mL の注射器に 0.5%のポリドカノールを 1 mL，もう 1 本の注射器に空気を 4 mL 入れ，注射器を交互に 10〜20 回程度押して，フォームを作成する．フォームは数分で分離してしまうので，使用直前に作成する．

下肢静脈瘤の治療法について

1．圧迫療法

下肢静脈瘤，DVT，リンパ浮腫に対する保存的療法として最も重要な治療法である．また後述するストリッピング術や血管内レーザー・ラジオ波焼灼術後の再発予防としても非常に大切であり，弾性包帯や弾性ストッキングを用いる．下腿潰瘍がある場合は，疼痛を伴うことが多く，圧迫圧を調整しながら巻く弾性包帯が使いやすく，潰瘍がない場合は弾性ストッキングが使いやすい．

2．高位結紮術

伏在静脈の拡張が中程度の場合に選択される手術である．大伏在静脈瘤では鼠径部，小伏在静脈では膝窩部を切開し，伏在静脈を展開し，大腿静脈－大伏在静脈接合部 sapheno-femoral junction（SFJ）もしくは膝窩静脈－小伏在静脈接合部 sapheno-popliteal junction（SPJ）を確認して，伏在静脈を結紮して切離する．高位結紮のみでは再発することが多く，高位と膝の上下の3ヵ所の結紮切離などを行って，後日硬化療法を追加する施設も多い．

3．硬化療法

小静脈瘤に対する治療法である．小静脈瘤に硬化剤（ポリドカノール）を注入する．細い注射針（27 G，30 G 等）を用いて 0.5〜3%のポリドカノールを瘤内に注入して弾性包帯にて圧迫する．最近では，硬化剤を静脈内に停留させるため，空気と混合して泡状とし注入する方法（フォーム硬化療法：Tessari 法）が主に行われている（図5）．

4．抜去切除術（ストリッピング術）

伏在静脈の拡張が高度（静脈瘤が太い：施設により異なるが立位で鼠径部大伏在静脈径が 8 mm 以上）の場合や，静脈蛇行の著しい場合に選択する手術である．麻酔法は，最近では大腿神経ブロック・局所麻酔・静脈麻酔に加えて，大量低濃度局所浸潤麻酔 tumes-

表1 TLA麻酔の組成例

組　成	含有量
リドカイン	0.05〜0.1%
エピネフリン	1：1,000,000
7.0%炭酸水素ナトリウム	10 mEq/L
生理食塩水	適量

TLA麻酔は静脈径の減少，出血の抑制，鎮痛効果の持続（約18時間），皮膚・周囲組織の損傷予防効果がある．

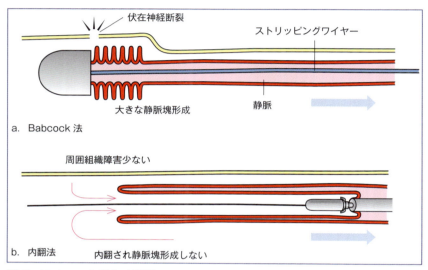

図6　Babcock法と内翻法

cent local anesthesia(TLA麻酔)を行う施設が多い(表1)．鼠径部SFJ領域で大伏在静脈を高位結紮切離した後，大伏在静脈ストリッピングワイヤーを挿入し，ヘッド(オリーブ)に換えて抜去するBabcock法とストリッピングワイヤーに静脈結紮して，静脈を内翻させて抜去する内翻ストリッピング法がある(図6)．内翻法はBabcock法に比べて，抜去後の伏在神経損傷が少ないが，抜去静脈が途中で断裂することもあり注意が必要である[2]．

5. 血管内レーザー・ラジオ波焼灼術

伏在型の下肢静脈瘤に対する抜去切除術と同等の効果をもつ手術で，カテーテルを使用して静脈瘤を焼灼する治療法である．術後疼痛や出血のリスクが軽減されるため，近年の手術の主流となっている．血管内レーザー治療(980 nmと1,470 nm)と，血管内高周波(ラジオ波：RF)治療が保険適応となっている．エコーガイド下に下腿の伏在静脈に穿刺して，焼灼する静脈の周囲をTLA麻酔にて麻酔した後，エコーガイド下にレーザーファイバーまたは高周波(ラジオ波)焼灼用デバイスの先端をSFJもしくはSPJより足側の伏在静脈に位置させ，エコーで確認しながら焼灼し，これを抜きながら繰り返して，伏在静脈を焼灼閉塞させる(図7)．

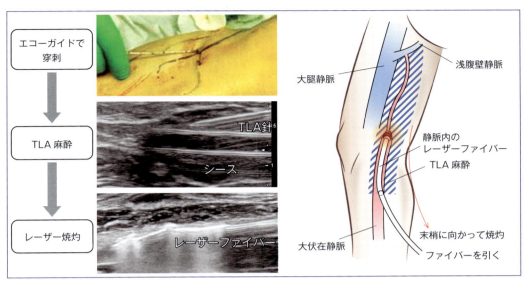

図7 血管内レーザー焼灼術の手順

6. 内視鏡下下肢静脈瘤不全穿通枝切離術 subfascial endoscopic perforator vein surgery (SEPS)

下腿の広範囲の皮膚に色素沈着，硬化，萎縮または潰瘍周辺の不全穿通枝に逆流が確認された場合で，下肢静脈瘤手術を施行しても，効果が不十分と予想される場合に適応となる．不全交通枝の存在する部位より頭側から内視鏡を挿入し，筋膜下で不全穿通枝を焼灼切離するか，クリップを使用して切離する．

うっ滞性潰瘍への植皮術と外用薬

1. 植皮術

一次性下肢静脈瘤に対する治療としての適応がある．一次性静脈瘤による下腿潰瘍に対する治療の基本は静脈瘤手術(抜去切除術，高位結紮術，血管内焼灼術)と圧迫療法が行われる．下腿静脈高血圧が改善された後，または同時に行うことが基本である．一般的には壊死組織のデブリードマン後に，植皮の生着率を上げるため，極薄分層植皮術(Tiersch植皮術)，分層植皮術後，網目状植皮術などが行われる(図8)．下腿潰瘍が大きい場合は，植皮を追加することで治療期間の短縮，潰瘍再発予防，疼痛予防が望める．

2. 外用薬

潰瘍に壊死組織がある場合は，感染予防と壊死物質の除去のために，スルファジアジン銀クリームやブロメライン軟膏などを塗布し，可及的に外科的デブリードマンを行う．外用薬やドレッシング材を用いる．その後，湿潤環境が潰瘍の治癒を促進させるため圧迫療法に併用してbFGF製剤やプロスタグランE$_1$製剤などの外用薬やドレッシング材を用いてもよい．

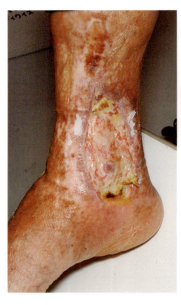
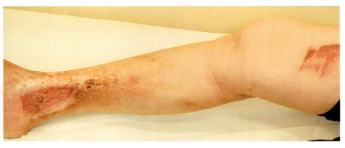

図8 うっ滞性皮膚炎への植皮術
他院でのストリッピング術後の静脈瘤再発での右足首難治性潰瘍．静脈瘤の治療を行い，極薄分層植皮術を右大腿より行った．

コラム　うっ滞性難治性潰瘍の鑑別診断

　なかなか治らないうっ滞性潰瘍の治療において，考慮しなくてはならない原因は，創感染と接触皮膚炎である[3]．治癒の遷延により，多剤耐性菌や菌交代現象が生じ，抗菌薬が効果をきたさなくなることがある．十分な洗浄と適切な抗菌薬使用が大切である．また以前から使用していた外用薬（主に硫酸フラジオマイシン含有軟膏や消毒薬）で接触皮膚炎をきたすことが多い．外用の変更とパッチテストによる原因の究明が必要である．また，動脈性の血行不全による難治性潰瘍もあり，膠原病などの血管炎に起因するもの，慢性動脈閉塞症 peripeheral arterial disease（PAD），Buerger 病，コレステロール塞栓症，結節性多発動脈炎などが挙げられる．そのほか注意する疾患として，有棘細胞癌，壊疽性膿皮症，自傷行為などがある．

まとめ

1. 詳細な問診と診察により，下肢静脈瘤の原因部位を診断する．
2. 大伏在静脈や小伏在静脈の弁不全がある場合は抜去切除術や血管内レーザー・ラジオ波焼灼術が選択されることが多い．
3. 残存した細い静脈瘤は硬化療法のよい適応となる．
4. 慢性難治性潰瘍は細菌培養やパッチテストにて，多剤耐性菌の存在や接触皮膚炎の有無を確認する．
5. 治療の基本は圧迫療法である．

■文　献
1) 伊藤孝明ほか：下腿潰瘍・下肢静脈瘤診療ガイドライン．日皮会誌 **127**：2239-2259, 2017
2) Van der Stricht J：Saphenectomy by invagination by thread. Presse Med **71**：1081-1082, 1963
3) 八代　浩：熱傷が治らない！ medicina **54**：1518-1523, 2017

■ Ⅷ章　皮膚潰瘍・血流障害

褥瘡の外科的治療について教えて下さい

神谷秀喜

木沢記念病院皮膚科/皮膚がんセンター

褥瘡の発生原因とアセスメント

　褥瘡の発生には3つの要因が複合的に関与している．第一に局所的要因としての外力負荷である．いわゆる「圧迫」とは，垂直力とずれ力(接線方向)の2方向に分けられ，後者は剪断応力や引っ張り応力と表現される．圧迫力にずれの力が加わることで，循環不全の範囲や深さが増加する．第二に回避能力の低下であり，知覚障害・認知症や自立体位変換能力の低下が原因となる．第三に組織耐久性の低下であり，全身的要因としての低栄養や加齢による皮膚脆弱性が指摘される[1]．

　褥瘡診療ガイドライン[2]に示されているように，危険因子のアセスメントスケールとして，Barden Scale，K式スケール，OHスケール，在宅版K式スケール，褥瘡危険因子評価表(厚生労働省)などがある．外科的処置・手術もこれらの評価に基づいて適応が決められる[2,3]．実際には，創管理目的の外科的処置(壊死組織のデブリードマンやポケットの切開処置)と，再建術を念頭に置いた手術治療に分けて考える(図1)．

創管理を目的とした外科的処置

1. 創感染の制御と除去

　デブリードマンを行う際には，まず感染の有無をチェックする必要がある．疼痛，発赤・腫脹，熱感などの局所所見の観察は必須である(図2a)．感染のコントロールを行ったうえで，創面環境調整 wound bed preparation(WBP)，moist wound healing(湿潤環境下創傷治癒)を目指す．

　しかし，感染の温床となる壊死組織が残存すれば，創傷治癒は望めない．外用療法を含めた保存的療法に加えて，壊死組織の除去に外科的デブリードマンを行う意義はここにある．デブリードマンを行う時期は急性期を過ぎ，壊死組織と正常組織の境界が明瞭となった頃(分界)が理想である．あくまで観血的な手技であり，全身状態をみながら無理をせず漸次切除する範囲を広げていくことが望ましい(図2b)．ただし，褥瘡が蜂窩織炎，壊死性筋膜炎，骨髄炎の原因になっている場合は，そのリスクを考慮して速やかに救命処置としてデブリードマンを行う必要が生じる．

　デブリードマンを行った創部には，銀含有アルギン酸塩(止血効果)やヨードホルムガーゼ(感染コントロール目的)を使用している．ヨードホルムガーゼは消毒性包帯材料であり，ヨウ素の殺菌作用に加えて，制臭，分泌抑制作用，鎮痛作用も有する．筆者はアレルギー・中毒症状に注意して頻用している[2,5]．

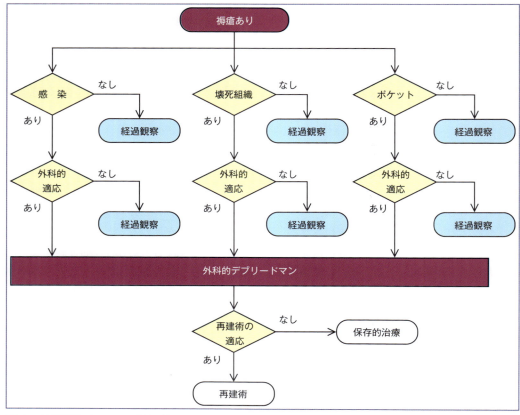

図1 外科的治療のアルゴリズム
褥瘡の感染，壊死，ポケットを評価し，外科的デブリードマンを選択する．再建術に関してもその評価を行う．
(文献3)，p.516，図3より引用)

2. 陰圧閉鎖療法 negative pressure wound therapy (NPWT)

　デブリードマンを進め，ポケットもある程度切開できれば，次にNPWTの適応となる(図2c, d)．NPWT施行中に局所感染の悪化がみられることがあるので，感染巣のコントロールができていない褥瘡には本法を用いるべきではない．保険点数が請求できる期間が3＋1週間までであり，それ以降の創閉鎖には別の手段を準備しておく．通常の保存的治療としての外用療法，高圧酸素療法(図2e)や，次の再建手術治療を計画する必要がある．

再建術を含めた手術治療

1. 手術適応の判断

　NPWTを含めた保存的治療の進歩により，必ずしも手術治療は優先されない．しかし，治療期間を短縮させ，機能回復によりADLが向上すれば早期に社会復帰も可能となる．具体的には，ステージⅢ(DESIGN-RでD3)以上の褥瘡では手術治療が推奨される．まず全身状態や，ADLを考慮した患者背景を把握して慎重に適応を判断する．すなわち，①基礎疾患のコントロールが概ね良好であるか，②生命予後が6ヵ月以上期待できるか，③再発予防措置が行える体制ができているか(特に脊髄損傷患者や認知症の場合は社会的要

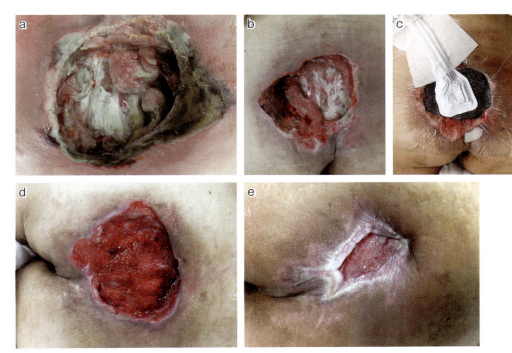

図2　感染性褥瘡
a. 疼痛,発赤・腫脹,熱感等の局所所見
b. 全身状態をみながら漸次切除する範囲を広げていく.
c. ある程度壊死組織が除去されたところで,NPWTを施行する.
d. ほぼ1ヵ月を経過して,良好な肉芽形成がみられる.
e. 本例はその後に高圧酸素療法を行い,さらに創部の縮小が得られた.

因も考慮する)[5].

2. 術式の選択

　手術の完成度が高くても,短期間で再発する症例はしばしば経験する.したがって,術式に関しては,第一に可能な限り簡便で侵襲も少なく,第二に再発時にも次の治療選択を残すように手術を計画する.個々の状況に応じて,遊離植皮術,筋膜皮弁(穿通枝皮弁),筋肉皮弁を選択する.

　創面に良好な肉芽形成がみられれば,植皮術は侵襲も少なく,採皮部のダメージも少ない.潰瘍面積を縮小させる目的には合致する.従来のパッチ植皮やメッシュ植皮に加えて,buried chip skin grafting(BCSG,日本語では「田植え植皮」とも呼ばれる)も適応となる.本法はベッドサイドにおいて,局所麻酔下に繰り返し行うことができ,感染が併発していてもある程度の生着が期待できる(図3).BCSGの詳細はⅧ章「田植え植皮(BCSG)について教えて下さい」の項を参照.

　荷重に耐えられる組織を再建するためには原則として皮弁移植が適応となる(図4).近年は穿通枝皮弁,筋膜皮弁など筋肉を含まない皮弁移植も推奨されている.植皮術に比して侵襲的手技であるが,一旦生着すれば再発防止の意義も大きい.

　手術治療は技術的な問題に加えて,いかに再発を予防するかという観点が重視される.患者本人に関わる生活全般に対して細かい指示が必要となる.

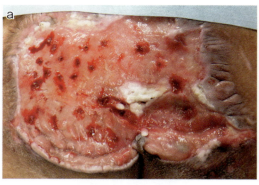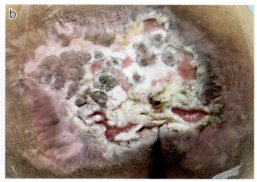

図3 buried chip skin grafting（BCSG）
a. 脊損患者の仙骨部に生じた褥瘡に対して，まず陰圧閉鎖療法を施行．良好な肉芽がみられた時点で本法を行った．採取した薄い皮膚を2〜3mm角の小片に分けて，異物鑷子を用いて潰瘍面に埋め込む．
b. 繰り返し行うことで，島状に生着した皮膚が広がりをみせる．

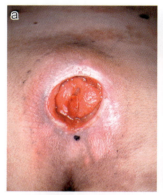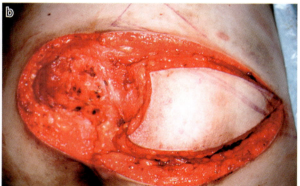

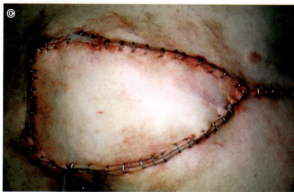

図4 筋肉皮弁
a. 脊髄損傷による仙骨部褥瘡：社会復帰のためには早期の創閉鎖が重要であり，筋皮弁を選択した．
b. VY advancement flap による再建
c. 術後再発もなく経過良好

ま と め

1. 褥瘡の外科的処置・手術は危険因子の評価に基づいて適応を決める．創管理目的の外科的処置と，再建術を念頭に置いた手術治療に分けて考える．

2. デブリードマンを行う際には，まず感染の有無をチェックする．その時期は，壊死組織と正常組織の境界が明瞭となった頃（分界）が理想である．

3. NPWT は，感染巣のコントロールができていない褥瘡には用いるべきではない．

4. ステージⅢ（DESIGN-R で D3）以上の褥瘡では手術治療が推奨される．術式は可能な限り簡便で侵襲も少なく，再発時にも次の治療選択を残すように計画する．

5. 創面に良好な肉芽形成がみられれば，植皮術の適応となる．パッチ植皮やメッシュ植皮に加えて，buried chip skin grafting（BCSG）も適応となる．

6. 荷重に耐えられる組織を再建するためには原則として皮弁移植が適応となる．

■文　献
1) 大浦紀彦ほか：褥瘡発生のメカニズム．PEPARS **79**：1-8，2013
2) 日本皮膚科学会ガイドライン：創傷・褥瘡・熱傷ガイドライン：2 褥瘡診療ガイドライン．日皮会誌 **127**：1680-1744，2017
3) 日本褥瘡学会教育委員会ガイドライン改定委員会：褥瘡予防・管理ガイドライン（第 4 版）．褥瘡会誌 **17**：487-557，2015
4) 小坂正明：褥瘡の外科的治療と術後管理．PEPARS **119**：7-19，2016
5) 日本皮膚外科学会監修：皮膚外科学．第 6 章/疾患編，p.522-531，秀潤社，2011

コラム

潰瘍治療の夜明け
イソジンシュガーゲル誕生　余話

出光俊郎

自治医科大学附属さいたま医療センター皮膚科

　筆者が 1980 年，自治医科大学 3 期生として地元宮城県に赴任した時代には大きな深い皮膚潰瘍に対して有用性の高い外用薬は存在しなかった．古代エジプトでは創傷にハチミツを用いていたが，山形など東北地方ではいわゆる「床ずれ」といわれる褥瘡の治療に民間療法として，古くから砂糖を使用していたことが知られていた．

　1981 年，Knutson らにより，白糖とポビドンヨード配合薬の褥瘡をはじめとする皮膚欠損創に対する優れた効果が報告された（South Med J 74：1329-35，1981）．わが国では自治医大の井上俊一郎，矢尾板英夫らが 1983 年に日本皮膚科学会第 35 回西部支部学術大会において「Sugar and Povidon-Iodine による熱傷，褥瘡，潰瘍の治療例」で報告し，事実上この治療を普及させる第一歩になった．その処方は白糖（日本薬局方）300 g，イソジンゲル 100 g，イソジン液 30 mL で調整している．これが最初の報告ともいえる．1984 年，曽根清和らが「グラニュー糖を用いた褥創治療」というタイトルのもとにイソジンシュガーゲルやゲーベンシュガーゲルが褥瘡において優れた効果を発揮することを報告した（病院薬学 10：315-22，1984）．1985 年，前述の自治医大の井上らはその成果を論文報告している（西日本皮膚科 47：915-19，1985）．

　この 1980 年代半ばはイソジンシュガーゲル大躍進の時代であった．さて，当時のことを振り返ると本製剤の外観の印象は砂糖のざらざらの顆粒が残っていた．筆者が早速，宮城県の地域医療の現場で難治性の褥瘡や下腿潰瘍に使用したところ，その効果は上々であった．当時は薬局方の砂糖は高価なので，市販の砂糖ではだめか？糖尿病性潰瘍は悪化するか？が話題となった．イソジンシュガーゲル以外にゲーベンシュガーゲルも使用されていた時代である．白糖による潰瘍部からの滲出液の軽減効果は著明であり，緑膿菌などに対しても効果があった．感染をコントロールしつつ，皮膚潰瘍治癒を促進させる画期的な外用薬と認識されたのである（表）．そのような背景から，1989 年，治験薬白糖/ポビドンヨード配合薬（KT-136）となって臨床試験報告がなされた（薬理と治療 17：133-46，1989）．その結果，1991 年，世に知られているユーパスタコーワ軟膏が誕生し（興和創薬），多数のジェネリック医薬品も発売され今に続いている．矢尾板教授のふるさとである山形での褥瘡民間療法，アメリカの白糖/ポビドンヨード配合薬論文，ついで自家製イソジンシュガーゲル効果の報告，そして臨床治験を経てついに製剤となったのである．

　現在，自治医大においても，興和創薬や明治など製薬会社においてもその初期にかかわった主要人物はすでに会社や大学の第一線を退いている．自治医大の院内製剤から始まったこの名薬誕生の歴史を風化させないためにも初期からその効果をこの目で見ていた一人としてここに多くの先人達に敬意を表して書き記すことにする．

表　イソジンシュガーゲル（Sugar/Povidon-Iodine compound）の効果

1. 創部の細菌および真菌汚染の消失
2. 浮腫の軽減と痂皮の除去
3. 表面の細胞に対する栄養補給
4. 肉芽組織の発育を助け，欠損を補う
5. 表皮の発育を助け，創部を覆う

（西日本皮膚科 47：915-19，1985 より引用）

田植え植皮について教えて下さい

角田孝彦
山形市立病院済生館皮膚科

田植え植皮の歴史

　田植え植皮は1900年頃ヨーロッパで初めて行われ，日本では1980年代後半に山形で初めて行われた[1]．当科では1990～2004年の15年間に24例行い[2]，2006～2017年の11年間に13例報告した．わが国ではまだあまり知られておらず行っている施設は少ない．英語ではburied chip skin grafting(BCSG)，正式な日本語はまだなく最近では「田植え植皮」と呼ばれることが多い．

田植え植皮の適応

　田植え植皮は通常の植皮が生着しにくい条件の悪い皮膚潰瘍が適応となる．常に感染にさらされやすい部位，メチシリン耐性黄色ブドウ球菌(MRSA)や緑膿菌などの感染部位でも生着する．全身状態が悪く全身麻酔や腰椎麻酔ができないとき，寝たきり，高齢，認知症，糖尿病，循環障害がひどいとき，外来通院で治療するときなどに行われる[1,2]．在宅，僻地や離島の診療所でも施行可能と思われる．疾患としては褥瘡，熱傷，その他糖尿病性，細菌感染後，術後創哆開の皮膚潰瘍などが適応となる．壊死組織はできるだけ除去し肉芽面に植皮する．

田植え植皮の実際

①大腿前面などを局所麻酔してカミソリ型ダーマトームで2cm角ぐらいの極薄分層で採皮する．
②採皮した皮膚を2，3mm角の小片に分ける．
③植皮部はキシロカイン®ゼリーを30分～1時間外用しておく．もし不十分のときは局所麻酔を追加してもよい．
④皮膚小片を潰瘍肉芽面に約1cm間隔で異物鑷子を用いて1～3mmの深さに田植えのように埋め込む(図1a)．
⑤できれば表面から皮膚片が見えないほうがよい．肉芽面が薄い場合や埋め込んでも戻ってきてしまうときは斜めに差し込んでみるとよい．
⑥植皮後はアダプティック®やソフラチュール®などを貼る．創面との間にアズノール®＋フシジンレオ®軟膏，ゲンタシン®軟膏，アクロマイシン®軟膏などを入れてもいい．
⑦植皮翌日はそのままにしておき，2日後に生食や水道水で十分に濡らして静かにドレッシング材をはがす．このときにガーゼに皮膚小片がどのぐらい付着しているかをチェッ

Ⅷ章　皮膚潰瘍・血流障害

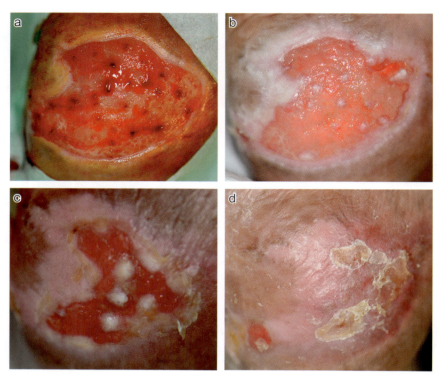

図1　田植え植皮
a. 田植え植皮　直後
b. 植皮　2週間後
c. 植皮　1ヵ月後
d. 植皮　2ヵ月後

クする．その後は通常の創処置を行う．
⑧採皮片が余った場合は生食シャーレに入れ8〜10℃の冷蔵庫に保存しておくと1, 2週間後に再び植皮ができる．

田植え植皮後の経過

植皮後2, 3週間すると埋め込んだ皮膚小片から潰瘍面に小さく白い円形の皮膚の芽が出てきて(図1b)それが広がり融合し(図1c)，潰瘍面は2, 3ヵ月程度で上皮化する(図1d)．瘢痕は残る．

生着をよくするために

潰瘍面に細菌がいても生着するが念のため植皮の前に細菌培養はしておき，植皮後の外用剤選択の目安にする．田植え植皮は条件の悪いときの植皮であるが，血清亜鉛値が低いときは生着しないことがある[3]ので前もって血清亜鉛値を調べておき，低い場合は亜鉛製剤の内服などしておくとよい．

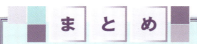

1. 条件の悪い皮膚潰瘍で行われる植皮である．
2. 潰瘍面に細菌がいても生着する．
3. 外来通院で施術可能である．
4. 上皮化まで2，3ヵ月はかかり瘢痕は残る．
5. 血清亜鉛値が低い場合は生着しないことがあるので，亜鉛製剤を内服し上げておく必要がある．

■文　献
1) Sawada Y：Buried chip skin grafting for treatment of perianal burns. Burns Incl Therm inj **15**：36-39, 1989
2) 角田孝彦ほか：Buried chip skin grafting（BCSG）―当科の15年24例をふりかえって―．日臨皮会誌 **23**：115-117, 2006
3) 角田孝彦ほか：血清亜鉛正常化後の植皮が生着した糖尿病性潰瘍．日皮外会誌 **14**：114-115, 2010

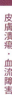

マイ アパラート

極細注射針

瀧川 恵美
新東京病院形成外科・美容外科

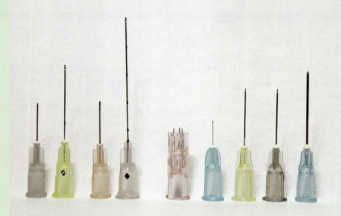

図　筆者が使用している針
右から23 G, 27 G, 30 G, 34 G（パスニー®）, 31 G3本針（1.5 mm, パスキン®）, 27 G鈍針カニューレ（ファインマイクロカニューレ（FMC®））, 26 Gガイド用針, 30 G鈍針カニューレ（FMC®）, 27 Gガイド用針

　局所麻酔やボトックス，ヒアルロン酸などの注入療法を行ううえで，注射は避けられない．痛みを伴う施術をする際に，いかに痛みを抑え，内出血を起こさないようにするかを追求することが，患者満足度にもつながる．より細い針を使用することで，痛みを抑え，内出血を予防し，腫れを予防することができる．

　中空針で一般的に流通している針の中で，渉猟しえる限りで最も細いものは35 Gのエンジェルニードル®（株式会社メディケード）である．ほかにも34 GのJBPナノニードル®（株式会社日本生物製剤），パスキン®/パスニー®（南部化成株式会社），32 Gのスカーレットニードル®（栃木精工株式会社）などがある．眼瞼部手術の麻酔やボトックス注射などに重宝するが，細い針は短いことが多く，広範囲の麻酔には向いていない．広範囲の局所麻酔をより疼痛を少なくする工夫として，マイクロカニューレを使用する方法がある．局所麻酔用としての製品では，S.Tマイクロカニューレ®（有限会社ジャパンインポージング）が販売されている．鈍針で4穴の横穴が空いており，注入圧が少なく，ほぼ無痛で局所麻酔を広範囲にすることが可能である．局所麻酔用ではないが，通常の1穴の鈍針カニューレでも，鋭針で麻酔をするよりは疼痛が少なく内出血が少ないため，筆者はヒアルロン酸注入に使用しているファインマイクロカニューレ（FMC®）を使用している．ガイド穴をあける際には34 Gのパスニー®を使用して，疼痛緩和を図っている．

　また，愛用している極細針に3本針のパスキン®がある．31 Gと34 Gのものがあり針先に3本の針が出ている．針の長さは1.5 mm, 2.5 mm, 3.5 mmとあり，簡単に1回の注射で3ヵ所（1本針の3倍の面積）に，皮内～皮下直下に投与できる．筆者はPRPの頭髪治療に用いており，疼痛も少なく施術時間を短縮でき重宝している．ヒアルロン酸の水光注射や腋窩ボトックスにも応用できると考える．

IX章

その他

■IX章　その他

ケロイド・肥厚性瘢痕の予防，治療について教えて下さい

今川孝太郎
東海大学医学部付属病院形成外科

ケロイド・肥厚性瘢痕とは

　ケロイド・肥厚性瘢痕の原因は，外傷，手術創のほかに，予防接種，虫刺症（虫刺され），痤瘡（にきび），水痘，帯状疱疹，ピアス痕などの軽微な炎症が原因のものまでさまざまである．真皮に至る損傷を受けると，まず炎症細胞が創傷に浸潤（炎症期）し，炎症細胞から分泌されたサイトカインにより線維芽細胞の増殖，コラーゲンの生成が起こり，損傷部位は修復される．その後，再構築期になると増殖した線維芽細胞はアポトーシスし，余分な細胞外マトリックスは分解され，平坦で白い瘢痕になる．しかし何らかの原因で慢性的に炎症が継続し，TGF-β や IL6 などのサイトカイン産生が亢進した状態になると線維芽細胞の増殖，細胞外マトリックスの生成が続き過剰な線維化が起こる．この病態をケロイド・肥厚性瘢痕という．発症メカニズムの解明に向けた多くの研究がなされているものの，創傷治癒過程にはさまざまな因子が複雑に関係しているため，どの因子が異常なのかといった詳細な病態についてはいまだに不明な点が多い．また適切な動物モデルを作成することができないことも病態解明を困難にしている要因に挙げられる．

　臨床的には，もとの損傷部位を越えて，正常皮膚にまで線維化の浸潤・拡大傾向があるものをケロイドといい，正常皮膚を越えず，もとの損傷部位内において瘢痕が隆起しているものを肥厚性瘢痕と定義するが，両者の境界は曖昧で中間的性質のものも存在し，明確に区別することは困難と考えられている．また病理組織学的にも，両者とも増殖したコラーゲン線維が錯綜した所見であり臨床所見と同様に鑑別は困難と考えられる．

ケロイド・肥厚性瘢痕の特徴

　ケロイド・肥厚性瘢痕になりやすい要因はいくつか挙げられる．家族性に発生する遺伝的要素や，黒人，次いで黄色人種に多く，白人には発生しにくいという人種差はよく知られている．また局所的な因子として創における緊張の関与があり，前胸部，肩，下腹部は皮膚の緊張が強く好発部位とされる．関節に直交する創（肘，膝）も，絶えず張力を受けており肥厚性瘢痕になりやすい．したがって外科的治療においては創部の減張が治療，予防において重要と考えられている．

ケロイド・肥厚性瘢痕の診断

　創の範囲を越えて拡大するケロイドの場合，隆起性皮膚線維肉腫などの悪性腫瘍と鑑別が必要になるので悪性腫瘍を疑った場合は生検による確定診断が必要である．しかしケロ

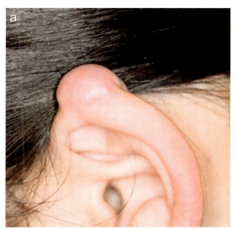
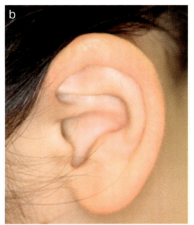

図1　ステロイド局所注射による保存治療例
a. 初診時，b. 局注最終後1ヵ月
他院でケロイド切除を行い再発し当科を受診した．トリアムシノロン局所注射（2〜4 mg/回）を4週ごとに11回行いほぼ消退した．

イドであった場合，安易に生検を行うと再発，増大の可能性もあるので十分注意が必要である．炎症や外傷の後に出現してきたかなどの経緯を聴取することが鑑別において重要である．

　診断は臨床的評価で行うが両者を明確に分けることは困難であるにもかかわらず，自然軽快の可能性，治療に対する抵抗性，再発の可能性には大きな差があることから，患者への説明や治療方針を考えるうえで何らかの区別をつけることが必要になる．近年，病変を点数化することでケロイド的性質，肥厚性瘢痕的性質，正常瘢痕的性質に分類したJSW Scar Scale[1]が提唱され，治療計画を立てるうえで参考になる．

ケロイド・肥厚性瘢痕の治療

　ケロイド・肥厚性瘢痕の治療には外科的切除のほかに保存的治療として副腎皮質ステロイドの投与，トラニラスト内服，圧迫療法，放射線治療などがある．治療はこれらの単独ではなくいくつかを複合して行い，特にケロイド的要素が強い症例は再発や増大する可能性が高いため入念な治療計画が必要である．ここでは現在一般的になっている各治療方法について説明する．

1. 保存的治療（図1，2）

a. トラニラスト（リザベン®：内服薬）

肥満細胞からのヒスタミンに代表されるケミカルメディエーターの遊離抑制作用，線維芽細胞のコラーゲン合成抑制を有している．ケロイドの増大抑制，かゆみなどの自覚症状の軽減作用があるが，内服のみでの根治は困難である．術後の再発予防にも推奨される[2]．

b. 柴苓湯（内服薬）

作用機序は内因性の副腎皮質ホルモンの分泌を促進することによる線維芽細胞抑制作用

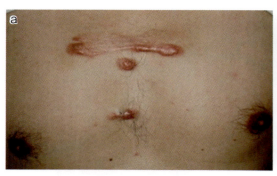
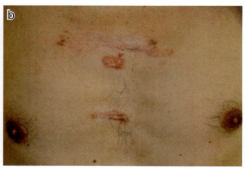

図2　ステロイド局所注射と内服薬による保存治療例
a. 初診時，b. 治療開始2年
30年前からある痤瘡感染が原因の前胸部ケロイド症例．トラニラスト内服と月1回のトリアムシノロン局所注射を施行し，ケロイドは消退傾向にあり，かゆみなどの自覚症状も改善している．

である．肥厚性瘢痕に対する症状緩和と術後の予防効果を有すると考えられる．

c．副腎皮質ステロイド

抗炎症作用，線維芽細胞の増殖抑制作用，コラゲナーゼ活性亢進によるコラーゲン分解促進作用がある．投与方法としては，軟膏塗布，テープ剤の貼付，局所注射がある．特に局所注射は自覚症状の緩和に有効[2]でトリアムシノロン(ケナコルト®)を使用する．1回の極量は10 mgであり，疼痛緩和，薬剤の局所維持のため0.5～1%エピネフリン入りキシロカインと混和して使用されることが多い．2～4週前後の投与間隔で行うことが多い．副作用として投与部皮膚の萎縮，毛細血管拡張，女性では生理不順が生じることがある．

d．固定，圧迫療法

サージカルテープによる固定，スポンジ素材(レストン®，フィックストン®)やシリコンジェルシート(ジェルシート®，エフシート®，シカケア®)による圧迫療法などがある．サージカルテープによる固定は創部にかかる緊張の減弱効果や擦れなどの刺激の回避などで術後の再発予防に有効である．テープによるかぶれが生じた場合は継続困難なことがある．スポンジやシリコンによる圧迫療法は物理的刺激の回避が作用機序と考えられているが詳細は不明である．

2．手術療法(図3～5)

ケロイド，肥厚性瘢痕が創部にかかる緊張が強いために生じている場合は，拘縮を解除することで改善する可能性がある．切開や縫合はしわの方向に行い，長い瘢痕の場合は，Z形成術や波形に切開，縫合することで，たとえ傷が長くなっても創部にかかる緊張を減らすことを最優先にすることで，再発を予防することができる．縫合は真皮縫合のみで強く寄せると真皮網状層の炎症が惹起され再発リスクが高くなるので，皮下，筋膜の層で十分に皮膚を寄せて減張縫合することが重要である[3]．単純縫縮できない場合は植皮や皮弁術を考慮する必要がある．手術療法の場合，再発予防としての後療法が重要である．固定・圧迫療法を併用することは必須であり，内服薬の併用や，ケロイド的要素が強い場合は放射線治療の併用を考慮する．

ケロイド・肥厚性瘢痕の予防，治療について教えて下さい

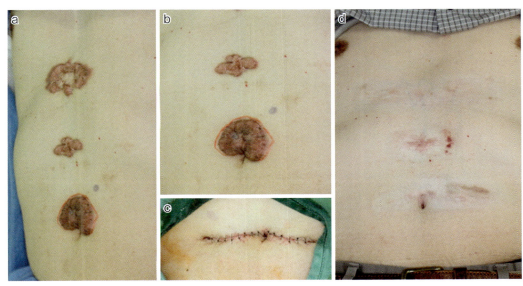

図3　腹部（臍上部，腹部中央，心窩部）の腹腔鏡手術後のケロイド症例
a. 術前の状態，b. 臍上部のケロイドを辺縁で全摘，c. 皮下縫合でしっかり寄せて横方向に縫合，d. 最終手術後1年

12年間かゆみなどの自覚症状と瘢痕内の表皮埋入による感染排膿を繰り返していた．術前1ヵ月からトラニラスト内服を開始し，臍上部のケロイド切除を行った．5ヵ月後に再発がないことを確認後，心窩部のケロイドを切除した．術後はサージカルテープによる固定を指導した．中央部のケロイドはステロイド外用薬とサージカルテープによるODT療法で改善しているため保存的に経過観察した．

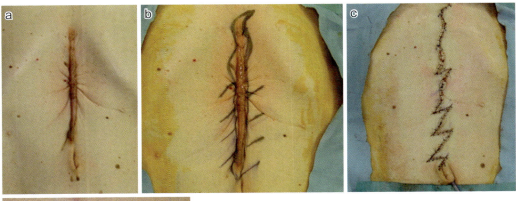

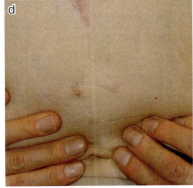

図4　開腹術後の肥厚性瘢痕症例
a. 初診時所見，b. 手術デザイン，c. 術直後，d. 術後1年の下腹部の所見

周囲皮膚が引きつれ，創部に緊張がかかっているのがわかる．頭側を波型，尾側をZ形成術で縫合を行った．術後はサージカルテープによる固定を6ヵ月間行った．

311

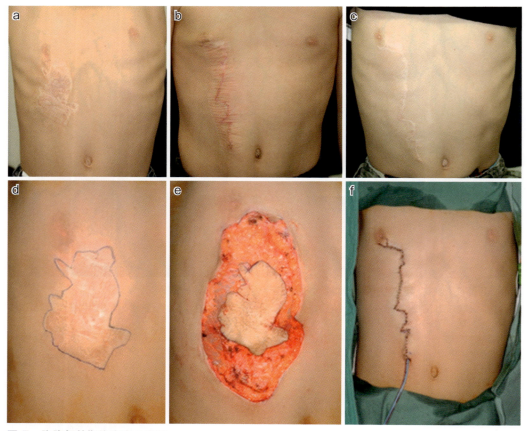

図5　胸腹部熱傷後瘢痕の症例
a. 初診時，b. 術後2ヵ月，c. 術後1年8ヵ月の所見，d〜f. 術中所見：瘢痕を辺縁で切除しジグザグに縫合して緊張を緩和した
9歳男児．生後10ヵ月で受傷した熱傷後瘢痕で，瘢痕の緊張により乳頭の位置異常がある．瘢痕を切除し，ところどころに三角弁を挿入し緊張を緩和して縫合した．術後はサージカルテープの貼付を6ヵ月指導した．瘢痕は成熟化し，両上肢を挙上しても乳頭の位置異常は認められない．

3. 放射線治療（図6）

　ケロイド切除後の再発予防として電子線照射は，現在最も有効な手段とされている．作用機序は線維芽細胞の増殖抑制と考えられるが十分に明らかにされていない．照射の開始は術直後〜72時間以内に行うべきとする報告が多い．照射線量は10〜20 Gyを分割照射するのが一般的であるが放射線科医と十分相談して行う必要がある．副作用として発癌の問題があり，放射線感受性の高い小児や，乳腺，甲状腺直上の照射は行わないほうがよい[4]．

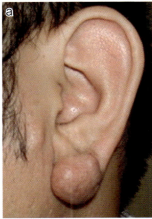
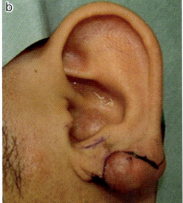
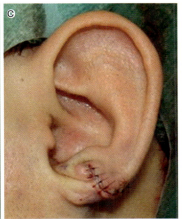
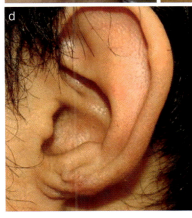

図6　左耳垂ケロイド症例
a. 当院初診時，b. 切除デザイン，c. 縫合後，d. 術後1年の状態
当院受診の8年前からあるピアス後のケロイド症例．他院で過去2回の切除歴があるが，いずれも再発した．硬い瘢痕組織は全摘し，健常皮膚をなるべく残して楔状に切除した．術直後から10 Gy/2分割/2日間の放射線治療を行った．術後1年で再発を認めていない．

まとめ

1. ケロイド・肥厚性瘢痕ではケロイド的要素が強いか否かを判定し治療方針を立てる．
2. 治療の目的はかゆみや痛みといった自覚症状の緩和と整容的な改善とに分けられる．患者には各種治療の効果と限界を説明し，患者の希望を考慮して治療方針を立てる．
3. ケロイドの場合は治療に対し抵抗性で再発，増大することがあることを十分理解してもらうが，再発するから何もしないというのは慎むべきである．
4. 病変への緊張が原因の肥厚性瘢痕は外科的治療が有効である．創部の減張が最重要ポイントであるので，適切な皮下，真皮縫合とZ形成術，三角弁の挿入などを駆使する．テーピングなどの術後療法は必ず併用する．
5. ケロイド的要素が強い症例の切除では術後に放射線治療を組み合わせる．

■文　献
1) 小川　令ほか：ケロイド・肥厚性瘢痕分類・評価表2011(JSW Scar Scale 2011)．瘢痕・ケロイド　6：19-22, 2012
2) 日本創傷外科学会編：形成外科診療ガイドライン2　急性創傷/瘢痕ケロイド．金原出版，p.129-148, 2015
3) 小川　令編：瘢痕・ケロイドはここまで治せる．克誠堂出版，p.97-109, 2015
4) 小川　令ほか：ケロイドに対する術後電子線照射療法．PEPARS 33：48-52, 2009

■ IX章　その他

メスを使わないで皮膚の若返りは
どこまで可能なのか？

秋田浩孝
藤田保健衛生大学坂文種報徳會病院皮膚科

皮膚の若返りとは

　若返りとは年齢的に若くなる行為をすることである．本稿における皮膚の「若返り」は光老化・自然老化により生じたしみ・しわ・たるみなどを改善させることをトピックとし，機器を使用して改善ができる若返りを中心に解説する．

しみにおける若返り治療

　患者は色素斑のことをしみと呼んでいることが大半であるが，色素斑には多くの種類が存在する．本稿では特にレーザー治療，光治療が適応となるものについて解説する．

1．レーザー治療とは

　レーザー光線は，単色性，指向性，収束性，高輝度などの特性を持った可干渉性のある光線である．皮膚科・形成外科領域のレーザーは主に色素性疾患に対する治療に用いられており，黒色を呈するメラニン，赤色を呈するヘモグロビン（血管）が対称となる．1983年に selective photothermolysis（選択的光熱融解理論）が報告されて以降，適切な設定を用いることにより瘢痕形成を生じるリスクが激減した．メラニンをターゲットとする場合，メラノゾームの大きさによりパルス幅が決定されている．0.00005 mm の大きさに対し thermal relaxation time が 2×10^{-7} 秒と計算されるためパルス幅がナノ秒で構成されているQスイッチレーザーが第1選択機種となる．Qスイッチレーザーには Ruby（694 nm）・Alexandrite（755 nm）・Nd：YAG（1,064 nm に加えて半波長の 532 nm）がある．現在はナノ秒よりも短いピコ秒レーザー機器も使用されるようになったが，今回は割愛させていただく．

2．IPL 治療とは

　IPL はレーザー光とは異なり，非可干渉性，多波長，散乱性の特徴を持つパルス光である．キセノンランプを光源とし，フィルターで除去した 515 nm から 1,200 nm の波長を用いることが多い．美容皮膚科領域では，色素性病変，血管性病変，rejuvenation，脱毛，その他など多岐にわたり使用されている．作用機序としては selective photothermolysis（選択的光熱融解理論）に基づくものと熱作用によるものが知られている．またQスイッチレーザーのパルス幅がナノ秒であるのとは違い，IPL 機器で使用されるパルス幅はミリ秒である．

表1 顔面色素斑に用いる代表的な治療方法と特徴

治療方法	作用機序	表皮性病変（老人性色素斑，雀卵斑）	真皮性病変（（両側性）真皮メラノーシス）	肝斑	治療後の痂皮形成	PIHが生じる頻度	色素脱失
QSL	メラノソームの破壊と同時に表皮細胞の変性・破壊	+++（QS Nd：YAG（1,064 nm）は適応ー）	+++（QS Nd：YAG（532 nm）は適応ー）	×（禁忌）	表皮性の場合+++ 真皮性の場合±〜++	++	まれに+
低出力Q-YAG toning	メラノソームの一部破壊と排出促進	±〜+	±〜+	++（設定注意. 反対派もいる）	±〜+	±〜+	±〜++
IPL	メラニンを豊富に持つ表皮細胞に対する熱損傷・破壊と排出促進	++	ー（適応なし）	+（設定注意. 反対派もいる）	+（マイクロクラスト）	+	±〜まれに+
炭酸ガスレーザー（参考）	皮膚の蒸散（メラニンに非選択的）	+（脂漏性角化症など）	ー（真皮性色素性病変には適応なし）	×（禁忌）	ー（びらん）	+++	まれに+

QSL：Qスイッチレーザー
PIH：炎症後色素沈着

各種色素斑「しみ」の治療 [1]

1．老人性色素斑

　ほとんどの中年以後の男女にみられる，顔面・手背・前腕・上背などの露出部に多発する境界明瞭な淡〜濃褐色の良性色素斑である．発生原因としては長期の反復性の日光曝露が考えられており，色素細胞の異常による色素病変というよりは，表皮角化細胞の変化が主体であると考えられている．

　治療としてはQスイッチレーザー治療が最も簡便かつ有効性が高い（1,064 nm は使用しない）．炭酸ガスレーザー治療，電気焼灼術，液体窒素療法などを行う施設も存在するが，①色素斑が残存しやすい，②残存部と炎症後色素沈着 post-inflammatory hyperpigmentation（PIH）の判断が困難，③PIH に対し治療を重ねてしまい永久的な色素沈着の残存を生じる頻度が高いことより勧めていない（表1）．

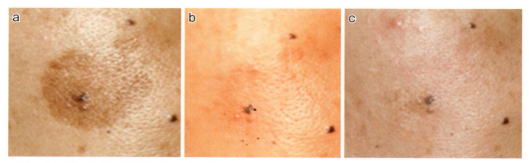

図1　右頬の老人性色素斑をQスイッチNd：YAGレーザー（532 nm）を用い治療
a．治療前，b．治療約1ヵ月後：炎症後色素沈着が生じている．
c．約半年経過後：炎症後色素沈着も改善している

　1～2回の治療で通常改善することが多い（図1）．本治療はメラニン選択的に軽度熱傷反応を生じさせる治療法であり，照射部位に生じた痂皮形成が治療約10日前後で脱落する．治療後約1ヵ月以内に，約半数程度の症例でPIHを生じるが，ハイドロキノンなどの美白剤を含有する外用剤などを併用することにより数ヵ月から半年程度で消失することが多い．またPIHに対しては，ハイドロキノンなどの美白剤を含有する外用剤などを併用するほうが早期に改善する傾向がある．治療後の有効性をさらに高めるためには，サンスクリーン剤の使用やスキンケアの徹底も重要である．
　IPL機器も治療の選択肢となるが，使用されるパルス幅はミリ秒であるため，メラノソーム自体を破壊する治療ではない．IPL治療では照射直後に照射部位の色調が濃く変化する強さで照射をする．この反応が確認できないと十分な効果は得られない．照射部位には，マイクロクラスト（小さく細かな痂皮）が形成され，約1週間程度で剥がれ落ちる．マイクロクラストはQスイッチレーザー治療で生じる痂皮に比べて目立ちにくいため治療後の整容面を気にする患者に好まれる．治療回数は3～5回程度を要することが多く，残存することも多い．IPLではPIHの発症を非常に低率に抑えることが可能といわれている．特に雀卵斑に関しては，Qスイッチレーザー治療よりもIPL治療を好まれる場合が多い．

2. 後天性真皮メラノーシス（遅発性両側性太田母斑様色素斑）

　後天性真皮メラノーシス（遅発性両側性太田母斑様色素斑）は，20歳以上の女性に多くみられることが多く，頰骨部，両下眼瞼，前頭部外側，鼻根部，両鼻翼部，両側こめかみ部に両側性，左右対称性に分布する，灰褐色～灰紫褐色の小色素斑から局面を呈するのが特徴である．肝斑と合併することも多く知られており，鑑別が困難であり皮膚生検を要することも多い．治療はQスイッチレーザー治療でありIPL治療などではない（図2）．治療間隔は3ヵ月程度の間隔で治療をしている施設が多いが，筆者の施設では約6ヵ月ごとの治療間隔で施術している．

3. 色素斑におけるQスイッチレーザー治療とIPL治療の違い（図3）

　Qスイッチレーザーでは，メラノソームの熱緩和時間より短いナノ秒の単位で発振されるため，照射部位の表皮基底層全体に熱が伝わりながらメラノソーム自体が破壊・変性される．
　一方，IPL機器で使用されるパルス幅はミリ秒であるため，メラノソームを豊富に持つ

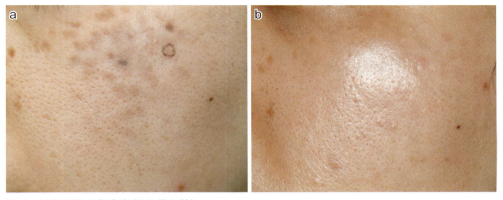

図2　両側頬部の色素斑（20代女性）
a．治療前，b．治療後．
両側頬部に色素斑が出現したため紹介受診．皮膚生検にて真皮メラノサイトを確認．Qスイッチアレキサンドライトレーザーにて治療を行い（6 J/cm^2）色素斑は消失．

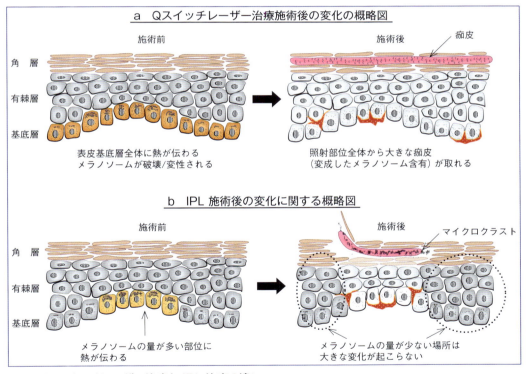

図3　Qスイッチレーザー治療とIPL治療の違い

メラニンと表皮細胞に強い熱損傷を与えてマイクロクラストを形成し，その排出とともに色素性病変の改善を得る．つまりメラノソーム自体を破壊する治療ではない[2]．

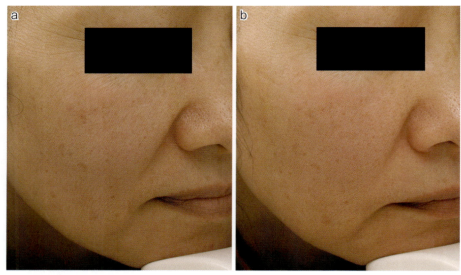

図4 フラクショナル型RF機器(eMatrix™)
a. 1回施術(Bモード 32mJ/pin)後, b. 1ヵ月経過時：目尻のしわが改善し, 頬部たるみの改善が認められる. 色素斑は残存しているが, 全体的に色調が明るい感じになっている

たるみに対する機器治療

　たるみ治療は主に, ①外科手術：たるみにより外見上余剰となった皮膚を切除する手術(眼瞼除皺術など), 皮下の浅筋膜を短縮させる方法(顔面除皺術：フェイスリフト), ②たるみにより生じた陥凹を注入剤により補填して見かけ上たるみを目立たなくさせる方法, ③たるみ部分の皮膚組織の密度を高める方法がある. 本稿では③に関する治療法について述べる.

1. ラジオ波 radio-frequency(RF)治療

　高周波電気エネルギーであるRFは電気の抵抗や温度の変化を利用して皮膚に働きかけるため, 真皮層に十分な刺激を与え, 真皮の弾力線維を再構築させることにより皮膚のたるみの改善・皮膚の引き締めが可能である.

　RF導入方法によりモノポーラ型とバイポーラ型, フラクショナルRF, その他(トライポーラ型など)などの機種に分かれる[3](図4). モノポーラ型はRFを深部まで導入することができるため tightening 効果が高いといわれる.

2. 高密度焦点式超音波 high intensity focused ultrasound(HIFU)治療

　高い周波数(通常数MHz)で組織を激しく振動させ, それを一点に収束させることで物質を熱破壊に至らしめるHIFU治療が近年使用され注目されている[4]. この機器のターゲットはSMAS(Superficial Musculoaponerotic System)や筋などの深層, 真皮下層, 真皮内であり, トランスデューサーがそれぞれ4.5 mm, 3 mm, 1.5 mmの端子がその目的で使用されているものもある(図5).

3. 治療における注意点

　患者の高い満足を得るためには, 治療前に過剰な期待を抱かせないことが重要である.

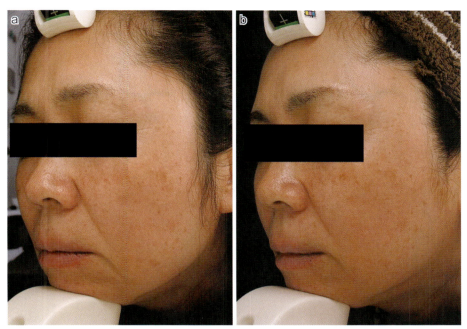

図5 高密度焦点式超音波機器（Ulthera™）治療前後（50代女性）
a．治療前，b．1回治療後6ヵ月
ほうれい線，顎，頬のボリュームも改善している．

　モノポーラ型のRF治療では，皮膚深部の治療であるため即時効果は少なく，治療後より数ヵ月経過した後の変化を期待する治療であること，バイポーラ型のRF治療では治療回数が必要であることなどを理解していただくことも重要である．HIFU治療が出現しより深部をターゲットに治療することができるようになったとはいえ，機器による治療は約1年経過すれば元に戻る傾向が強い．またフェイスリフトのような外科的治療のような劇的な改善は得られないため，外科的治療を念頭に置いている患者には安易に勧めず外科的治療を勧めるべきである．また余剰皮膚が多い場合には本治療では限界を感じることが予想される．

保存的治療やサプリメント

1．色素斑に対する薬物治療

　色素斑に対する治療として，①メラニン産生を抑制する治療（トラネキサム酸内服，ハイドロキノン製剤などの各種美白外用剤），②産生されたメラニンを淡色化する治療（ビタミンCイオン導入・外用など），③メラニン排出を促進する治療（トレチノイン外用，各種ケミカルピーリング）が主体である．

2．エクオール

　エクオール（EQL）含有大豆発酵食品は，閉経後女性の目尻のしわに対して有効であることが報告されている[5]．
　EQLはイソフラボンの一種であるダイゼインの代謝産物で，腸内細菌によって消化管で産生され，エストロゲン様作用，抗エストロゲン作用，抗アンドロゲン作用，抗酸化作

用の 4 つの作用を持つ．エストロゲンが多い状態のとき（閉経前）は，抗エストロゲン作用のように働き，エストロゲンが少ない状態のとき（閉経後）はエストロゲンのような作用をする．しかし EQL 産生菌を有するのは日本人の 50％ である．

閉経後 5 年以内の女性を対象に EQL 含有大豆発酵食品（S 体 EQL 10 mg/日，30 mg/日）を 12 週間継続摂取させたときの EQL の肌の老化に対する有効性と安全性を二重盲検化プラセボ対照群間並行比較試験により検討し，しわ面積率は EQL 10/日群，EQL 30/日群ともにプラセボ群に比較し有意に少ない結果であった．よって EQL 産生菌を有さない人々には，肌を健康に保つうえで，食品として補給することもきわめて有用と思われる．

ま と め

1. 皮膚の若返りに対し，それぞれの症状にあわせた治療法を説明し，施術前に詳細な説明，患者からの同意が必要である（同意書を必ずとる）．
2. 保険診療で可能な治療は皆無に近く自費診療下で行う．
3. 可能な限り治療前後の写真を撮影する．
4. 過度の期待をもたせないことも必要である．
5. サプリメントの使用も若返りには有効になることもある．

■文　献
1) 秋田浩孝：老人性色素斑，顔面に生じる小色素斑のレーザー治療．Derma **262**：75-81，2017
2) Yamashita T, et al：Intense pulsed light therapy for superficial pigmented lesions evaluated by reflectance-mode confocal microscopy and optical coherence tomography. J Invest Dermatol **126**：2281-2286, 2006
3) 秋田浩孝：機器を用いたしわ・たるみ治療．皮膚と美容 **46**：100-104，2014
4) 宮田成章：「たるみ」に対するレーザー・高周波・超音波療法．形成外科 **56**（増刊号）：s60-66，2013
5) 松永佳世子：腸内細菌と老化．診断と治療 **104**：147-152，2016

■ IX章　その他

痤瘡と痤瘡瘢痕の治療について教えて下さい

加王文祥
天神下皮フ科形成外科

痤瘡の治療と痤瘡瘢痕の予防

　尋常性痤瘡（以下痤瘡）の治療は日本皮膚科学会より示されている尋常性痤瘡治療ガイドライン 2016[1] に準拠して行うが，適切な治療を受けていて寛解の状態を維持していれば痤瘡瘢痕に至ることは少ない．したがって痤瘡瘢痕の予防は急性炎症期を継続させずできる限り速やかに維持期に移行させることが最も重要である．ただ痤瘡は多くの症例では思春期の一定期間続く病気である．そのため適切な治療を継続していても増悪と寛解を繰り返す病態であることを最初に患者に説明して理解させることが，治療からの脱落を防ぎ瘢痕化を予防することにつながる．

　痤瘡瘢痕を治療していると，アダパレンや過酸化ベンゾイルなど痤瘡に対し非常に効果がある外用薬を処方されていたが，塗布部位皮膚の乾燥を伴い紅斑や皮膚剥脱に耐えられず治療から脱落した患者が多くいる．また女性においては生理前増悪による症状の増悪を治療効果がないと思い治療を中止した患者も多い．筆者は治療からの脱落を防ぐ目的で，あえて面皰のみにピンポイントで外用薬を塗布するようにして塗布部皮膚の副作用を軽減したり，寛解期であっても事前に抗菌薬を渡しておき，生理前増悪が強い場合のみ 1 週間程度内服してもらうような工夫をしている．

痤瘡瘢痕の治療

　ガイドラインにおいて特に萎縮性陥凹性瘢痕に対する有効な方法は示されていない．筆者は 2009 年頃より痤瘡瘢痕に対してフラクショナルレーザー治療を行っており良好な結果が得られている．フラクショナルレーザーには非蒸散型と蒸散型がありどちらも痤瘡瘢痕治療に用いることができる．非蒸散型は深達度が浅く痛みが少ないため広範囲の治療に向いている（図1）．深い陥凹性瘢痕に対してはより深達度が深く侵襲は大きいが効果も高い蒸散型フラクショナルレーザーのほうが望ましい（図2）．痤瘡瘢痕の特徴として広範囲に深さがまちまちの陥凹性瘢痕が混在しているが，筆者はまず非蒸散型を用いて広範囲に浅い瘢痕を治療して，深い瘢痕が残った場合は蒸散型を部分的に用いている．

フラクショナルレーザーによる瘢痕治療の実際

　瘢痕治療を開始する時期は痤瘡の症状が完全にない状態，もしくは数個程度の面皰しかない寛解期が少なくとも 6 ヵ月程度持続していることを目処とする．

　照射方法は瘢痕部とその周囲 2 mm 程度を目安に照射部位とし局麻クリームによる麻酔

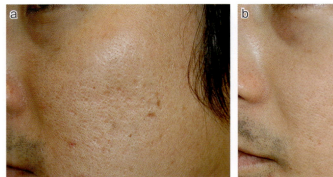

図1 非蒸散型フラクショナルレーザー（30歳男性）
a. 治療前
b. 6回治療 1ヵ月後：浅い陥凹が平坦化して深い陥凹は浅く残っているが、全体的な印象は劇的に変化した．

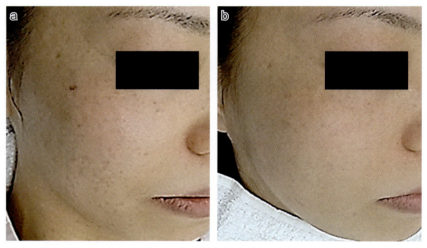

図2 蒸散型フラクショナルレーザー（28歳女性）
a. 治療前
b. 6回治療 1ヵ月後：ほぼ平坦化していて残存する陥凹も目立たない．

後照射する[2]．照射の深達度は浅めに開始して傷の治り具合をみながら徐々に深く照射している．初回は深達度500〜700μm，フラクショナル密度10〜15％程度で照射を開始して，最終的には部位や瘢痕の性状にもよるが1,000〜1,300μm程度の深達度で照射している．

照射後は抗菌薬含有ステロイド軟膏を塗布してガーゼで創を保護する．当日より洗顔，シャワー浴を許可し，翌日以降は化粧，入浴を含めて通常通りとしている．照射間隔は1〜2ヵ月に1回，5〜6回を1クールとして効果を判定しているが，多くの症例で満足のいく結果が得られている．ただ最初の1〜2回は治療効果が本人にわかりづらいため，その時点で治療から脱落しないように治療開始前にその旨説明が必要である．治療のエンド

ポイントは陥凹が消失して瘢痕が平坦化することを目安としている.

　副作用はほぼ全例に照射後紅斑と軽度の色素沈着を認めるが, 治療を終了すると6ヵ月以内に自然消失する. 治療中に軽度の痤瘡が出現することがあるが, 通常抗菌薬の外用と抗菌薬の短期内服で治癒する.

　治療終了後の長期経過では痤瘡瘢痕改善効果は維持される.

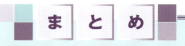

1. 痤瘡瘢痕は予防が大切であり, そのためには痤瘡治療の継続による寛解期の維持への工夫が必要である.
2. 痤瘡瘢痕にはフラクショナルレーザーによる瘢痕治療が有効である.
3. フラクショナルレーザーによる瘢痕治療後の長期経過では痤瘡瘢痕改善効果は維持される.

■文　献
1) 林　伸和ほか：尋常性痤瘡治療ガイドライン 2016. 日皮会誌 **126**：1045-1086, 2016
2) 岩城佳津美ほか：炭酸ガスフラクショナルレーザーを用いた痤瘡後瘢痕の治療. 形成外科 **58**：769-779, 2015

■IX章　その他

皮膚外科医が知って得する植毛術について教えて下さい

倉田荘太郎
別府ガーデンヒルクリニックくらた医院

植毛について

　植毛術は近年の男性型脱毛症に対する適応が広まり，皮膚科，形成外科医にとって比較的身近な術式となった．しかしながらその知識や手技となると熟練している医師はきわめて少ない．頭皮の皮膚腫瘍切除時に単純縫縮ができない場合，局所皮弁にて被覆した経験のある方は多いであろう．そこで問題となるのは術後の瘢痕性脱毛である．単純縫合でも局所皮弁でも，ある程度の緊張がかかる縫合を行えば必ず数ミリの幅で脱毛が起こり，若年者や女性ではその瘢痕性脱毛が気になってしまうケースも多い．このような場合にも植毛術は有効である．そこで本稿では皮膚外科領域で利用可能な植毛の手技について解説する．

　さて，現在世界では年間397,048例もの男性型脱毛に対する自毛植毛が行われている[1]．その多くは毛包単位移植 follicular unit transplantation（FUT）であり，生着率は82.5％以上である[2]．

　植毛術が世界ではじめて文献で報告されたのは1939年の奥田の論文であり[3]，1943年には田村が術式を改良して，FUTに近い単一毛による植毛について詳細を記載している[4]．いずれも日本語での論文であったため，長年，植毛術が日本で始まったことは世界ではあまり知られていなかった．その後1959年にOhrentreichが円柱式植毛（punch graft）を発表し，徐々に世界に広まった[5]．近年ではこの術式をOkuda-Ohrentreich法と呼ぶようになった．円柱式植毛ではパンチのサイズが当初直径4〜5mmであり，1グラフトに20本前後の毛包を含んでいた．このグラフトを間隔を置いて移植すれば毛量は確保できるが，近くで見ると人形の毛髪のごとく見え，不自然であったことからグラフトのサイズはどんどん小さくなっていった．そして1994年Rassmanらが毛包単位での移植を提唱し，今日の毛包単位移植（FUT）が定着した[6]．

ドナーの選定

　皮膚外科領域では傷跡が目立たない部位であればドナーとすることが可能である．しかしながら進行型の男性型脱毛症では後頭部にまで脱毛が進行する場合もあり，原則，後頭部で大後頭隆起より下方から採取する．他には側頭部，顎下，襟足，鼻腔内などどこに移植するかに応じて選択する．例えば頭頂部への移植であれば後頭部が標準的であるが，眉毛やまつ毛への移植ならば襟足や鼻腔，陰毛への移植ならば後頭部や腋毛を利用することもある．

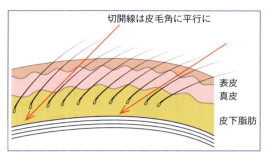

図1 ドナーの皮切の方向
毛根を傷つけないよう，皮切は皮毛角に平行に行う．

ドナーの採取

　多くは後頭部からのドナー採取を選択すると思われるので，ここではその要点を記す．後頭部の皮毛角は下方へ向かっているので，皮切は水平方向とする．前記したように大後頭結節の下（中枢側）に採取に必要な毛包数を算定してデザインするが，縫合時の緊張を最小限とするためドナーの幅はなるべく1 cm未満とする．数百本以上の多くの毛包を移植する場合にも同様の方針に従い，例えば後頭部に単位面積当たり170本/cm^2の密度があれば，必要本数が1,700本の場合，ドナーのサイズは1×10 cmの横長の長方形となり，両端にドッグイヤー防止のため，小三角形をデザインする．必要本数が500本以下であればドナーの幅は1 cmより小さくし，7〜8 mmとして横方向に長くデザインする．このような横長のデザインをすることで瘢痕は長くなるが，瘢痕の幅は小さくなり，かえって目立たない効果がある．

　麻酔は通常の1％エピネフリンepinephrine（E）入りキシロカインでよい．通常量による局所麻酔の後tumescent local anesthesia（TLA麻酔）（簡易的に1％ E入りキシロカインを10倍希釈したものを使用）または生理食塩水を脂肪層に注入し，膨隆させることで，出血量を抑制することができ，また皮下の毛包がよく観察され，採取時の損傷を低下させることができる．

　移植床の麻酔は移植直前でかまわない．ここでも通常の局所麻酔に加え，TLA麻酔または生理食塩水を脂肪層に注入することで，移植する毛包組織が変形しないスペースの確保と出血によって飛び出すのを予防する効果を期待する．

　採取部位の毛幹は長さ5 mm程度に刈っておく．切開時には毛包の位置，皮毛角をよく確認しながら，皮下脂肪層で毛包を傷つけることがないように慎重に行う．当然のことながら皮毛角に合わせて切開すれば，メスの角度は採取片の上下で平行となり，通常の形成外科手術のごとくハの字には行わない（図1）．後頭部の大後頭神経，後頭動静脈には十分注意する．通常この幅で採取すれば皮下剥離を行わなくても，緊張なく縫合できる．埋没縫合を行う場合には毛根を避けて深い目に粗く行う．皮膚縫合は通常通りでよい．

　近年，毛包単位採取法follicular unit extraction（FUE）[7]も広く行われている．この方法はバイオプシー用のトレパンをさらに小さくし，毛包の大きさぎりぎりのサイズのもの（内径0.8〜1.2 mm）で採取し，採取部位は縫合せずにオープントリートメントとする手法である．採取用のパンチには手動式の簡易なものから電動ドリルタイプもあり，たくさんの

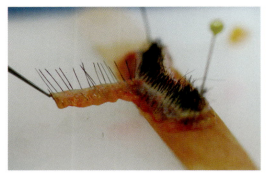

図2　毛包の分離
まず，毛包が一列になるように薄くスライスしていく．

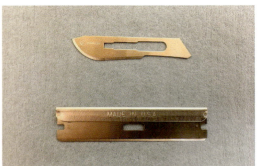

図3　20番メスと専用のカミソリ
分離には大きめの刃を持つものが便利．

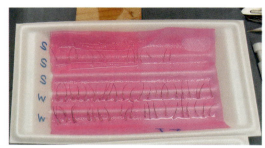

図4　分離した毛包
1本毛，2本毛と分けていく．

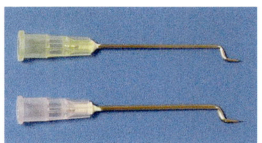

図5　ピンセット法に用いるディスポ注射針
ディスポの注射針を，移植部の皮下の深さに合わせて，細いペンチで曲げてストッパーを作っておく．

毛包を移植する際に適している．ロボット植毛と呼ばれる機器の多くは採取時にロボットがセンサーにより毛包を傷つけにくく設計されているものが登場しているが，移植までを完全にこなすには至っていない．

株分け作業

　採取したドナーは速やかに4℃生理食塩水にて保存し，株分け作業へ移行する．植皮術では採皮から移植までは比較的短時間で行うが，植毛の場合には株分け作業があるため場合によっては数時間を要する．この間に移植毛包の劣化が起こり，生着率が低下するおそれがあるため株分け作業中は乾燥と温度に十分注意する．大量に移植する場合には組織保存液を用いる場合もある[8]．採取片をディスポ注射針で固定して緊張をかけながら，まず毛包が一列になるように薄切していく（図2）．この薄い組織からそれぞれの毛包を1本毛，2本毛という毛包単位に切り出していく．肉眼で見えにくい場合には拡大鏡を用いる．分離には刃渡りの大きい20番メスやカミソリが有用である（図3）．眉毛や生え際の再建などの用途に用いる場合には，2～3本毛を1本毛に分離する必要が生じる．分離した毛包は本数を数え，温度，湿度を保ちながら移植まで保管する（図4）．

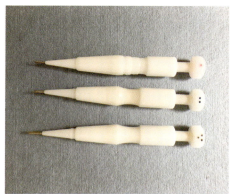
図6 Choi式植毛器
毛包のサイズにあったものを使用する．

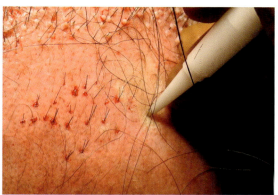
図7 植毛
中央がChoi式植毛器で植毛を行っているところ．上方はピンセットで植毛した部位．

毛包移植

1．ピンセット法

　移植床に毛包を挿入する穴を事前に開けておく．専用のメスや好みの幅にカットする装置も販売されているが，皮膚外科の臨床ではディスポ注射針で十分対応できる．移植する毛包のサイズに合わせて，21G〜18Gの針を用いる．移植する毛包の皮下の長さを確認して，ギリギリより短いくらいの深さで，針が止まるようにあらかじめ針を曲げてストッパーを作っておくと，移植毛包が深く入りすぎて埋まってしまうことを防げる（図5）．

　毛包の扱いにはマイクロ鑷子を使用し，毛球部や毛根を圧し潰さないよう注意する．移植部位の皮毛角や毛流に沿って移植する．特に眉毛などでは予想以上に皮毛角が小さいので注意が必要である．差し込んだ毛包は縫合の必要はなく，一定時間待てば，表面が乾燥して飛び出しにくくなる．あまり接近して次々に挿入すると，周囲の組織圧力が高まり，一度挿入した毛包が飛び出してしまうので（ポップアップ現象），最初は少し毛包同士の間隔をあけて挿入するとよい．植毛が疎になったところは10分以上待って間を埋めていく．

2．植毛針（Choi式）植毛

　1990年代考案され韓国から世界に広まった方法で，専用の植毛針が売られている．1本毛〜3本毛用の針があり，分離した毛包を針の切れ目に挿入して使用する（図6）．たびたび植毛手術がある施設では準備しておくと便利である．毛包がセットされた植毛針を移植部に差し込み，引き抜くと同時に，ボールペンのようにノック部を押すと，自然と装着してあった毛包が皮内に挿入される（図7）．

術後の経過

　移植した毛包は生着するのに2週間程度かかる．創部が頭皮であれば3〜4日目から自分で洗髪可能で，植毛部，ドナー部ともに擦らない，揉まないように注意する．

　移植毛は条件が良ければ90％程度生着するが，生着毛包の90％は毛幹が一度脱落する．

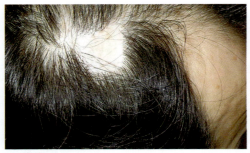

a. 術前

図8 症例1
37歳男性．交通事故で右側頭部の皮膚欠損に鼠径部より全層植皮(a)．2年後に無毛部直径35 mmの植皮部に，250本×2回(計500本)の植毛術施行．術後2年(b)．(東京メモリアルクリニック・平山　佐藤明男先生症例)

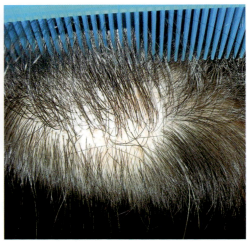

b. 術後

　これは生着した毛包が一度休止期に入るためで，数ヵ月待てば新しい毛幹が再生することを事前によく説明しておく必要がある．
　扱いが不慣れで損傷した毛包からも一部毛幹再生はみられるが，再生率が低下したり毛が細くなったりするので，要注意である[8]．
　頭皮であれば移植された毛包は通常のケアで十分である．眉毛やまつ毛の再建を行った場合には，ドナーが頭皮などの成長期の長い場所であればかなり頻繁にカットする必要がある由，患者に伝える．

合併症

　ドナー採取時に感覚神経を傷つけた場合には頭皮の感覚麻痺が生ずる．FUEで大量に隣接した毛包を採取すると，毛量が減少して不自然な脱毛が起こっているように見える場合がある．
　移植部では特に密に植毛した場合，移植した毛包の周囲の毛包の栄養が悪くなり，一時的に手術範囲を超えて脱毛が進行して見えることがある．多くの場合3～6ヵ月で回復するので，移植毛包ともども経過を観察する．
　移植毛包部が埋まってしまった場合には嚢胞(inclusion cyst)を形成することがある．必要に応じて穿刺して処置する．
　もう一つ，自毛植毛による合併症ではないが，かつて人工毛による植毛が盛んに行われ，現在も一部続けられている．感染，異物性肉芽腫や頭皮の瘢痕化のリスクが高く，男性型脱毛症診療ガイドラインでも「行わないよう勧められる」治療法とされている[9]．

皮膚外科医が知って得する植毛術について教えて下さい

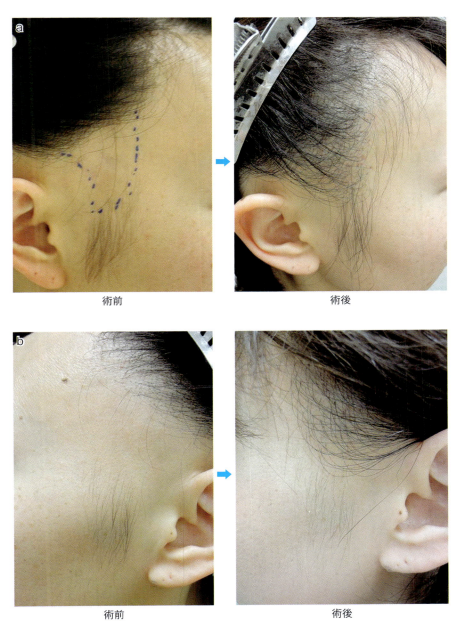

術前　　　　　　　　　　　　術後

術前　　　　　　　　　　　　術後

図9　症例2
a. 右側
b. 左側
32歳女性，10年以上にわたる蛇行性円形脱毛症であるが，5年以上症状固定．両側のもみあげから側頭部に350本の植毛術施行．術後1年．

まとめ

1. ドナーの基本は大後頭結節より下方から採取する.
2. ドナーの皮切は皮毛角と平行に行う.
3. 毛包の挫滅, 乾燥が起きないよう注意する.
4. 移植の際, 周囲の皮毛角, 毛流に合わせて行う.
5. 移植した毛包から一度毛幹が脱落した場合, 3ヵ月以上経って再生することを伝えておく.
6. 瘢痕性脱毛や長年固定したドナーを残した円形脱毛に対して考慮すべき方法である.

■文 献

1) ISHRS Practice census 2015：Extrapolated number of hair restoration procedures worldwide. International Society of Hair Restoration Surgery. ISHRS Prac- tice census 2015 (http://www.ishrs.org/sites/.../ishrs_2015_practice_census_fact_sheet_final. pdf)
2) Beehner ML：Graft Survival, Growth, and Healing Studies：Studies of Hair Survival in Grafts of Different Sizes. Ed Unger WP, Shapiro R：Hair Transplantation, Marcel Dekker, New York, p.261-279, 2004
3) 奥田庄二：生毛植毛に関する臨床的並びに実験的研究. その一～五；生毛移植に関する臨床的研究. 日皮泌誌 **46**：537-587, 1939
4) 田村 一：植毛術について. 皮性誌 **53**：76, 1943
5) Ohrentreich N：Aoutografts in alopecias and other selected dermatological conditions. Ann NY Acad Sci **83**：463-479, 1959
6) Limmer B：Elliptical donor stereoscopically assisted micrografting as an approach to further refinement in hair transplantation. Deratol Surg **20**：789-793. 1994
7) Rassman WR, et al：Follicular unit extraction：Minimally invasive surgery for hair transplantation. Dermatol Surg **28**：720-727. 2002
8) 倉田荘太郎：FUT 生着に影響を及ぼす因子. PEPARS **19**：32-37, 2008
9) 眞鍋 求ほか：男性型脱毛症診療ガイドライン (2017 年版). 日皮会誌 **127**：2763-2777, 2017

■Ⅸ章　その他

脱毛症の非外科的治療について教えて下さい

瀧川恵美
新東京病院形成外科・美容外科

脱毛症について

「脱毛」とは毛の脱落のことをいうが，「脱毛症」としてみた場合，毛は脱落しなくても見た目に薄くなっている状態も含んでいる．脱毛症の原因は表1のようにさまざまであり，多くの分類がある．また，治療法は原因によって異なってくるが，ここでは罹患率の高い円形脱毛症と男性型脱毛症についての非外科的治療について述べる．

円形脱毛症について

円形脱毛症 alopecia areata（AA）は後天性脱毛症の代表的疾患であり，自覚症状や前駆症状なく，全身に生じる疾患である．脱毛斑の数や範囲，形態によって臨床的分類が，また，脱毛の頭部に占める面積により重症度が分類される（表2）．病因は毛包組織に対する自己免疫疾患と近年は考えられている．

AA 治療は日本皮膚科学会よりガイドライン[1]が示されており，重症度や年齢，症状の進行度に応じて内容が異なるが，基本は内服や外用療法である（図1）．推奨度Aの治療は存在せず，推奨度Bの治療がステロイドの局注と局所免疫療法である．推奨度C1に点滴（ステロイドパルス），内服（ステロイド，第2世代抗ヒスタミン，セファランチン，グリチルリチン，メチオニン，グリシン複合剤），外用（ステロイド，塩化カルプロニウム，ミノキシジル），冷却療法やスーパーライザー療法，PUVA療法，ウィッグ（カツラ）がある．なお，

表1　脱毛症の種類

原　因	主な疾患
自己免疫	円形脱毛症（AA）
ホルモン	男性型脱毛症（AGA） 女性男性型脱毛症（FAGA，びまん性脱毛症） 分娩後脱毛症
牽引による	牽引性脱毛症
皮脂分泌異常による炎症	粃糠性脱毛症 脂漏性脱毛症
加齢	老人性脱毛症
抗癌薬などの薬物	薬物脱毛症
外傷などによる瘢痕	瘢痕性脱毛症
精神疾患	抜毛症（トリコチロマニア）

表2　円形脱毛症の臨床的分類と重症度分類

臨床的分類	重症度分類		
通常型円形脱毛症 　単発型：脱毛斑が単発のもの 　多発型：複数の脱毛斑を認めるもの	S0	脱毛がみられない	B0	頭部以外の脱毛なし
	S1	脱毛巣が頭部全体の25％未満	B1	頭部以外に部分的な脱毛がみられる
全頭脱毛症 　脱毛巣が全頭部に拡大したもの	S2	脱毛巣が25〜49％	B2	全身すべての脱毛
	S3	脱毛巣が50〜74％		
汎発性脱毛症 　脱毛が全身に拡大するもの	S4	脱毛巣が75〜99％		
蛇行状脱毛症（ophiasis） 　頭髪の生え際が帯状に脱毛するもの	S5	100％（全頭）脱毛		

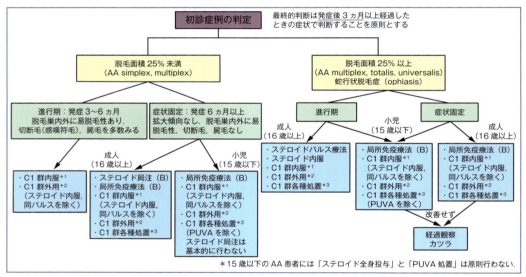

図1　ガイドラインによる円形脱毛症治療のアルゴリズム

*1　C1群内服：第2世代抗ヒスタミン薬，セファランチン，グリチロンなど
*2　C1群外用：ステロイド，塩化カルプロニウム，ミノキシジルなど
*3　C1群処置：冷却療法，直線偏光近赤外線照射療法（スーパーライザー療法），PUVA療法

（文献1）より引用一部改変）

　AA治療のほとんどは保険適用が認められているが，局所免疫療法は保険適応外の治療となる．

　近年，海外のAA治療のトピックスとして，IL-2やJAK阻害薬が注目されており，臨床試験等が行われている．また，自己由来の多血小板血漿 platelet-rich plasma（PRP）局注療法の有用性も報告されつつある．

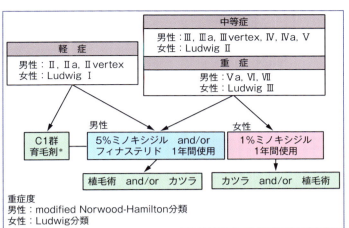

図2 ガイドラインによるAGA治療のアルゴリズム
*C1群育毛剤：塩化カルプロニウム，t-フラバノン，アデノシン，ナイトプリン・ペンタデカン，セファランチン，ケトコナゾール
（文献2)より引用一部改変）

男性型脱毛症について

　男性型脱毛症 androgenic alopecia（AGA）は思春期以降に始まり，徐々に進行する脱毛症である．男性ホルモンであるジヒドロテストステロン dihydrotestosterone（DHT）により，特に前頭部や頭頂部において毛周期の成長期が短縮され，休止期にとどまる毛包が多くなることで毛包のミニチュア化を起こし，症状が進行する．女性でもAGAはみられるが，男性と異なり頭頂部の比較的広い範囲が全体的に薄くなるパターンが多く，女性男性型脱毛症 female AGA（FAGA）もしくはびまん性脱毛症と呼ばれる．

　AGA治療は日本皮膚科学会よりガイドライン[2]が示されており，性別と重症度によって内容が異なる（図2）．重症例には植毛術などの外科的治療が行われるが，基本は外用や内服治療が主である．推奨度Aの治療は男女ともミノキシジル外用，男性のみフィナステリド内服（女性では推奨度D）であり，推奨度Bの治療が自毛植毛術（人工植毛術は推奨度D）とされている．推奨度C1の治療は主に外用で，塩化カルプロニウム，t-フラバノン，サイトプリン・ペンタデカン，ケトコナゾールを推奨している．内服に関しては，2015年にわが国でもAGA治療薬として承認されたデュタステリドがガイドラインの改定により推奨度A〜Bに組み込まれると思われる．フィナステリドとデュタステリドの違いは，阻害する5α還元酵素の型の違いであり，フィナステリドはⅡ型，デュタステリドはⅠ型とⅡ型の両方を阻害する．前頭部にはⅠ型の受容体が多く，前頭部への効果はデュタステリドのほうが優れているともいわれる．

さまざまな脱毛症治療

　脱毛症の治療は，円形脱毛症以外は保険適用外の治療となることが多い．そのため，自費診療でさまざまな治療がなされている．内服ではパントガール®やビビスカル®といった海外での臨床試験で育毛効果の得られたサプリメントが販売されており，女性でも使用できるという利点がある．また，再生医療として成長因子を局所注射するという治療も行われており，自己由来のPRPを局所投与する方法やHARG®療法（ヒト脂肪幹細胞由来の

IX章 その他

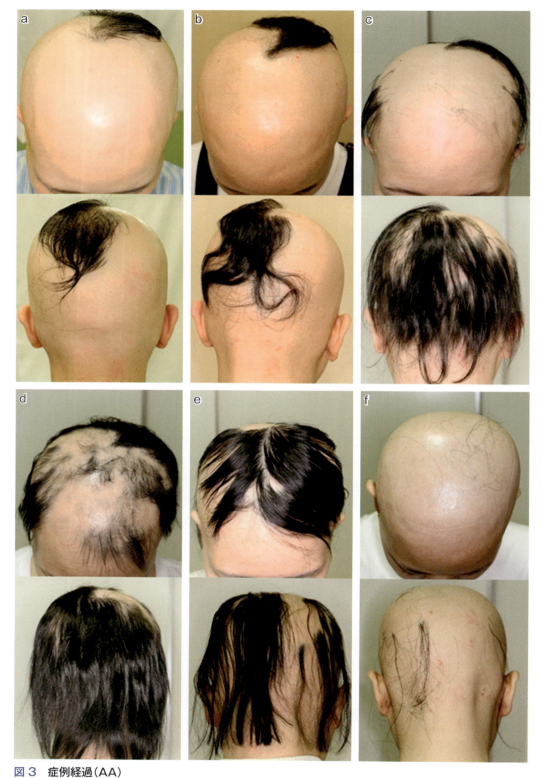

図3 症例経過（AA）
a：治療開始前，b：5回投与後，c：10回投与後，d：15回投与後，e：20回投与後，f：25回投与後
（各投与から約1ヵ月後の状態）

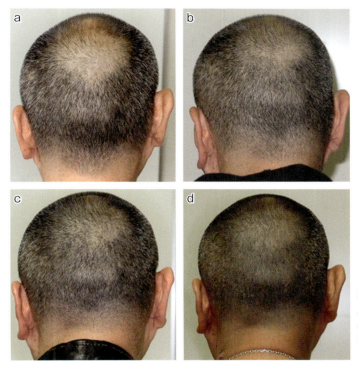

図4 症例経過(AGA)
a：治療開始前，b：3回投与後，c：5回投与後，d：7回投与後
（各投与から約1ヵ月後の状態）

AAPE®を局所投与)，BENEV®療法(ヒト線維芽細胞由来の成長因子を投与)などがある．

脱毛症治療におけるPRP療法

　筆者の施設では過去の臨床試験の結果に基づいて，PRPにドラッグデリバリーシステム drug delivery system(DDS)を加えた方法で脱毛症治療を実施している[3]．PRPはCellRich®(京セラ)というキットを用いて作成し，DDSはフラグミン®とプロタミンから調整している．外用麻酔とブロック注射を併用して頭部を麻酔し，3本針パスキン®を用いて脱毛部に局所注射で投与している．投与間隔はある程度反応がみられるまでは月1回，反応が出てからは患者の希望にもよるが2～3ヵ月に1回の投与としている．AA(図3)，AGA(図4)とFAGA(図5)の治療前後の写真を示す．症例にもよるが，3回以上の治療により徐々に効果が現れることが多い．PRP単独ではなくDDSを併用することによって，PRPに含まれる成長因子を保護，徐放化させ，PRPの効果をより高めることができる[4]．AAの一症例では改善が認められていたものの，AAの悪化要因であるウイルス感染症などを併発し，治療継続していたにもかかわらず悪化していった．このことから，PRPは脱毛症の原因を治療できているわけではなく，局所の発毛を促す効果が主な効果であることが予測される．すなわち，AGAであればDHTを抑えるような治療を併用しながら，発毛効果を促進させるために併用するといった使い方がよいのかもしれない．ただし，他の治療法で効果が出てこない脱毛症については，試してみる価値はあると思われる．

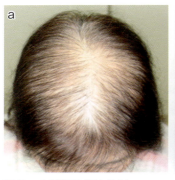
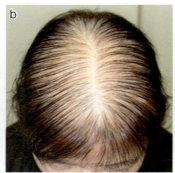
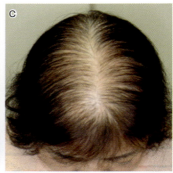

図5 症例経過（FAGA）
a：治療開始前，b：3回投与後，c：5回投与後
（各投与から約1ヵ月後の状態）

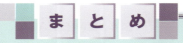

1. さまざまな脱毛症があるが，実際の臨床で遭遇することが多いのは円形脱毛症と男性型脱毛症である．
2. 脱毛症の原因に応じた治療が必要であるが，内服や外用が主な治療法である．
3. PRPを用いた再生医療や，新薬の治験などが行われており，新たな治療法が検討されている．

■文 献
1) 荒瀬誠治ほか：日本皮膚科学会円形脱毛症診療ガイドライン2010．日皮会誌 **120**：1841-1859，2010
2) 坪井良治ほか：男性型脱毛症診療ガイドライン（2010年版）．日皮会誌 **120**：977-986，2010
3) Takikawa M, et al：Enhanced effect of platelet-rich plasma containing a new carrier on hair growth. Dermatol Surg **37**：1721-1729, 2011
4) Takikawa M, et al：Enhancement of vascularization and granulation tissue formation by growth factors in human platelet-rich plasma containing fragmin/protamine microparticles. J Biomed Mater Res B Appl Biomater **97**：373-380, 2011

あとがき

　皮膚病変を扱う皮膚科医と形成外科医が協調的で発展的な議論を交わす機会がわが国だけでなく全世界的にも多くはないことは大変残念な現実であると思います．そこにはそれぞれの診療科が辿った歴史的な背景がありますが，それぞれの専門性を生かした協調は，なによりも現在の，また未来の皮膚疾患で苦しむ人々のためであると強く感じています．

　本書は皮膚科医と形成外科医が一同に会する日本臨床皮膚外科学会のメンバーが中心となり，それぞれの立場でのアップデートな知識を集約したものです．皮膚科医だけで作った教科書，形成外科医だけで作った教科書とは異なるこれまでにない画期的な1冊となりました．これから「皮膚疾患の外科治療」をめざす若い皮膚科医・形成外科医のテキストブックとしてだけでなく，すでに一線で活躍中の医師にとっても，それぞれの立場からみた知見は興味深い内容になっていると確信します．本書で得た知識を明日からの診療に役立てていだだければ，これほどうれしいことはありません．

山本直人

新東京病院形成外科・美容外科

索 引

和文索引

あ

悪性黒色腫　196, 202
圧迫療法　293, 310
アドソン型持針器　3
網状植皮　43
アンカー縫合　50
アングルワイダー　63
安静　10

い

異型色素ネットワーク　73
異種皮膚移植　43
異所性子宮内膜症　129
イソジンシュガーゲル　302
Ⅰ度熱傷　265
一期的手術　209
イヌ咬創　272
異物迷入　281
いぼ　147
いぼ剝ぎ法　147
イミキモド5%クリーム　169
医療訴訟　104
医療面談　110
陰圧閉鎖療法　18, 55, 254, 288, 298
陰部 Paget 病　190

う

うっ滞性難治性潰瘍　296
うっ滞性皮膚炎　290

え

液体窒素スプレー　165
エクオール　319
壊死性筋膜炎　230
壊死性軟部組織感染症　230
エピネフリン添加　22
塩化ベンザルコニウム　21
塩基性線維芽細胞増殖因子　244
円形脱毛症　331
炎症性粉瘤　128

お

覆布　13
黄色腫　144
横転皮弁　32
汚染　250
オープントリートメント　120

か

外陰部 Bowen 病　179
開口器　63
外傷　254
外傷処置　250
外歯瘻　129
外性子宮内膜症　129
回転皮弁　30
開放創　252
外用剤　101
化学療法　187, 195
下肢 CTV 検査　292
下肢 MRI 静脈検査（MRV）　292
下肢壊疽　284
下肢虚血　284
下肢静脈瘤　290
ガス壊疽　230
滑液包炎　129
滑車上神経　140
割創　255
合併損傷　250
化膿性汗腺炎　129, 235
株分け作業　326
カミソリ型ダーマトーム　46, 47
カルテ　104
眼窩上神経　91, 93, 140
汗管腫　145
眼瞼腫瘍　143
関節拘縮　58
感染症　229
陥入爪　160
顔面神経　92
顔面神経下顎縁枝　92
顔面神経側頭枝　91, 140
緩和医療　219

き

器械台　12
器械結び　2, 3
キシロカイン®　22
基底細胞癌　79, 206
　　──の分子標的治療　210
気動式ダーマトーム　46, 48
偽ネットワーク　70, 71
急性涙嚢炎　129
キュレット　151
狂犬病　273
局所陰圧閉鎖療法　244
局所浸潤麻酔　60
局所皮弁　30

局所麻酔　22
局所麻酔薬　99, 101
虚血性壊死　286
筋肉損傷　250

く

駆血帯　60
クマによる外傷　276
くり抜き手術　133
くり抜き法　131
グレイライン　116
グロムス腫瘍　157
クロルヘキシジン　21
クロルヘキシジングルコン酸塩　99

け

軽症熱傷　264
形成剪刀（直）　3
血管拡張性肉芽腫　153
血管損傷　250
血管内レーザー・ラジオ波焼灼術　294
結紮療法　153
血腫　52, 257
結節縫合　252
ゲーベン®　243
ケロイド　308
嫌気性菌　230
腱損傷　250
検体採取　81
検体の切り出し　83

こ

高位結紮術　293
硬化療法　293
好気性菌　230
抗菌スペクトラム　21
抗菌薬　99, 273
　　──予防投与　245
格子状パターン　72
口唇腺生検　64
合成吸収糸　282
光線角化症　168
光線力学療法　170
咬創　255
後天性真皮メラノーシス　316
後天性爪囲被角線維腫　155
高密度焦点式超音波治療　318
弧状切開　59
固定　10, 310

索引

さ

再建　233
サイコオンコロジー　113
細線条　70
柴苓湯　309
挫創　255
痤瘡　321
痤瘡瘢痕　321
Ⅲ度熱傷　266

し

自家培養表皮移植　43
自家皮膚移植　43
色素性 Spitz 母斑　73
色素線条　70, 72, 76
色素ネットワーク　70
ジクロフェナク1%ゲル　170
自己臭恐怖症　112
自殺企図　260
四肢切断　233
自傷行為　260
持針器　17
指神経ブロック　60
刺創　255
湿潤環境下創傷治癒　297
シート植皮　43
脂肪腫　137
車軸状領域　80
醜形恐怖症　112
重症下肢虚血　284
重症熱傷　264
樹枝状血管　79
手術部位感染　4, 8
術後補助療法　203
術野の洗浄　9
小後頭神経　92
消毒　9, 21
消毒薬　101
褥瘡　297
植皮　43, 126
植皮片　52
　　――の壊死　53
　　――の接着不良　52
　　――の脱落　53
植毛　324
植毛針植毛　327
痔瘻　129
脂漏性角化症　78, 151
神経鞘腫　129
神経損傷　250
人工真皮移植　43
人工爪法　161
真皮縫合　252
真皮縫合法　2
診療録　104

す

水圧ナイフ　18
垂直マットレス縫合　4
スキンフック　16
ストリッピング術　293
スルファジアジン銀クリーム　243

せ

精神腫瘍学　113
精製白糖ポビドンヨード軟膏　243
青灰色類円形胞巣　79
癤　129
石灰化上皮腫　128
切開排膿　231
鑷子　16
接触皮膚炎　101
切除断端　86
切除不能メラノーマ　202
切創　255
線維状パターン　72
洗浄　231
線条帯　70
センチネルリンパ節生検　186, 199
先天性色素性母斑　123
剪刀　15

そ

爪下 Bowen 病　179
爪下外骨腫　155
爪下血腫　258
創感染　242
創傷被覆材　55
創面環境調整　297
創離開　242
足関節上腕血圧比　284
即時型アレルギー　98
即時再建　209
側正中切開　59
足底粉瘤　133
組織損傷　250

た

タイオーバー　49, 55
大後頭神経　92
大耳介神経　92, 94
体毛除去　8
田植え植皮　44, 303
唾液腺生検　64
多血小板血漿局注療法　332
多構築パターン　77
脱毛症　331
多発性脂腺嚢腫　129
ダーマトーム　46
単純結節縫合　2, 3

ち

単純連続縫合　4
男性型脱毛症　333

チップ植皮　43
遅発性両側性太田母斑様色素斑　316
超音波検査　137
鎮痛解熱剤　100

つ

釣り針刺し症　280

て

テープ法　162
デブリードマン　18, 231, 252, 266
デリケートスキンフック　16
デルマパンチ®　27
電気メス　81
電動式ダーマトーム　48
臀部慢性膿皮症　235

と

凍結療法　170
同種皮膚移植　43
糖尿病性壊疽　285
動物咬創　255, 271
特殊な熱傷　264
トラニラスト　309
ドラム式ダーマトーム　46, 47
ドレッシング　9
ドレナージ孔　50
トレパン　27

な

内視鏡下下肢静脈瘤不全穿通枝切離術　295
内翻法　294

に

二期的手術　209
日光角化症　168
Ⅱ度熱傷　265
入浴　10

ね

ネコ咬創　272
熱傷　262
　　――の後遺症　268
　　――の植皮術　266
熱傷重症度　262
熱傷深度　262
熱傷慢性期　268
熱傷面積　262
熱傷類縁外傷　265

339

粘液囊腫　158
粘液囊胞　65

の

膿皮症　238
膿瘍切開　26

は

ハイドロサイト®プラス　56
剝脱創　255
剝離層　91
パジェットフードデルマトーム　67
破傷風　273
パスツレラ症　272
抜去切除術　293
抜糸　9
パッチ植皮　43
鼻インプラント感染　279
針刺し事故　96
瘢痕　260
パンチ生検　83

ひ

ピアストラブル　279
皮下茎皮弁　33
皮下剝離　90
皮下皮様囊腫　128
光治療　314
皮丘平行パターン　75
肥厚性瘢痕　308
皮溝平行パターン　72
皮線　59
非対称色素性毛包開孔　74
ヒトアジュバント病　102
皮膚悪性腫瘍　167
皮膚潰瘍　284
皮膚割線　2
皮膚環流圧　284
皮膚キュレット　151
皮膚緊張線　2, 30, 140
皮膚切開線　59
皮膚線維腫　129
皮膚ペン　15
皮膚縫合糸　6
皮膚良性腫瘍　115
皮弁　30, 126
美容異物　278
瘭疽　158
病変部位　85
病理検査依頼書　81, 84
病理報告書　81
稗粒腫　145
稗粒腫様囊腫　78
ピンセット法　327

ふ

フィブラスト®　244

フィブリン糊　50
フィールド治療　168
フェノール法　162
副腎皮質ステロイド　310
物理・化学的障害　249
フラクショナルレーザー　321
フリーハンドナイフ　46
分子標的治療薬　203
粉瘤　128

へ

平行パターン　70, 71
ヘガール式持針器　3
ベセルナ®　169
へそ抜き法　131
ヘッドルーペ　95
ヘビ咬創　274
便汚染　238

ほ

縫合糸　144
縫合糸膿瘍　242
縫合糸瘢痕　2
放射線治療　187, 312
放射線療法　193
紡錘形切除法　130
黒子　116
星爆発パターン　73
ポビドンヨード　21
ボルタレンゲル®　170

ま

麻酔　60
マッカンドー型極小有鉤鑷子　87
マッカンドー型鑷子　16
マットレス縫合　2, 4
慢性膿皮症　129, 235

め

メイキャップ療法　270
メス　15
メトロニダゾールゲル　221
メラノサイト系病変　70
メラノーマ　70, 196
免疫チェックポイント阻害薬　202
面皰様開大　78

も

毛巣洞　129, 236, 238
毛包移植　327
毛包炎　129
毛包単位採取法　325

ゆ

有棘細胞癌　181

疣状癌　188
疣贅　147
遊離自家皮膚移植　43
ユーパスタ　243
指輪埋没　279

よ

葉状構造　80

ら

ラジオ波治療　318
ラテックスアレルギー　98

り

リザベン®　309
リストカット　259
リドカイン　22
隆起性皮膚線維肉腫　211
菱形構造　74
菱形皮弁　32
臨床経過　85
臨床症状　85
リンパ節郭清　186, 200

る

涙道損傷　250

れ

レーザー治療　314
裂創　255
連続かがり縫合　4
連続縫合　2, 4
連続縫縮　126

ろ

老人性色素斑　315
ロゼックス®ゲル 0.75%　221

欧文索引

A

A 群溶血性レンサ球菌　230
actinic keratosis（AK）　168
alopecia areata（AA）　331
ankle brachial pressure index（ABI）　284
arborizing vessels　79
Artz の重症度基準　262
asymmetric pigmented follicular openings　74
atypical pigment network　73
atypical pseudonetwork　74

B

Babcock 法　294

索　引

basal cell carcinoma（BCC）　206
bFGF　244
blue-gray ovoid nests　79
Bowen 病　80, 174
Bowenoid papulosis　179
Bruner 切開　59
Bunnel 切開　59
buried chip skin grafting（BCSG）　44, 300, 303
Burn Index　262

C

Choi 式植毛　327
chronic pyoderma　235
comedo-like openings　78
crease　59
crista profunda intermedia　71
critical limb ischemia（CLI）　284
CT　137

D

dermatofibrosarcoma protuberanse（DFSP）　211
Dufourmentel flap　32

F

fibrillar pattern　72
field therapy　168
follicular unit extraction（FUE）　325
Fournier 壊疽　232

G

gray line　116
greater auricular nerve　94
greater occipital nerve　92
Gutter 法　161

H

H 型切開　59
hidradenitis suppurativa　235
high intensity focused ultrasound（HIFU）　318
Hutchinson 徴候　76
hydro-dissection　175

I

IPL 治療　314

L

Langer 線　2
lattice-like pattern　72
leaf-like structures　80

lesser occipital nerve　92
Limberg flap　32

M

marginal mandibular branch of facial nerve　92
milia-like cysts　78
Mohs 手術　214
Mohs ペースト　219
Mohs 変法　219
Mohs micrographic surgery（MMS）　214
moist wound healing　297
MRI　137
multicomponent pattern　77

N

negative pressure wound therapy（NPWT）　18, 244, 254, 288, 298

O

oblique sigmoid 皮下茎皮弁　33

P

parallel furrow pattern　72
parallel pattern　70, 71
parallel ridge pattern　75
peripheral arterial disease（PAD）　284
photodynamic therapy（PDT）　170
pigment network　70
platelet-rich plasma（PRP）局注療法　332
Prognostic Burn Index　262
pseudonetwork　70, 71
Panton-Valentine leukocidin（PVL）　28

R

radio-frequency（RF）　318
relaxed skin tension line（RSTL）　2, 30, 140
rhomboidal structure　74
rotation flap　30
Rutherford 分類　285

S

S 字切開　59
shave biopsy　82
skin perfusion pressure（SPP）　284
solar keratosis　168
spoke wheel areas　80
squamous cell carcinoma（SCC）　181

starburst pattern　73
stitch mark　2
subcutaneous dermoid cyst　128
subcutaneous flap　33
subfascial endoscopic perforator vein surgery（SEPS）　295
supraorbital nerve　91
surgical site infection（SSI）　4, 8

T

temporal branch of facial nerve　91
Thiersch 植皮　45
tissue expander　126
TLA 麻酔　294
transposition flap　32
typical pigment network　70
typical pseudonetwork　71

U

U 形成術　41

V

vermilion border　117
verrucous carcinoma（VC）　188
Vibrio vulnificus 敗血症　230
V-Y 前進皮弁　33
V-Y 皮弁　146

W

W 形成術　37
wet to dry 法　243
wet to dry dressing　254
wound bed preparation（WBP）　243, 254, 288, 297

Z

Z 形成術　36, 237
zig-zag 切開　59

数字

5-フルオロウラシル 5％軟膏　169
5-FU 軟膏　169

検印省略

皮膚外科基本テキスト

定価（本体 12,000円＋税）

2018年4月1日　第1版　第1刷発行

編　者　　出光　俊郎・山本　直人
発行者　　浅井　麻紀
発行所　　株式会社 文光堂
　　　　　〒113-0033　東京都文京区本郷7-2-7
　　　　　TEL（03）3813 - 5478（営業）
　　　　　　　（03）3813 - 5411（編集）

© 出光俊郎・山本直人, 2018　　　　　　　　　　　印刷・製本：壮光舎印刷

乱丁，落丁の際はお取り替えいたします．

ISBN978-4-8306-3466-6　　　　　　　　　　　　　Printed in Japan

・本書の複製権，翻訳権・翻案権，上映権，譲渡権，公衆送信権（送信可能化権
　を含む），二次的著作物の利用に関する原著作者の権利は，株式会社文光堂が
　保有します．
・本書を無断で複製する行為（コピー，スキャン，デジタルデータ化など）は，
　私的使用のための複製など著作権法上の限られた例外を除き禁じられています．
　大学，病院，企業などにおいて，業務上使用する目的で上記の行為を行うことは，
　使用範囲が内部に限られるものであっても私的使用には該当せず，違法です．
　また私的使用に該当する場合であっても，代行業者等の第三者に依頼して上記
　の行為を行うことは違法となります．
・JCOPY〈出版者著作権管理機構 委託出版物〉
　本書を複製される場合は，そのつど事前に出版者著作権管理機構（電話03-
　3513-6969，FAX 03-3513-6979，e-mail：info@jcopy.or.jp）の許諾を得てください．